U0273143

《傅青主女科》八步法通解

八步法通解

李成卫 编著

中国中医药出版社

·北京·

图书在版编目（CIP）数据

《傅青主女科》八步法通解 / 李成卫编著 . —北京：
中国中医药出版社，2020.4 （2024.12 重印）
ISBN 978 – 7 – 5132 – 5741 – 1

Ⅰ.①傅… Ⅱ.①李… Ⅲ.①中医妇产科学—中国—
清代 ②《傅青主女科》—研究 Ⅳ.① R271

中国版本图书馆 CIP 数据核字（2019）第 219298 号

中国中医药出版社出版

北京经济技术开发区科创十三街 31 号院二区 8 号楼
邮政编码 100176
传真 010-64405721
河北品睿印刷有限公司印刷
各地新华书店经销

本书为融合出版物
微信扫描上方二维码
关注"悦医家中医书院"
即可获取数字化资源和服务

开本 880×1230 1/32 印张 11 字数 263 千字
2020 年 4 月第 1 版 2024 年 12 月第 3 次印刷
书号 ISBN 978 – 7 – 5132 – 5741 – 1

定价 58.00 元
网址 www.cptcm.com

服 务 热 线 010-64405510
购 书 热 线 010-89535836
维 权 打 假 010-64405753

微信服务号 zgzyycbs
微商城网址 https://kdt.im/LIdUGr
官方微博 http://e.weibo.com/cptcm
天猫旗舰店网址 https://zgzyycbs.tmall.com

如有印装质量问题请与本社出版部联系（010-64405510）

前　言

　　高山仰止。青主先生的传世名著，解读不易。

　　最早接受中医在线邀请讲授"八步法解读《傅青主女科》"，我以为自己还算有一些基础。作为沈氏女科二十代传人，曾主编《中医名著名篇临床导读·妇科病证卷》，熟悉中医妇科临床与文献知识；中医临床基础伤寒论专业博士毕业，讲授《金匮要略》课程，创立辨证论治八步法，具备解读经典能力和方法。在一年余的备课期间，我系统复习中西医妇科学，讲授"《金匮要略》八步法在妇科疾病中的应用"；系统整理清代妇科知识，讲授"八步法解读《妇科心法要诀》"，希望能够在清代妇科知识基础上解读《傅青主女科》，并能在现代中西医知识域内展示其具体的应用。

　　然而，当我完成这些前期准备，开始着手精读时，发现了真正的困难。这本薄薄的小册子，内里却承载着与今天的中医学迥异的人体模式、脏腑经络功能、方药知识及临床决策模式。八步法仅是一个方法。系统解读该书，必须以其原本理法方药体系分析每一个病证、方药。为此，我又系统学习了陈士铎《外经微言》《本草新编》《石室秘录》等著作，由此也进入了另一个阴阳五行、脏腑经络的世界，欣赏到方药的直接作用、间接作用及各种展示真正中医智慧的治疗策略。

　　应该说，《傅青主女科》仅是"傅陈学派"整个医学体系露出水面的冰山一角，以原本的医学体系解读，可以尽可能地展示该书原本的决策思路。然而，经典解读，历来是用新的方法解读旧的文本，以创造新的知识体系，本书亦然。本书采用八步法解析《傅青主女科》，是对该书隐性知识的"显性化"，努力复原原著诊治思路，目的是为临床应用，尤其能够在现代中西医结合临床环境下的实际应用。

本书涉及广泛，必定存在诸多不足，还望广大读者予以指正。本书借鉴同道专家著作，得到师友、家人的支持和鼓励，在这里表达由衷感谢！

李成卫

2019 年 7 月于北京

作者简介：

李成卫，男，医学博士，副教授，副主任医师。

1971 年出生，籍贯河北保定安新人。

北京中医药大学优秀主讲教师，中医在线金牌课程授课名师，全国名老中医、全国百名名中医王庆国教授、沈绍功教授嫡传弟子，燕京刘氏伤寒学派第四代传人，上海沈氏女科第二十代传人；中华中医药学会仲景学说分会、世界中医药学会联合会经方专业委员会、中华中医药学会科普分会委员。

参与、主持国家级、校级课题 10 余项，发表论文 80 余篇，主编出版专著 20 余部；获得国家科技进步奖二等奖 1 项，省部级奖项 5 项。

编写说明

1. 本书系选用清道光十一年辛卯（1831年）祁尔诚重校刻本（上海科学技术出版社 1959 年版本）为依据。《傅青主女科》首刊于清道光七年丁亥（1827年），但对后世影响最大，成为通行本祖本的却是清道光十一年辛卯（1831年）祁尔诚重校刻本。祁本得以广泛流传的原因，固然与详校精刻、内容全面、差讹较少关系密切，更重要的是增加了"眉批"，俾阅者领会《女科》精义奥旨。

2. 本书仅对《女科》上下卷做了八步法解析。产后篇则未予解析。

3. 为了使读者对本书各节加深理解，故按逐节逐条分析，并在每节中加了词解、提要、八步法逐步解析、方剂的八步法表。

4. 本书将该书每节的方剂，拆分为针对主症治疗的药物、针对病机治疗的药物、治未病的药物，并标识组方策略，用"＝""—""/"和"）"连接起来。例如，"完带汤＝苍术车前子—山药黑芥穗/白芍柴胡/白术人参甘草—陈皮）大补脾胃之气，稍佐以疏肝"。其中，"＝"的两边，左边是方剂名称，右边是构成该方的各组药物；各组药物的次序为主症治疗组、病机治疗组与未病治疗组，并用"—"连接；根据功效不同，各组药物中又可以分为不同的"小组"，可以用"/"来分割；各药物组后标出的治疗策略，用"）"来连接。

5. 治疗策略不仅体现在药物组成、配伍中，还体现在药物剂量、煎服法中。为此，本书分析了《女科》方剂的剂量比例。例如，完带汤的剂量结构：白术、山药∶白芍∶车前子、苍术、人参∶甘草、陈皮、黑芥穗、柴胡≈2∶1∶0.5∶0.1。以芍药的剂量（五钱）为基准，设为1，则白术、山药一两，为2；而车前子三钱、苍术三钱、人参二钱，约为0.5；甘草一钱、陈皮五分、黑芥穗五分、柴胡六分，约为0.1。白术、山药与其他药物剂量比例约为2∶1、2∶0.5、2∶0.1，体现了该方"大补脾胃之气"的治疗策略。

6.原著药名使用不符合现代标准。本书在《女科》原文中采用原著原本药名，其他叙述采用现代标准药名。

7.本书附有常用方剂的现代应用要点，包括现代常用剂量、化裁等具体要点，以增强本书的临床实用性。

导　论

　　毫无疑问，《傅青主女科》是中医妇科学影响最大的著作，也是中医古籍中璀璨的瑰宝。其效验的方剂，以及代表清代最高中医智慧的临床决策模式，至今让研习者痴迷与陶醉。

　　本书采用笔者创立的辨证论治八步法来解析这部妇科名著，一方面可以清楚展示该书临床决策特点与思路，为临床应用提供指导；另一方面，可以该书为范本，论证八步法的合理性与历史基础，训练辨证论治应用技能，帮助初学者临床入门与技能提升。该书对于今天的意义，不仅在其独特的人体观念和脏腑理论，智慧的疾病病机认识、高超的理法方药的运用技巧，更为有价值的是将所有这些知识整合在一起的临床决策模式。

一、八步法的内容与应用原则

（一）八步法的拆分原则与步骤命名

　　八步法全称为"辨证论治八步法"，或"《金匮要略》辨证论治八步法"，系笔者从《金匮要略》中提炼的临床决策模式。该模式系将辨证论治"一拆为二、二拆为四、四拆为八"的最后结果，普适于中医学的各个学科。

　　从临床决策的步骤分析，方证相应是只有一个步骤的决策模式。如果把诊断与治疗分开，将其拆分为两个步骤的过程，即辨证与论治。沿着这个思路，把辨证与论治再次分别拆分为两个步骤，即将"辨证"

拆分为临床信息收集与病因病机分析两个步骤；"论治"拆分为治未病（包括风险防范与间接治疗等）与治法选择两个步骤，就会得到一个四个步骤的临床决策模式。

将这四个步骤再次分别拆分为问题判定与解决两步，即将"临床信息收集"拆分为临床信息的收集与主症的判定、治疗方案的选择；"病因病机分析"拆分为病因病机分析与相应的治疗方案的选择；"治未病"拆分为未病的判定与治疗方案的选择；"治法选择"拆分为治法的制定与具体实施方案的确定。如此，辨证论治的决策步骤从四个步骤拆分为八个步骤。这个包含八个步骤临床决策模式，即辨证论治八步法。

我们用《伤寒论》第 16 条"观其脉证，知犯何逆，随证治之"，《内经》"治病求本"，《金匮要略》"治未病"分别给这八个步骤命名，则依次为，第一步观其脉证，第二步知犯何逆，第三步辨识未病，第四步策略选择，第五步随证治之，第六步治病求本，第七步治疗未病，第八步依法合方。

（二）八步法的应用原则及其在《傅青主女科》中的特点

本书应用八步法解析《傅青主女科》（以下简称《女科》），将每一个步骤的应用原则与该书特点相结合，以展现该书原本的诊治思路。

1. 观其脉证　收集临床信息，并对临床信息做初步的处理。认知心理学认为，问题会以问题解决的方式提出，故在《金匮》《女科》中，临床信息的叙述次序（提出问题的方式）包含了疾病诊治的思路（解决问题的方式）。例如，《金匮》原文按照全身状态、局部主症及风险提示来叙述临床信息，提示这三个问题是作者诊治疾病时考虑的核心问题。《女科》一病为一节，每一节的标题与第一句话即该病的主症及伴随症状。例如，"白带下"真正意义上的第一句为"故妇人有终年累月下流白物，如涕如唾，不能禁止，甚则臭秽者，所谓白带也"。一般来说，《女科》每节的标题为主症，而第一句话便是对主症的详细描述，而且一般没有脉象、舌象，偶然提及全身症状。

2. **知犯何逆** 即病因、病机、病势分析。《女科》每个病下的第二句概括这部分内容，并在后面的整段进行阐发。一般先批驳通行认识的错误，然后提出自己的观点。其所批驳的通行认识，也即是其知识创新的基础。其后对病机的阐发，所用医学理论与今天中医基础理论差异很大，需要参照《外经微言》等书籍进行理解。

3. **辨识未病** 即由病势分析疾病的传变、药物的损伤等潜在的风险，以及可能的间接治疗方法。这部分内容是确定最后治法、治略的关键内容之一，《女科》将其参合在治疗策略和方后治法的分析中。由于《女科》主要论述间接治疗，故本书分析原文时将其更名为"间接治疗"，并放在"策略选择"的后面，而在八步法表中保留在第三步的位置。

4. **策略选择** 即由主症、病机、未病制定治法和治略。治法是针对具体的主症、病机、未病确定的治疗方法；治略是根据这三者的相互关系做出的选择，包括取舍、先后、偏重等内容。例如，对药物的取舍，白带下的局部主症"终年累月下流白物，如涕如唾，不能禁止，甚则臭秽"，不仅因脾虚所致，还有湿热的因素，治法为清热利湿，可以选择二妙丸类治疗。而全身病机为脾虚肝郁，需要健脾疏肝，可以选择补中益气汤治疗。但辨识未病可以发现，病机原本为湿盛火衰，病机发展也有损伤肾阳、命火的趋势。这种情况下，即使需要清热，也不适合使用太过苦寒的黄柏类药物，故完带汤中的苍术、车前子的配伍，可以理解为二妙丸中，黄柏用清利而不耗气的车前子替换。

《女科》第五、六、七步的治疗单元，多以四君子汤、四物汤、逍遥散、六味地黄汤等常用方剂为基础，通过加减化裁，将其整合、创新为一个新的方剂。为更好地展示其组方思路，本书分析治疗策略时，多以基础方剂功效为分析对象，而不直接分析单味药物。

5. 随证治之 即针对主症的治疗。针对主症的治疗，并不能完全包含在针对病机的治疗中。二者病机、治法性质可能一致，也可能不一致。

在实际的思考过程中，这一步骤多与第一步观其脉证同时进行，并隐含其中，原文少有论述。就是说，主症既是临床信息中的关键问题，也是分析病因、病机、病势的主要信息，更是决定最后治疗方案的关键因素之一。经方家整理的"药证"，对于分析《伤寒论》《金匮要略》原文主症的治疗有帮助，而《女科》针对主症的治疗，需要参考《本草新编》。

6. 治病求本 系针对病因病机的治疗，受治法、治略制约，可以否定、修正第五步的对症治疗方案。现代中医学最重视这一步，以至于将其看作决定治疗方案的唯一因素。这一观点是错误的，不能反映真实的辨证论治思维的过程。在最后的治疗方案中，主症、核心问题的处理，并未完全被针对病机的治疗替代；防治未病、间接治疗也会修正针对病因病机的治疗。最后的治疗方案，是针对病机治疗的，也是针对主症、未病的。

《女科》只有三四个方证直接分析病机、治法，其余则将这一步隐含在治略和间接治疗分析中。其相关知识，可以参考《石室秘录》《辨证录》等书。

7. 治疗未病 即预防疾病的传变、药物的损伤，以及可能的间接治疗等。这一步可以修正、否定前两步（第五步、第六步）的处理，是辨证论治过程中不可或缺的步骤。这一步在《金匮要略》中称为"治未病"，包括预防、保健为核心内容的治未病理论，也包括防范治疗损伤和间接治疗等治疗学内容。《女科》这一步主要是间接治疗分析，可惜现代中医学多忽视、忽略这一步。

8. 依法合方 即依据治法，整合第五、六、七步的治疗方案，制定一个协调各步关系的最终的治疗方案。这一步是整个过程的最终目的。治疗方案包括药物或其他疗法构成，药物炮制剂量、煎服方法，以及服用禁忌等内容。为展示《女科》诊治思路，本书将《女科》每节的方剂，拆分为针对主症治疗的药物、针对病机治疗的药物、治未病的药物，并标识组方策略，用"="" —""/"和")"连接起来。

治疗策略不仅体现在药物组成、配伍中，还体现在药物剂量、煎服法中。为此，本书分析了《女科》方剂的剂量比例。

（三）八步法的多种应用模式与八步法表

在实际应用中，八步法不是从第一步到第八步的线性分析过程，而是一个复杂的网络系统。每两个步骤之间都可以直接链接。这就构成了八步法在具体应用中的不同模式。其中，典型的模式有八步模式、四步模式、三步模式、两步模式及一步模式。

1. 八步模式 即八步法每个步骤均未合并、省略的模式，分析过程可以从第一步依次到第八步，做到"理法方药、一线贯穿"。这个模式全面、细致，适合初学者使用，也可用于《伤寒论》《金匮要略》及《女科》等经典医籍的决策过程分析，起到临床技能学习、练习的作用。该模式实际用于临床，步骤相对复杂，适合解决临床疑难问题，分析治疗无效原因，寻求可能的解决方法。

2. 四步模式 即将第一、第五步，第二、第六步，第三、第七步，第四、第八步合并，由主症判定与处理、病机判定与处理、未病判定与处理、治法选择与实施所构成的四步决策模式。认知心理学认为，问题分析与处理往往同时进行，故这四个步骤的判定过程的同时，也在同步进行着对应的处理。

例如，第一步观其脉证，收集临床信息的同时，也在对其进行初步的处理，如全身状态、主症或风险问题的分析与确定，以及主症的判定与处理方法等的思考。为了分析方便，我们将第一步与第五步整合，即收集临床信息的过程中，主要是疾病诊断与主症的判定与处理。进行第二步"知犯何逆"分析的同时，也在进行相应的问题处理，如针对病因、病机如何治疗，其治法及典型方剂是什么。这也就是第二步与第六步结合，是典型的"一线贯穿"式的理、法、方、药推导过程。如果将治法、治略的独立性省略，临床表现的"证"的结构与病机结构、治法结构、方剂结构大致对应，即"证－机－法－方"为方证相应的思考过程。同样，与第三步"辨识未病"对应的是第七步"治疗未病"，包括预防疾病的传变、药物的损伤及可能的间接治疗方法等；与第四步"策略选择"对应的是第八步"依法合方"，即依据由策略确定的治法，整合第五、第六、第七步的治疗方案，制定一个协调各步关系的最终方案。

3. 三步模式 有多种形式，如保留四步模式的前两步（主症的判定与处理、病机的判定预处理），将最后两步（未病、治法的判定与处理）合并为一步，于是就构建了一个由病机、主症与其他3个步骤构成的决策模式。适当调整，将病机判定与处理作为第一步，包括全身状态、总体病机、体质，为疾病病因、发病、核心问题出现的情景；

将主症判定与处理作为第二步，主症可以是患者的主诉、疾病诊断的关键症状或体征，也可以是决策中的核心或疑难问题，而对症治疗也包括对主症的病机、治法分析，只是这一步更关注局部主症与关键问题的处理；未病判定与处理、治法选择与实施等其他问题的处理作为第三步。该模式第一步偏重于全身状态分析，第二步偏重于局部问题分析，第三步则以协调二者的关系为核心内容，整个分析过程简捷、周备，适合分析全身与局部病机性质相互矛盾的疑难病症，为《伤寒论》《金匮要略》的基础叙述模式。

例如，《伤寒论》第31条"太阳病，项背强几几，无汗，恶风者，葛根汤主之"。

第一步：全身状态为太阳病、无汗、恶风，为风寒袭表，营卫郁遏，是典型的太阳伤寒表实的麻黄汤证。

第二步：主症为项背强几几，为邪气阻闭，筋脉失于津液濡养导致，可以用"起阴气而生津液，滋筋脉而舒其牵引"，由全身状态、局部主症推论，处方应该是麻黄汤加葛根，并非葛根汤。葛根汤为桂枝汤加麻黄、葛根。如果只用"抓主症、辨病机"，处方结果与原著不符。

第三步：协调前二者关系，预防疾病传变的风险、药物的损伤。第一步提示可以选择麻黄汤，第二步主症"项背强几几"提示津液不足，即麻黄汤发汗、损伤津液的风险偏大。在这种情况下，《伤寒论》《金匮要略》常用方法是将麻黄汤改为发汗作用相对柔和的桂枝汤。陈修园分析本条不用麻黄汤的原因是"恶其太峻"。又对于"无汗，恶风"，桂枝加葛根汤的发汗作用相对不足，故加麻黄。如此，经过协调前两步的关系，最后的处方是桂枝汤加葛根、麻黄，即葛根汤。

其他三步模式，如"抓主症、辨病机、方证相应"，为经方家典型的决策模式，特点为将治未病与策略选择合并到治法中，又以方剂结构指代治法，将方剂结构与病机结构、症状结构对应（即方证相应）。

4.两步模式 也有多种形式，如将四步模式中的前两步合并为辨证，后两步合并为论治，为现代中医学通行的决策模式。

其他两步模式，如当代经方家黄煌教授提出辨体质、主症的模式，以经方体质概括全身病机，以药证来整合针对主症的分析与处理，是一个非常有创新性的决策模式。

5.一步模式 主要是方证相应，即用"证"来合并八步法第一、第二步，用"方"来合并第三至第八步，整个决策过程即"有是证、用是方"的一步模式。

总体来说，辨证论治八步法整个思考的过程，是临床决策过程，也是问题发现与解决的过程。其中，信息传导是多向的、网状的，既可以从第一步到第八步逐步完成，也可以跳跃、反向、合并，或并行、多向。医者的学术流派、掌握的熟练程度和偏向，决定具体的分析过程。一般而言，初学者技能掌握不熟练，分析步骤多，更容易犯错误；熟练掌握者，分析步骤会随着熟练程度的提高而减少，最终达到"方证相应"、一步到位的程度。这里有必要说明一下，"方证相应"是辨证论治决策步骤合并、省略的专业技能熟练掌握的"高级"应用模式，并非辨证论治的基本的、共性的原则。

为展示八步法的思维过程，以及八步模式与其他模式的关系，我们设计了八步法表，表1为白带下完带汤证八步法表。

表 1　白带下完带汤证八步法表

观其脉证	知犯何逆	辨识未病	策略选择
白带下，终年累月下流白物，如涕如唾，不能禁止，甚则臭秽	湿盛火衰，肝郁脾虚，带脉不束	寓补于散之中，寄消于升之内；疏肝、补胃以健脾	大补脾胃之气，稍佐以疏肝

随证治之	治病求本	治疗未病	依法合方
苍术、车前子祛湿、清热、止带	（1）补肾开肾：肾命火衰，宜温补肾气、开通肾气，药用山药、黑芥穗（2）健脾升阳：四君子汤去茯苓，重用白术健脾，加山药健脾；用白芍配柴胡，平肝以疏肝（3）祛湿、束利带脉：白术配苍术、车前子祛腰脐之湿，束利带脉	（1）防传变：反复发作，损伤正气，故宜积极治疗（2）防药损：清热不伤肾阳，不用黄柏；补气不助湿热，不用当归；健脾不郁滞，加用陈皮（3）间接治疗：黑芥穗、柴胡疏散肝肾气机，寓补于散之中；白术、人参及柴胡等补益、升提脾胃，寄消于升之内；四君子汤补胃，"由里及表"以补脾；山药、黑芥穗补肾、开肾气，以补肝气、疏肝气，也是间接治疗	（1）完带汤＝苍术车前子—山药黑芥穗/白芍柴胡/白术人参甘草—陈皮（2）白术、山药：白芍：车前子、苍术、人参：甘草、陈皮、黑芥穗、柴胡≈2：1：0.5：0.1

二、八步法的思想来源及其在《金匮要略》中的应用

八步法的学术思想来源主要有三个方面：一是燕京刘氏伤寒学派刘渡舟教授"抓主症、辨病机、方证相应"的学术思想；二是沈氏女科沈绍功教授百病通用方、分级用药及重视治疗策略的思想；三是其他医家对中医临床思维、决策模式的探索，如王琦教授辨别体质、疾病、证及症状的决策模式，黄煌教授的经方体质主症、方证药证等理论，以及我的导师王庆国教授"三步、四维、六治"的经方诊治体系。

在探索中医临床决策模式的过程中，笔者将这些知识与思想整合

到《金匮要略》分析中，建立了八步法这个决策模式。其中，对《金匮要略》"治未病"要点与应用，我们发表了一系列文章。下面以栝楼桂枝汤为例，展示八步法在《金匮要略》中的应用（表2）。

栝楼桂枝汤见于《金匮要略》第二篇痉病第11条，讲的是痉病，太阳病脉沉迟、无汗而用桂枝汤化裁治疗的非典型情况。

太阳病，其证备，身体强，几几然，脉反沉迟，此为痉，栝楼桂枝汤主之。

栝楼根二两，桂枝（去皮）三两，芍药三两，生姜（切）三两，大枣（擘）十二枚，甘草（炙）二两。

煎煮方法：上六味，以水九升，煮取三升，分温三服，取微汗。汗不出，食顷，热粥发之。

表2 痉病栝楼桂枝汤证八步法表

观其脉证	知犯何逆	辨识未病	策略选择
（1）全身：太阳病，其证备 （2）主症：身体强，几几然 （3）未病：脉反沉迟，此为痉	（1）全身：外感风寒，营卫郁闭 （2）主症：津液亏虚，筋脉失于濡养 （3）未病：正气不足，过汗则伤	未病：脉反沉迟，此为痉 （1）病传：化热入里 （2）药损：麻黄汤峻汗损伤 （3）间治：调补脾胃，补充营卫以解表	（1）表证，应当发汗为主 （2）生津舒筋 （3）不可过汗

随证治之	治病求本	治疗未病	依法合方
主症"身体强，几几然"为津液亏虚，筋脉失于濡养，为栝楼根证。栝楼根甘寒，可养阴、生津、舒筋	全身病机为外感风寒，营卫郁闭，有两种可能。 （1）有汗、表虚，为桂枝汤证 （2）无汗、表实，为麻黄汤证	（1）防传变：甘草、大枣、芍药、桂枝补中气，防止外邪入里 （2）防药损："脉反沉迟"为麻黄汤禁忌证，即无汗亦不可以用麻黄汤发汗，宜用桂枝汤替代 （3）间接治疗：桂枝汤调补脾胃，补充营卫以解表	栝楼桂枝汤＝桂枝汤＋栝楼根，或者桂枝汤易麻黄汤＋栝楼根

第一步，观其脉证：这条依序给出三组脉证，第一组是全身症状，"太阳病，其证备"；第二组是痉病主症，"身体强，几几然"；第三组是未病提示，"脉反沉迟，此为痉"。

第一组全身症状，"太阳病，其证备"是指太阳病提纲证，头项强痛、恶寒等已经具备，而其典型的脉象（浮脉）没有具备，故后面"脉沉迟"加了一个"反"字。原文没有说是中风还是伤寒，也没说有汗还是无汗，麻黄汤、桂枝汤都有应用的机会。不可以因为用了桂枝汤，就随意"以方测证"，认为此条为太阳中风有汗证。这是理解该条的关键。第二组痉病主症"身体强，几几然"，是指全身筋脉强直。"几几然"中的"然"指某种样貌，是身体强直、但不严重的意思。

第三组脉证，"脉反沉迟，此为痉"，是未病提示。

第二步，知犯何逆：本病由外感风寒引起，病机有肌表为风寒郁闭和筋脉失于津液濡养两个要点。"伤寒一日，太阳受之"，那么"太阳病，其证备"也就表明本条病因为外感风寒湿，病机为邪气束缚肌表，导致营卫郁遏。"痉，风强病也"，又"诸痉项强，皆属于湿"，说明"身体强，几几然"的病机，有风寒湿邪气阻闭肌表的一面，也有湿郁化燥或素体津液不足，导致全身的筋脉失于津液濡养的一面。"脉反沉迟"不是里阳虚引起的沉迟无力，而是沉迟有力的脉象，其机制如尤怡所说"津液少而营卫之行不利"，是津液不足引起的，故"脉反沉迟"，提示津液、正气不足，发汗时需要谨慎、慎重，不要更伤津液，加重痉病。

虽然以上分析尚不能确定本条为太阳伤寒还是中风，但是这一条为太阳表证兼见筋脉失于津液濡养所引起，即尤怡概括的"风淫于外，津亏于内"，是可以确定的。

第三步，辨识未病：原文"脉反沉迟"，提示津液、正气不足，发汗要谨慎，防止大汗、伤津而加重病情。同时也要注意，本条病在表，有化热入里的传变趋势；营卫、津液生于中焦，调治中焦可以间接解表祛邪、生津舒筋。

第四步，策略选择：本条病在表，当发汗；津亏当生津液，又要防其化热入里。三者权衡，当以发汗解表为主，兼以生津液、舒筋脉，注意不可发汗太过。

第五步，随证治之：本条的主症是"身体强，几几然"，由邪气阻闭和津液亏虚引起。"身体强，几几然"是全身筋脉失于津液濡养，比局部筋脉失于津液濡养而形成的"脚挛急"（芍药甘草汤证）、"项背强几几"（葛根证）病情要严重，而比后面大承气汤证的"角弓反张"要轻一些。

桂枝汤解肌祛风，疏通邪气闭阻，对"身体强，几几然"属于第六步治病求本。故而，我们把这一条的"身体强，几几然"称为栝楼根（天花粉）证。栝蒌根，即天花粉，甘寒润燥，味苦清热，具有清热生津、养筋润燥、舒缓筋脉之效。

第六步，治病求本：本条为风寒湿阻闭肌表引起的太阳病，麻黄汤、桂枝汤都有应用的机会。

第七步，治疗未病：防范邪气化热入里，更要防范发汗太过，正如本篇第4条"太阳病，发汗太多因致痉"所述。更何况本条已经形成痉病，在这种情况下应用麻黄汤发汗，更应该谨慎。麻黄汤发汗作用峻猛，容易导致大汗而损伤气阴。故而，《伤寒论》应用麻黄汤发汗解表时非常谨慎。比如，桂枝汤治疗太阳中风，服一次药后表不解，可以继续服用桂枝汤。而用麻黄汤治疗太阳病，一服汗后表不解，不是继续服用麻黄汤，而是改服桂枝汤。又如，太阳病误治后正气损伤，太阳病脉浮弱，无论有汗无汗，均用桂枝汤治疗。

本条中"脉反沉迟"提示，即使是无汗，麻黄汤也不适合在本条使用。《伤寒论》第50条云："脉浮紧者，法当身疼痛，宜以汗解之。

假令尺中迟者，不可发汗。何以知然？以荣气不足，血少故也。"脉浮紧，发汗应当用麻黄汤；尺中迟，不可发汗，即不可用麻黄汤的意思。"脉反沉迟"属于《伤寒论》第50条所讲的麻黄汤"尺中迟"禁忌证。若贸然使用，容易导致发汗太过，伤阳伤阴，病反不解而加重的风险太大。依照仲景选方规律，即使本条无汗，也会选用桂枝汤。

第八步，依法合方：第一，第五步确定"身体强，几几然"为栝楼根（天花粉）证，用栝楼根甘寒润燥，生津养筋。第二，第六步确定本条病机风寒郁闭肌表，可以选择麻黄汤或者桂枝汤治疗；第三，第七步治未病，否定了麻黄汤，无论有汗无汗，都用桂枝汤。因此，第八步依照治法，用桂枝汤温通经脉，调和营卫，解肌祛邪，与栝楼根二者相配，共奏滋内解外、缓急止痉之功。由于本条"身体强，几几然"是主症，故将栝楼根置于方名前，称为"栝楼桂枝汤"。

以上是用八步法分析《金匮要略》第11条的诊治思路。有了这个基础，我们就会发现，原文的叙述次序刚好是全身病机、主症、未病、最后决策的过程。"太阳病，其证备"是全身病机，提示治疗有用麻黄汤、桂枝汤的可能；"身体强，几几然"是主症，提示治疗已经从芍药甘草证、葛根证发展到栝楼根证；"脉反沉迟，此为痉"，是提示风险，津液不足，用麻黄汤发汗的风险很大，故要放弃麻黄汤，改用发汗力量柔和的桂枝汤来治疗；最后，"栝楼桂枝汤主之"整合了前三个步骤，给出发汗为主导、兼以生津舒筋的方剂。

三、八步法决策模式的历史发展及其与《傅青主女科》的关系

笔者从事张仲景学术体系应用与历史研究多年，在八步法的历史考察方面做了大量工作。这个决策模式的要点，或明或隐地承载在《金匮要略》原文中，而其显性化、理论化却经历了漫长的历史过程。

宋金时期，病机、治法的理论与应用体系初步建立；明代，杂病的先泻实、后补虚的治疗策略在内科学确立，其理法方药的应用体系也相应建立；清代，间接治疗与策略选择的理论与实践得到极大的发展，而《女科》是这方面最为杰出的代表。

《女科》完美地展现了辨证论治八步法。该书叙述模式基本固定，先是主症，再是病机，后为治疗策略与方药服法，方后是以间接治疗为主的药物作用分析。这是一个八步法的"四步模式"，而且有清代重视间接治疗与策略选择的特点。只要将"四步"各步对应的另一步挖掘出来，就构成了完整的八步模式。如方剂中有针对主症的药物，有从病机直接推导的治法、方剂或药物，也有防范疾病传变或药物损伤的药物。这些显性的和隐性的知识构成的八步模式，可以更好地展示《女科》临床决策的整个思维过程。这是我们研习该书的核心目的。

由此，八步法是理解傅青主与陈士铎学派的一把"金钥匙"。学界关于傅青主与陈士铎关系的讨论由来已久。本书倾向于《傅青主女科》与陈士铎的《外经微言》《本草新编》《石室秘录》《辨证录》等著作，属于一个知识与应用体系，反映清代医学进展与特征。八步法，尤其是其中的间接治疗与策略选择分析，是理解傅青主及陈士铎医学体系的关键。例如，陈士铎《外经微言》的"阴阳颠倒论"，五行"生即是克，克即是生"说，较之一般的理论推导至少要多出一个环节。这个多出来的"环节"正是决策模式中"间接治疗"的理论基础。

总之，《女科》是清代中期以后影响最大的妇科著作。本书应用辨证论治八步法，结合《女科》的学术特点，以清代妇科学及清代医学为基础解读、分析该书原文，分八个步骤展示该书的临床决策思维过程，可以帮助研读者学习《女科》的医学知识与理论，并能以其为范本进行临床决策技能训练，以提高中医诊治疾病的决策能力。

目录

女科上卷

带 下

扫码观看

白带下（一）

【原文】

夫带下^[1]俱是湿症，而以"带"名者，因带脉不能约束而有此病，故以名之。盖带脉^[2]通于任、督，任、督病而带脉始病。带脉者，所以约束胞胎之系也。带脉无力，则难以提系，必然胎胞不固，故曰带弱则胎易坠，带伤则胎不牢。然而带脉之伤，非独跌闪挫气已也，或行房而放纵，或饮酒而癫狂，虽无疼痛之苦，而有暗耗之害，则气不能化经水，而反变为带病矣。故病带者，惟尼僧、寡妇、出嫁之女多有之，而在室女则少也。况加以脾气之虚，肝气之郁，湿气之侵，热气之逼，安得不成带下之病哉！

【词解】

[1] 带下：带下病，指带下量明显增多，色、质、气味发生异常。"带下"一词，最早见于《素问·骨空论》，其曰："任脉为病……女子带下瘕聚。"带下有广义和狭义之分，广义带下泛指妇科经、带、胎、产等诸疾，因为这些疾病均发生在带脉以下的部位。狭义带下是指从女性阴道内流出的分泌物，其又有生理与病理之别。

[2] 带脉：起于季肋，围腰一周，如束带状，故称带脉。其功能约束诸经，约束胞胎。

1

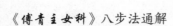
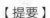

【提要】

带下病总的病机。

【释义】

1. 观其脉证　带下。

带下的量明显增多，色、质、气味发生异常，并伴有全身或局部症状者，称为带下病，是妇科最常见的疾病之一。

2. 知犯何逆　带下俱是湿症。

带下病主要的病因是湿邪。《妇科心法要诀》云："随入五脏兼湿化，治从补泻燥寒温。"其局部的病位在带脉，为带脉不能约束而成；相关的经脉有任脉、督脉，相关的脏腑主要有肾、肝、脾。带下病总属生活不节，任、督二脉劳伤，或脾虚肝郁，湿热侵迫，带脉不能约束而成。

带脉通于任、督二脉，任、督通于肾。纵欲泄精，精伤则任、督二脉亦伤。任、督二脉损伤，不能行气于腰脐，则带脉亦伤。尼僧、寡妇、出嫁之女，生活不节制，或行房而放纵，或饮酒而癫狂，虽无疼痛之苦，而有暗耗肾中精气之害，则肾气不能化经水，而反变为带下病。若加之脾虚、肝郁，湿热侵迫，更容易形成带下病。

总之，带下病需要从局部经脉和全身脏腑两个方面分析。前者为有形的形质，为具体病位；后者为无形的气机，为人体整体层面的五行定位与寒热、虚实等定性分析。二者关系密切，如《外经微言》云："至道无形而有形，有形而实无形。无形藏于有形之中，有形化于无形之内，始能形与神全，精与神合乎。"

【临证指要】

1. 女子阴道内流出的分泌物超过正常生理量，同时出现色、质、气味异常，并伴有全身及局部症状者，称为带下过多。前人有白带、黄带、赤带、赤白带、青带、黑带、五色带及白崩、白淫、白浊之分。

《女科》一书系统论述白带、青带、黄带、黑带、赤带的证治。临床以白带、黄带、赤白带为多见。

带下过多有炎症性和非炎症性之别。炎症性带下一般由细菌、滴虫、假丝酵母菌及人形支原体、解脲支原体等感染所导致，宫颈炎、子宫内膜炎、盆腔炎等也可以出现带下过多。非炎症性带下过多与内分泌失调、盆腔充血及精神因素等有关。五色带大多见于宫颈癌晚期，白崩是带下重症。

2.《女科》认为，带下病的主要病因为湿邪，具体的病位在带脉，涉及的脏腑，首先是肾，其次是脾、肝及其他脏腑。脾虚生湿、肾虚肝郁、湿热郁结是典型的全身状态。后世发展此说，认为带下病的主要病因是湿邪，由于湿邪损伤任、带二脉，使任脉不固、带脉失约而致。湿邪有内、外之别。内湿的产生与脾、肾等脏腑功能失常密切相关。脾虚失运，水湿内停，肾阳不足，气化失常，水湿不化，或肾虚封藏失职，精液滑脱；或肝经湿热下注，均可损伤任、带二脉，引起带下病。外湿多因久居湿地，或涉水淋雨，或不洁性交等，以致感受湿邪，湿邪可兼夹寒、热、毒邪直犯冲任、胞宫、阴器而为病。

3.带下过多在临床发病过程中具有如下特点。

（1）西医学外阴及阴道炎、宫颈炎等也可以导致带下增多，同时伴有外阴瘙痒。由于病原体不同，带下的性质、质地及气味均有所不同，临证应进行全面的妇科检查以区分感染类型。

（2）本病具有多发、常发、混合、反复发作和易传染五大特点，临床常难以彻底治愈，严重危害女性的健康。

（3）本病要内外同治、男女同治，才能达到理想效果。

【原文】

故妇人有终年累月下流白物，如涕如唾，不能禁止，甚则臭秽者，所谓白带也。夫白带乃湿盛而火衰，肝郁而气弱，则脾土受伤，湿土之气下陷，是以脾精不守，不能化荣血以为经水，反变成白滑之物，由阴门直下，欲自禁而不可得也。治法宜大补脾胃之气，稍佐以舒肝之品，使风木不闭塞于地中，则地气自升腾于天上，脾气健而湿气消，自无白带之患矣。

方用完带汤。

白术（一两，土炒），山药（一两，炒），人参（二钱），白芍（五钱，酒炒），车前子（三钱，酒炒），苍术（三钱，制），甘草（一钱），陈皮（五分），黑芥穗（五分），柴胡（六分）。

水煎服。二剂轻，四剂止，六剂则白带全愈。

此方脾、胃、肝三经同治之法，寓补于散之中，寄消于升之内。开提肝木之气，则肝血不燥，何至下克脾土；补益脾土之元，则脾气不湿，何难分消水气。至于补脾而兼以补胃者，由里以及表也。脾非胃气之强，则脾之弱不能旺，是补胃正所以补脾耳。

眉批：妇科一门，最属难治，不难于用方，难于辨症也。五带症辨之极明，立方极善，倘用之不效者，必其人经水不调，须于调经、种子二门参酌治之，无不见效。即如白带症，倘服药不效，其人必经水过期，少腹急迫，宜服宽带汤，余宜类参。

【提要】

本节论述湿盛火衰、肝郁脾虚白带下的证治。

【释义】

1.观其脉证　终年累月下流白物，如涕如唾，不能禁止，甚则臭秽。

白带下的主症为带下色白，量多质稀，病久不愈，滑脱不禁，严重时可见气味臭秽，多见于子宫内膜炎、宫颈炎、阴道炎等属肝脾不和、湿浊下注者。

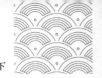

2. **知犯何逆** 湿盛火衰，肝郁脾虚，带脉不束。

白带下的病机包括三个环节，其一是湿盛而火衰。湿盛，指带脉湿盛；火衰，指肾命火衰。其二是肝郁而气弱，脾伤湿陷。肾命火衰、水不生木，故肝气郁结，生发无力；肝气生发无力，则脾土受伤，湿土之气下陷。其三是带脉不束。带脉不束，脾精不守，不能化营血以为经水，反变成湿浊、白滑之物，由阴门直下，欲自禁而不可得。

与《外经微言》《石室秘录》等陈士铎著作相同，《女科》气机升降模式以中焦为核心。该模式源于《素问·刺禁论》所论"肝生于左，肺藏于右；心部于表，肾治于里；脾为之使，胃为之市"。不同之处在于，《女科》人体模式中心肺在上、脾胃在中、肝肾在下；脾胃升降、运化的功能依赖在下的肾水、命火的滋养、蒸腾，以及肝气从"地下到天空"，即从下焦到上焦的升发带动。

3. **治疗策略** 大补脾胃之气，稍佐以疏肝。

脾虚湿陷是本病形成的核心环节，故治疗策略宜为"大补脾胃之气，稍佐以舒肝"。疏肝，升提、疏散肝气，可以升提、疏散脾气，达到"风木不闭塞于地中，则地气自升腾于天上，脾气健而湿气消"的治疗目的。完带汤以大剂量的白术、山药、人参大补脾胃之气；以白芍配伍小剂量的柴胡以疏肝，其结构类似补中益气汤。其他药物，如甘草健脾益气，山药补肾；苍术、陈皮健脾燥湿，行气和胃；车前子利水除湿；黑芥穗开肾气，祛风胜湿。全方肝、脾、胃同治，以健脾升阳除湿为主，又可补肾、疏肝、收束带脉。

4. **间接治疗** 寓补于散之中，寄消于升之内；疏肝、补胃以健脾。

5. **随证治之** 苍术、车前子祛湿、清热、止带。

白带下为湿盛而火衰导致。主症主要的病机为湿邪，"甚则臭秽"，则有化热趋势。治疗宜祛湿、清热，药用苍术、车前子。《本草新编》

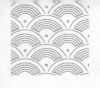

载"苍术补气，兼善祛湿，以治气虚湿痰而中邪者，自是神效"。车前子"味甘、咸，气微寒，无毒。入膀胱、脾、肾三经。功专利水，通尿管最神，止淋沥泄泻，能闭精窍，祛风热，善消赤目，催生有功。但性滑，利水可以多用，以其不走气也"。苍术燥湿、车前子利水，二药祛邪不伤正，对于在脾虚、火衰基础上出现的湿郁化热尤为适合。

6. 治病求本　温肾疏肝，健脾祛湿，利束带脉。

本病有三个病机环节，用完带汤的治疗要点如下。

（1）补肾开肾：肾命火衰，宜温补肾气、开通肾气，药用山药、黑芥穗。《本草新编》载山药味甘，气温平，健脾胃，"补肾中之水，而又可遍通于五脏"；荆芥穗炒黑"祛肾中之风邪……虽散邪，而不十分耗正"。

（2）健脾升阳：对于脾伤湿陷导致的白带下，清代其他医著以补中益气汤治疗。完带汤"大补脾胃之气，稍佐以舒肝"的结构，也与补中益气汤类似。完带汤以四君子汤去茯苓，重用白术健脾，加山药健脾、补肾，不似补中益气汤中黄芪单纯补气升阳；用白芍配柴胡，更偏向于平肝以疏肝，与补中益气汤用当归配升麻补血以生气及升提肺气不同。

对于肝郁而气弱，本方中白术健脾，芍药平肝，柴胡疏肝，三药与甘草合为逍遥散基础结构（无当归、茯苓等）。疏肝当先平肝，故方中白芍重用，柴胡轻用；脾虚湿盛，重用白术；去当归，防其滑润助湿；去茯苓，防其有碍升提。

（3）祛湿、束利带脉：对于带脉湿盛不束，甚则化热，治宜健脾祛湿，稍佐清热，利腰脐以利带脉，药用白术配苍术、车前子。《本草新编》载白术除湿消食，益气强阴，尤利腰脐之气（注：白术利腰脐之气，原是利肾中之湿也。肾不湿则腰不疼，湿去而腰脐自利矣）。带

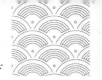

脉连腰脐，利腰脐即利带脉。白术在本方中健脾祛湿，利腰脐以利带脉、利肾中之湿，为针对病机的治本之药，也是针对主症的治标之药。

完带汤以白术配伍车前子。《石室秘录》治疗脾气不温导致的水泻云："水泻者，乃一时水气侵脾，故倾腹而出。用白术以利腰脐之气血，用车前以分消其水势，此正治之法也。"其配伍机制与本方类似。

7. 治疗未病

（1）**防传变**：本病反复发作，损伤正气，故宜积极治疗。

（2）**防药损**：清热不可伤肾阳，故不用黄柏；补气不助湿热，故去当归；健脾不郁滞，故加用陈皮。

防范药物损伤方面，本方针对主症的湿热性质，用苍术配车前子，而不是配黄柏为二妙丸，是防范黄柏损伤肾命阳气；针对脾虚肝郁，用补中益气汤、逍遥散，均去当归，是防其滑润助湿；又用陈皮行气祛湿，使四君子汤补脾胃而不郁滞。

疾病千变万化，症状表现错综复杂，诊治有难度与风险，故眉批云："妇科一门，最属难治，不难于用方，难于辨症也。"并提示，带下病本章的五个方剂"倘用之不效"，则需要参照《女科》"调经、种子二门"诊治。

（3）**间接治疗**：黑芥穗、柴胡疏散肝肾气机，寓补于散之中；白术、人参及柴胡等补益、升提肝脾，寄消于升之内；四君子汤补胃，"由里以及表"以补脾；山药、黑芥穗补肾、开肾气，以补肝气、疏肝气，也是间接治疗。

《石室秘录》载："胃虚者，用四君子汤。脾虚者，用补中益气汤。"完带汤中有白术、人参、甘草，为四君子汤去茯苓。

8. **依法合方**　完带汤＝苍术车前子—山药黑芥穗/白芍柴胡/白术人参甘草—陈皮）大补脾胃之气，稍佐以疏肝。

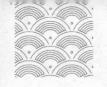

本方采用苍术燥湿、车前子利湿，为二妙丸去黄柏、加车前子，治疗白带下主症局部的湿热；山药、黑芥穗补肾、开肾，白芍、柴胡疏肝，白术、人参、甘草健脾，为补中益气汤去黄芪、加山药，去升麻、加黑芥穗，去当归、加白芍；协调补肾开肾以疏肝、疏肝及补胃以健脾、健脾以祛湿等间接治疗关系，用陈皮行气祛湿，使补而不滞，以及清热不伤肾阳，补气不助湿热。最后依照"大补脾胃之气，稍佐以舒肝"的治疗策略，健脾胃的白术、山药重用到一两，疏肝的柴胡轻用至六分。全方以芍药为基准，药物比例：白术、山药：白芍：车前子、苍术、人参：甘草、陈皮、黑芥穗、柴胡 ≈ 2 : 1 : 0.5 : 0.1。

完带汤证八步分析见表 3。

表 3　白带下完带汤证八步法表

观其脉证	知犯何逆	辨识未病	策略选择
白带下，终年累月下流白物，如涕如唾，不能禁止，甚则臭秽	湿盛火衰，肝郁脾虚，带脉不束	寓补于散之中，寄消于升之内；疏肝、补胃以健脾	大补脾胃之气，稍佐以疏肝

随证治之	治病求本	治疗未病	依法合方
苍术、车前子祛湿、清热、止带	（1）补肾开肾：肾命火衰，宜温补肾气、开通肾气，药用山药、黑芥穗（2）健脾升阳：四君子汤去茯苓，重用白术健脾，加山药健脾，用白芍配柴胡，平肝以疏肝（3）祛湿、束利带脉：白术配苍术、车前子，祛腰脐之湿，束利带脉	（1）防传变：反复发作，损伤正气，故宜积极治疗（2）防药损：清热不伤肾阳，不用黄柏；补气不助湿热，不用当归；健脾不郁滞，加用陈皮（3）间接治疗：黑芥穗、柴胡疏肝散肝肾气机，寓补于散之中；白术、人参及柴胡等补益、升提肝脾，寄消于升之内；四君子汤补胃，"由里以表"以补脾；山药、黑芥穗补肾、开肾气，以补肝气、疏肝气，也是间接治疗	（1）完带汤＝苍术车前子－山药黑芥穗/白芍柴胡/白术人参甘草－陈皮）大补脾胃之气，稍佐以疏肝（2）白术、山药：白芍：车前子、苍术、人参：甘草、陈皮、黑芥穗、柴胡≈2 : 1 : 0.5 : 0.1

【临证指要】

1. 完带汤为《女科》第一病第一方，广泛应用于妇科临床，治疗脾虚湿注的带下病，主要用于非炎性带下病，或炎性带下病趋于好转之时，当然也要结合局部及全身症状、病性应用。本方现代常用剂量及化裁如下。

党参、苍术、白术、山药、白芍各 10g，陈皮、甘草、柴胡、黑芥穗各 6g，车前子 9g（包煎）。

服法：水煎分服，每日 1 剂。

化裁

（1）本病以带下绵绵不止、清稀色白无臭为特点。若湿热偏重，带下兼黄色者，宜在苍术、车前子基础上再加黄柏、龙胆草各 6g，以清热燥湿；若湿邪寒化，小腹疼痛者，宜加肉桂 3g、小茴香 10g，以温经散寒止痛；病久白带如霜，可加鹿角霜 10g，以温肾涩带；病久滑脱者，宜加龙骨、牡蛎各 30g，以固涩止带。

（2）本病全身表现以脾虚肝郁为主，症见体倦乏力，纳少便溏，舌淡苔白，脉濡缓，治疗以四君子汤倍白术加山药、去茯苓、佐柴胡，以及逍遥散倍芍药，去归、苓等为基本结构。脾虚湿盛，在白术基础上加炒白扁豆、茯苓、薏苡仁各 15g；脾虚气陷者，加黄芪 15g、升麻 5g；肾虚明显者，加炒川续断、杜仲、菟丝子各 10g。

2. 本方典型的现代应用为非炎性白带、炎性白带恢复期，或炎性白带性疾病反复发作导致脾虚为主、兼湿浊下注者，如子宫内膜炎、宫颈炎、阴道炎等。见"甚则臭秽者"，则应排除盆腔恶性肿瘤。根据脾虚肝郁的病机，本方可拓展应用于慢性胃炎、慢性结肠炎、肠易激综合征、慢性细菌性痢疾、慢性肝炎、慢性肾炎、慢性肾盂肾炎、蛋白尿、乳糜尿、肾积水、慢性前列腺炎、睾丸鞘膜积液、硬脑膜外血

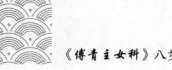
肿等，以及月经不调、泄泻、眩晕、鼻渊、水肿等疾病。

3. 本方为脾虚白带而设。若带下赤白或赤黄，稠黏臭秽，苔黄脉数，属湿热下注者，则非本方所宜。

扫码观看

青带下（二）

【原文】

妇人有带下而色青[1]者，甚则绿如绿豆汁，稠黏不断，其气腥臭，所谓青带也。夫青带乃肝经之湿热。肝属木，木色属青，带下流如绿豆汁，明明是肝木之病矣。但肝木最喜水润，湿亦水之积，似湿非肝木之所恶，何以竟成青带之症？不知水为肝木之所喜，而湿实肝木之所恶，以湿为土之气故也。以所恶者合之所喜必有违者矣。肝之性既违，则肝之气必逆。气欲上升，而湿欲下降，两相牵掣，以停住于中焦之间，而走于带脉，遂从阴器而出。其色青绿者，正以其乘肝木之气化也。逆轻者，热必轻而色青；逆重者，热必重而色绿。似乎治青易而治绿难，然而均无所难也。解肝木之火，利膀胱之水，则青绿之带病均去矣。

方用加减逍遥散。

茯苓（五钱），白芍（酒炒，五钱），甘草（生用，五钱），柴胡（一钱），茵陈（三钱），陈皮（一钱），栀子（炒，三钱）。

水煎服。二剂而色淡，四剂而青绿之带绝，不必过剂矣。

夫逍遥散之立法也，乃解肝郁之药耳，何以治青带若斯其神与？盖湿热留于肝经，因肝气之郁也，郁则必逆，逍遥散最能解肝之郁与逆。郁逆之气既解，则湿热难留，而又益之以茵陈之利湿，栀子之清热，肝气得清，而青绿之带又何自来！此方之所以奇而效捷也。倘仅以利湿清热治青带，而置肝气于不问，安有止带之日哉！

眉批：脾土喜燥而恶湿，土病湿则木必乘之，木又为湿土之气所侮，故肝亦病，逍遥散减去当归，妙极。

【词解】

[1] 青：青颜色，可包括绿色、蓝色、黑色。

【提要】

肝经湿热导致青带下证治。

【释义】

1.观其脉证　带下而色青，甚则绿如绿豆汁，稠黏不断，其气腥臭。

《妇人大全良方》云："妇人带下，其名有五，因经行产后，风邪入胞门，传于脏腑而致之。若伤足厥阴肝经，色如青泥。"本病多由产褥期或经期外阴不洁导致，西医学认为其与绿脓杆菌感染有关。

2.知犯何逆　肝经湿热，肝气上升、湿气下降，停住中焦，走于带脉。

青带下由肝经湿热导致。在五行配属中，青、绿色与肝同属于木；带下稠黏不断，其气腥臭，为湿热表现。本条原文详细说明青带下由肝气上升、湿气下降，两相牵掣，停住中焦，走于带脉而成；并指出本病轻重程度不同，亦由湿阻气逆的程度决定，即"逆轻者，热必轻而色青；逆重者，热必重而色绿"。

3.治疗策略　解肝木之火，利膀胱之水。

本病治疗宜清利肝经湿热，此治法需要拆分为两个部分：一是解肝木之火，二是利膀胱之水。肝藏血，内寄相火，喜疏泄、恶抑郁，故"肝火郁之极，宜兼用舒泄以平肝"；又肝恶湿邪，利膀胱之水以利肝经之湿。方用加减逍遥散，乃逍遥散去当归、白术，加栀子清散肝经郁火，加茵陈清利湿热。

4.间接治疗　解肝之郁与逆，则湿热难留。

本病肝经湿热，起于肝气之郁逆，故平肝逆、解肝郁，可以间接祛除肝经湿热，即"郁逆之气既解，则湿热难留"。

5. **随证治之**　带下俱是湿证，而青带下为肝经湿热所致，宜茯苓、茵陈清利湿热。

（1）**茯苓"利窍通便，不走精气"**：茯苓"味甘、淡，气平，降也，阳中阴也，无毒……助阳，利窍通便，不走精气，利血仅在腰脐，除湿行水"（《本草新编》）。利腰脐，即利带脉。

（2）**茵陈"利膀胱之水"**：茵陈"味苦、辛，气微寒，阴中微阳，无毒。入足太阳、少阳之经。专治瘅症发黄，非黄症，断不可用。果是真黄病，可用之为君"。（《本草新编》）

6. **治病求本**　白芍平肝，柴胡解郁，生甘草再加栀子清散肝经郁火。

青带下以肝经湿热为标，肝气郁、逆为本。逍遥散中，重用白芍以平肝逆，轻用柴胡解肝郁，重用生甘草、再加栀子清散肝经郁火。《本草新编》载栀子味苦、气寒，可升可降，"专泻肝中之火"。

7. **治疗未病**

（1）**防传变**：肝病传脾，方中茯苓祛湿健脾；加陈皮行气祛湿，和胃理脾。

（2）**防药损**：逍遥散治肝郁脾虚，本病脾不虚而湿热盛，故去当归，防其润滑助湿、敛邪；去白术，防其助热、生湿。正如眉批所云："脾土喜燥而恶湿，土病湿则木必乘之，木又为湿土之气所侮，故肝亦病，逍遥散减去当归，妙极。"

（3）**间接治疗**：茯苓、茵陈利膀胱之水以清肝经湿热。

8. **依法合方**　加减逍遥散＝茯苓茵陈—白芍／柴胡／甘草栀子—陈皮）解肝木之火，利膀胱之水。

综上所述，青带下为肝经湿热所化，解肝木之火，利膀胱之水，治宜逍遥散去白术、当归，加栀子、茵陈。其中，针对青带下的湿热特性，重用茯苓、加茵陈清利湿热；针对本病肝郁、气逆化热的病机，用白芍平肝，柴胡疏肝，生甘草、栀子清肝泻火；同时，茯苓、陈皮先实脾，防范疾病传变，去当归、白术防其助湿、敛邪；平肝、解郁有助于清利湿热。全方重用白芍平肝以解郁，重用生甘草、加栀子是在解郁基础上泻火，重用茯苓、再加茵陈利膀胱之水，以利肝经湿热。以栀子的剂量为基准，本方剂量比例：茯苓、白芍、甘草：茵陈、栀子：柴胡、陈皮 =5 钱：3 钱：1 钱 ≈ 2：1：0.3。

加减逍遥散证八步分析见表 4。

表 4 青带下加减逍遥散证八步法表

观其脉证	知犯何逆	辨识未病	策略选择
带下而色青者，甚则绿如绿豆汁，稠黏不断，其气腥臭	肝经之湿热，肝气上升、湿气下降，停住中焦，走于带脉	解肝之郁与逆，则湿热难留	解肝木之火，利膀胱之水

随证治之	治病求本	治疗未病	依法合方
肝经之湿热导致的青带，用茯苓、茵陈清利湿热	（1）白芍平肝（2）柴胡解郁（3）生甘草再加栀子清散肝经郁火	（1）防传变：肝病传脾，茯苓、陈皮先实脾（2）防药损：去当归、白术防助湿、敛邪（3）间接治疗：茯苓、陈皮利膀胱之水以清肝经湿热	（1）加减逍遥散 = 茯苓茵陈—白芍 / 柴胡 / 甘草栀子—陈皮（2）茯苓、白芍、甘草：茵陈、栀子：柴胡、陈皮 ≈ 2：1：0.3

【临证指要】

1. 加减逍遥散疏肝解郁，清化湿热，主治肝经湿热所致的青带下。该方现代常用剂量及化裁如下。

茯苓 15g，白芍 15g（酒炒），生甘草 15g，柴胡 3g，茵陈 9g，陈皮 3g，栀子 9g（炒）。

服法：水煎分服，每日 1 剂。

化裁

（1）本方以疏肝解郁与清利湿热并重为特点，以带下色青，甚则如绿豆汁，稠黏不断，其气腥臭为主症特点。妇科检查可见阴道炎、宫颈炎或盆腔炎等妇科炎症。若湿热之毒较甚，可于栀子基础上合五味消毒饮、薏苡附子败酱散，酌加蒲公英 10 ～ 30g、紫花地丁 10g、败酱草 10g、白花蛇舌草 30g，以清热解毒；腹部炎性包块，于柴胡解郁基础上，酌加三棱、莪术、连翘、夏枯草各 10g，以散结消肿。

（2）本病全身状态以湿热、实热为主，可伴有阴部灼热痒痛或肿痛，乳房、少腹、胁肋胀痛，小便赤涩，头晕目眩，口苦口干，大便干结，舌质红苔黄腻，脉弦滑。如患者表证突出，寒热明显，可重用柴胡至 10 ～ 15g，并酌加荆芥、防风各 3 ～ 6g；高热，热毒重，可合用五味消毒饮；小便短赤涩痛，可加竹叶 10g、车前草 30g、赤茯苓 10g；大便秘结，可加大黄 10g、玄明粉 6g。

2. 本方现代典型应用范围为急性与亚急性盆腔炎、慢性盆腔炎急性发作、急性输卵管炎、卵巢炎、盆腔腹膜炎等带下呈青绿相间、质浓稠者。

3. 本病须详细检查，若为癌肿恶疾，更应综合调治。

黄带下（三）

扫码观看

【原文】

妇人有带下而色黄者，宛如黄茶浓汁，其气腥秽，所谓黄带是也。

夫黄带乃任脉之湿热也。任脉本不能容水，湿气安得再入而化为黄带乎？不知带脉横生，通于任脉，任脉直上走于唇齿，唇齿之间，原有不断之泉下贯于任脉以化精，使任脉无热气之绕，则口中之津液尽化为精，以入于肾矣。惟有热邪存于下焦之间，则津液不能化精，而反化湿也。夫湿者，土之气，实水之侵；热者，火之气，实木之生。水色本黑，火色本红，今湿与热合，欲化红而不能，欲返黑而不得，煎熬成汁，因变为黄色矣。此乃不从水火之化，而从湿化也。所以世之人有以黄带为脾之湿热，单去治脾而不得痊者，是不知真水、真火合成丹邪、元邪，绕于任脉、胞胎之间，而化此黔色也，单治脾何能痊乎！法宜补任脉之虚，而清肾火之炎，则庶几矣。

方用易黄汤。

山药（一两，炒），芡实（一两，炒），黄柏（二钱，盐水炒），车前子（一钱，酒炒），白果（十枚，碎）。

水煎。连服四剂，无不全愈。此不特治黄带方也，凡有带病者，均可治之，而治带之黄者，功更奇也。盖山药、芡实专补任脉之虚，又能利水，加白果引入任脉之中，更为便捷，所以奏功之速也。至于用黄柏清肾中之火也，肾与任脉相通以相济，解肾中之火，即解任脉之热矣。

眉批：凡带症多系脾湿。初病无热，但补脾土兼理冲任之气，其病自愈。若湿久生热，必得清肾火而湿始有去路。方用黄柏、车前子妙！山药、芡实尤能清热生津。丹邪、元邪四字未晰，拟易以真水、真火为湿热之气所侵，绕于任脉云云，较无语病，然原书究不可轻改，姑仍之。

【提要】

任脉湿热导致黄带下证治。

【释义】

1. 观其脉证　带下而色黄者，宛如黄茶浓汁，其气腥秽。

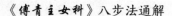

本病带下色黄，黏稠腥臭。黄带下为妇科常见疾患，带下量多，呈黄色，质稠，气味腥臭，可见于阴道炎、慢性盆腔炎等疾患。

2.知犯何逆　任脉湿热，由下焦有热，津液化湿，湿热煎熬而成。

黄带下为任脉湿热导致，与《妇科心法要诀》脾虚湿盛所致"色黄而淡者，宜六君子汤"的黄带下不同。带脉横生，通于任脉，任脉直上走于唇齿，饮食水谷下贯于任脉以化精，最终藏于肾。如果下焦有热邪，则津液不能化为精，而反化成湿邪。湿为土气，也是水邪侵犯，应于黑色；热为火气，应于红色。本病湿与热合，"欲化红而不能，欲返黑而不得，煎熬成汁，因变为黄色"。这是不从水火之化，而从湿化的演变，是任脉湿热而见黄带下的原因。

3.治疗策略　补任脉之虚，而清肾火之炎。

任脉湿热，治宜清利任脉湿热。任脉通于肾，清利任脉湿热，即清泻肾火。

带下病起于任脉虚损，如《妇科心法要诀》云："带下劳伤冲与任，邪入胞宫五色分。"任脉湿热，多基于任脉的虚损，故本病清泻肾火的同时，需要补益任脉的虚损。方用易黄汤，其中山药、芡实专补任脉之虚，白果引入任脉之中，黄柏清肾中之火，车前子清利湿热。

4.间接治疗　解肾中之火，即解任脉之热。

《外经微言》云："肾之气必假道于任督二经，（二经）气闭则肾气塞矣。"肾与任脉相通以相济，黄柏"解肾中之火，即解任脉之热"。

5.随证治之　黄柏、车前子清利湿热。

黄带下为任脉湿热，方中黄柏、车前子清利湿热，也是对证之药。二妙丸由苍术、黄柏组成，为清利下焦湿热名方，出自《丹溪心法》，其曰："治筋骨疼痛因湿热者。有气加气药，血虚者加补药，痛甚者加生姜汁，热辣服之。"湿重，重用苍术；兼阳虚，去黄柏，加车前子，

如完带汤。热重，重用黄柏，加车前子；兼阴虚，去苍术。

6. 治病求本　山药、芡实补任脉之虚，白果引入任脉。

本病任脉湿热，清利任脉湿热是治标也是治本。本病多起于任脉虚损，补任脉之虚也是治病求本。因此，本方用"山药、芡实专补任脉之虚，又能利水；加白果引入任脉之中，更为便捷，所以奏功之速也"。任脉通于肾，补任脉即补肾。《外经微言》云："肾属水，先天真水也。水生于金，故肺金为肾母。然而肺不能竟生肾水也，必得脾土之气熏蒸，肺始有生化之源。"山药、芡实滋肾之阴，也能健脾。《本草新编》云："山药，味甘，气温平，无毒。入手足太阴二脏，亦能入脾、胃……脾胃未旺，则肾气必衰，健脾胃正所以补阴精也。"又云："山药补水，而又通五脏。"芡实"入脾、肾二经"，"其功全在补肾祛湿。夫补肾之药，大都润泽者居多，润泽则未免少湿矣。芡实补中祛湿，性又不燥，故能去邪水而补真水，与诸补阴之药同用，尤能助之以填精，不虑多投以增湿也。"两药合用，"虽遗精至衰惫者，不旬日而精止神旺矣。至平之药，而实有至奇之功，非世人所能测也"。

7. 治疗未病

（1）**防传变**：积极治疗，本病预后较好。

（2）**防药损**：山药、芡实补任脉、健脾、补肾，防黄柏损伤。

任脉湿热，起于虚损，亦损伤肾中阴阳。黄柏解肾中之火，即解任脉之热。然而，黄柏易伤脾肾，导致或加重腹泻，"乃至阴之物，其性寒冷，只可暂用以降火，而不可长用以退热"（《本草新编》）。山药、芡实健脾以补肾，既可以截断疾病传变，也可以防黄柏损伤脾肾。

（3）**间接治疗**：黄柏泻肾火、车前子利膀胱之湿，即泻任脉湿热；芡实、山药健脾、补益后天，以生先天，补肾与任脉虚损。

8. 依法合方　易黄汤＝黄柏／车前子—芡实山药—白果）补任脉

之虚，而清肾火之炎。

　　黄带下，质稠腥臭，为任脉湿热所致，黄柏、车前子清利湿热，是对证治疗，也是治病求本；病起于任脉虚损，也会导致任脉虚损，故山药、芡实补任脉之虚，配白果引入任脉，是治病求本，也可防范传变、防范黄柏损伤脾肾阳气；车前子利膀胱之湿以利任脉湿热，且利而不伤。总以大剂量山药、芡实补任脉之虚，而用小剂量黄柏清肾火之炎。以白果 10 枚，相当于 5 钱计，本方剂量结构：山药、芡实：白果：黄柏：车前子 =10 钱：5 钱：2 钱：1 钱 =2：1：0.4：0.2。

　　易黄汤证八步分析见表 5。

表 5　黄带下易黄汤证八步法表

观其脉证	知犯何逆	辨识未病	策略选择
带下而色黄者，宛如黄茶浓汁，其气腥秽	任脉之湿热，由下焦有热，津液化湿，湿热煎熬而成	解肝之郁与逆，则湿热难留	（1）补任脉之虚 （2）清肾火之炎

随证治之	治病求本	治疗未病	依法合方
黄柏、车前子清利湿热	（1）山药、芡实补任脉之虚 （2）白果引入任脉	（1）防传变：山药、芡实健脾补肾 （2）防药损：山药、芡实防黄柏损伤脾肾 （3）间接治疗：黄柏泻肾火、车前子利膀胱之湿，即泻任脉湿热；芡实、山药健脾、补益后天，以生先天，补肾与任脉虚损	（1）易黄汤 = 黄柏/车前子—芡实山药—白果）补任脉之虚，而清肾火之炎 （2）山药、芡实：白果：黄柏：车前子 =2：1：0.4：0.2

【临证指要】

　　1. 黄带为脾虚湿浊不化，湿蕴化热，湿热下注，任脉失约，带脉不固所致。易黄汤可健脾化湿，清热止带。临床上所见病证如同青带，且青带、黄带常相兼出现，治疗时加减逍遥散与易黄汤临证可合并加减应用。易黄汤现代常用剂量及化裁如下。

山药 30g（炒），芡实 30g（炒），黄柏 6g（盐水炒），车前子 3g（酒炒），白果 10g（碎）。

服法：水煎，每日 1 剂，分 2 次温服。

化裁

（1）本病任脉湿热，主症为带下色黄腥臭，日久不止。湿热重而无虚象时，可将黄柏、车前子用量加重，酌减山药、芡实；黄带黏稠、味臭热重，在黄柏、车前子基础上，加茵陈 15g（后下）、栀子 10g，以利湿清热，或加苦参、败酱草、蒲公英各 10g，以清热解毒；湿甚者，加土茯苓、薏苡仁各 10 ～ 30g，以祛湿；黄带清稀量多，于白果基础上加生龙骨、生牡蛎各 30g，海螵蛸 10g，以固涩止带；带下不止，再加鸡冠花、墓头回各 10g，以止带。

（2）本病本虚标实，任脉虚损即脾肾亏虚，症见面色淡黄，眩晕，食欲减退，月经后期色淡，大便时溏，小便清黄，舌苔薄白，脉软而滑。若腹泻较重，合参苓白术散；兼胃胀，合橘皮竹茹汤；腰困较甚者，加菟丝子、续断各 10g，以壮腰益肾。

2. 本方现代常用于宫颈炎、宫颈糜烂、阴道炎、急慢性盆腔炎等生殖系统炎症所致之湿热带下，以及阴痒、淋证、蛋白尿等，属肾虚湿热下注者，并可用于排卵期出血、慢性前列腺炎等病变。

3. 本方敛涩之性较强，妇女月经将至或适来时，当慎用。

黑带下（四）

扫码观看

【原文】

妇人有带下而色黑者，甚则如黑豆汁，其气亦腥，所谓黑带也。夫黑带者，乃火热之极也，或疑火色本红，何以成黑？谓为下寒之极或有之。殊不知火极似水，乃假象也。其症必腹中疼痛，小便时如刀刺，阴门必发肿，面色必发红，日久必黄瘦，饮食必兼人，口中必热渴，饮以凉水，少觉宽快，此胃火太旺，与命门、膀胱、三焦之火合而熬煎，所以熬干而变为炭色，断是火热之极之变，而非少有寒气也。此等之症，不至发狂者，全赖肾水与肺金无病，其生生不息之气，润心济胃以救之耳。所以但成黑带之症，是火结于下而不炎于上也。治法惟以泻火为主，火热退而湿自除矣。

方用利火汤。

大黄（三钱），白术（五钱，土炒），茯苓（三钱），车前子（三钱，酒炒），王不留行（三钱），黄连（三钱），栀子（三钱，炒），知母（二钱），石膏（五钱，煅），刘寄奴（三钱）。

水煎服。一剂小便疼止而通利，二剂黑带变为白，三剂白亦少减，再三剂全愈矣。

或谓此方过于迅利，殊不知火盛之时，用不得依违之法，譬如救火之焚，而少为迂缓，则火势延燃，不尽不止。今用黄连、石膏、栀子、知母一派寒凉之品，入于大黄之中，则迅速扫除。而又得王不留行与刘寄奴之利湿甚急，则湿与热俱无停住之机。佐白术以辅土、茯苓以渗湿、车前以利水，则火退水进，便成既济之卦矣。

眉批：病愈后当节饮食，戒辛热之物，调养脾土。若恃有此方，病发即服，必伤元气矣，慎之！

【提要】

火热之极导致黑带下的证治。

【释义】

1.观其脉证　带下色黑，甚则如黑豆汁，其气亦腥。

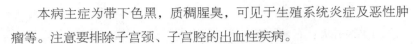

本病主症为带下色黑，质稠腥臭，可见于生殖系统炎症及恶性肿瘤等。注意要排除子宫颈、子宫腔的出血性疾病。

2. 知犯何逆　火结于下，由胃火太旺，与命门、膀胱、三焦之火合而熬煎所致。

五行之中肾主水，肾脏之色黑。肾气虚损，阳气不运，则带下色黑。本条认为，火热之极亦导致黑带，乃胃火太旺，与命门、膀胱、三焦之火合而熬煎，日久熬干成炭色而成。火色为赤，本病见面色必发红；而火热之极，物极必反，"熬干而变为炭色"，见水之色，即黑色。火热灼热，多兼见腹中疼痛，小便时如刀刺；热盛则肿，可见阴门必发肿。其中，饮食异常，热渴、凉饮，为胃热；阴肿，为命门火盛；腹中疼痛，小便时如刀刺，为膀胱火盛；面赤、胃热、命门与膀胱火盛，即三焦火盛。

3. 治疗策略　惟以泻火为主，火热退而湿自除。

本病属湿热，而热重于湿，治疗宜泻火为主，火热消退而湿邪自除。方用利火汤，乃白虎汤加黄连、栀子、大黄泻火，茯苓、车前子及王不留行、刘寄奴利湿，加白术顾护中焦。

4. 间接治疗　火热退而湿自除。

5. 随证治之　王不留行、刘寄奴、茯苓、车前子利湿活血。

带下俱是湿证。黑带下火热为主，亦夹湿邪。利火汤中王不留行与刘寄奴利湿活血，配伍茯苓、车前子，为对证治疗药物。《本草新编》载王不留行"尤利小便，乃利药也。其性甚急，下行而不上行者也，凡病逆而上冲者，用之可降，故可恃之以作臣使之用也"。刘寄奴"下气，止心腹痛，下血消肿……性善走迅，入膀胱，专能逐水。凡白浊之症，用数钱，同车前子、茯苓利水之药服之，立时通快"。

6. 治病求本　石膏泻胃火，知母泻命火，黄连、栀子、大黄泻三焦火。

（1）**泻胃火**：石膏苦寒直折、泻胃火。

（2）**清命火**：知母，味苦、辛，气大寒，最善泻胃、肾二经之火。泻肾火，即泻命门之火。

（3）**泻三焦火**：《本草新编》载黄连泻心火，"大约同引经之药，俱能入之"；栀子入于肝、肺、心，"有佐使之药，诸经皆可入之"；大黄入胃与大肠，"然有佐使，各经皆达"，三药均能清热泻膀胱、三焦之火。

7. 治疗未病

（1）**防传变**：眉批提示，疾病痊愈后，应当节制饮食，戒食辛热之物，调养脾胃。如果患者因为有此方，有恃无恐，不节制饮食，发病就服，日久必伤元气。

（2）**防药损**：白术辅助脾土，防止火热邪气伤脾、防止寒凉药物损伤脾胃。《外经微言》云："心静则火息，心动则火炎。息则脾胃之土受其益，炎则脾胃之土受其灾。"而且，白术使"火退水进，便成既济之卦"。如《石室秘录》治阳明之法所云："是必以辛凉大寒之品，大剂投之，恣其快饮。斯火得寒而少息，热得凉而略停，然必添入健胃之药，始可奏功。"

（3）**间接治疗**：火热退而湿自除。通利二便给邪出路，如黄连、石膏、栀子、知母一派寒凉之品，入于大黄之中，则通泻大便，使邪热从大便而解；王不留行、刘寄奴等药利湿，使湿热从小便而解。

8. 依法合方

利火汤＝王不留行刘寄奴一石膏知母栀子大黄黄连一白术／茯苓车前子）泻火为主，火热退而湿自除。

全方作用峻猛、迅捷，泻火为主，其苦寒直折阳明胃火、助中焦、护肾阴、利水湿的结构，与《石室秘录》泻阳明胃火的竹叶石膏汤结

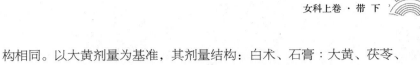

构相同。以大黄剂量为基准，其剂量结构：白术、石膏：大黄、茯苓、车前子、王不留行、黄连、栀子、刘寄奴：知母 =5：3：2。

利火汤证八步分析见表 6。

表 6　黑带下利火汤证八步法表

观其脉证	知犯何逆	辨识未病	策略选择
带下而色黑者，甚则如黑豆汁，其气亦腥	火结于下，由胃火太旺，与命门、膀胱、三焦之火合而熬煎所致	（1）火热退而湿自除 （2）通利二便给邪出路 （3）辅助脾土	惟以泻火为主，火热退而湿自除

随证治之	治病求本	治疗未病	依法合方
王不留行、刘寄奴及茯苓、车前子利湿活血	（1）石膏泻胃火 （2）知母泻命火 （3）黄连、栀子、大黄泻三焦火	（1）防传变：病愈后当节饮食，戒辛热之物，调养脾土 （2）防药损：白术防诸泻火药损伤脾胃 （3）间接治疗：火热退而湿自除；大黄引泻火药，与王不留行等诸利湿药，通利二便，给邪出路	（1）利火汤 ＝王不留行刘寄奴—石膏知母栀子大黄黄连—白术/茯苓车前子）泻火为主，火热退而湿自除 （2）白术、石膏：大黄、茯苓、车前子、王不留行、黄连、栀子、刘寄奴：知母 =5：3：2

【临证指要】

1. 利火汤清热解毒，利湿止带，主治黑带下，多为盆腔脓肿、妇女生殖器官继发性感染等炎性病变。其现代常用剂量及化裁如下。

大黄 9g，白术 15g（土炒），茯苓 9g，车前子 9g（酒炒），王不留行 9g，黄连 9g，栀子 9g（炒），知母 6g，石膏 15g（煅），刘寄奴 9g。

服法：水煎，每日 1 剂，分早晚 2 次温服。

化裁

（1）本病主症带下色黑或黑绿，甚则如脓混浊，其味腥臭、质黏稠，伴见阴中瘙痒，尿黄灼痛，小便不利，腹痛拒按，或少腹刺痛。如热盛伤阴者，酌加生地黄、白芍、山药各 10～20g，以益阴清热；火热不甚者，清火之味酌减，或减量；黑带较多者，加生龙骨、生牡蛎各 30g，以收摄固带；阴痒肿痛者，黄柏水煎熏洗；肿物囊性感明显、活动性大者，加泽兰 10 ～ 30g；血瘀甚者，加丹参 30g，琥珀 3 ～ 5g；肿物日久，疼痛明显，并疑有粘连者，酌加三棱、莪术、鳖甲、皂角刺、益母草各 10g；下腹痛甚者，加延胡索、片姜黄各 10g；气虚者，加党参、白术各 10g，生黄芪 15g；清热解毒，可加金银花、连翘各 10g。

（2）本病全身火热亢盛，可见发热面赤，口渴饮冷，大便秘结，舌红苔黄厚腻，脉滑数有力等。如患者热毒症状显著，高热不退，可加金银花、连翘、败酱草各 10 ～ 30g，增强清热解毒之力；热毒伤及气阴者，可加黄芪 15 ～ 30g，太子参、生地黄各 10 ～ 30g，以益气养阴。

2. 本方现代临床可用于女性急性盆腔炎、盆腔脓肿、生殖器官感染等急性炎症病变，亦拓展应用于前列腺炎、睾丸炎、血精、水肿蛋白尿等男科及内科疾病。

赤带下（五）

扫码观看

【原文】

妇人有带下而色红者，似血非血，淋沥不断，所谓赤带也。夫赤带亦湿病，湿是土之气，宜见黄白之色，今不见黄白而见赤者，火热故也。火色赤，故带下亦赤耳。惟是带脉系于腰脐之间，近乎至阴之地，不宜有火。而今见火症，岂其路通于命门，而命门之火出而烧之耶？不知带脉通于肾，而肾气通于肝。妇人忧思伤脾，又加郁怒伤肝，于是肝经之郁火内炽，下克脾土，脾土不能运化，致湿热之气蕴于带脉之间；而肝不藏血，亦渗于带脉之内，皆由脾气受伤，运化无力，湿热之气，随气下陷，同血俱下，所以似血非血之形象，现于其色也。其实血与湿不能

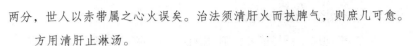

两分，世人以赤带属之心火误矣。治法须清肝火而扶脾气，则庶几可愈。

方用清肝止淋汤。

白芍（一两，醋炒），当归（一两，酒洗），生地（五钱，酒炒），阿胶（三钱，白面炒），粉丹皮（三钱），黄柏（二钱），牛膝（二钱），香附（一钱，酒炒），红枣（十个），小黑豆（一两）。

水煎服。一剂少止，二剂又少止，四剂全愈，十剂不再发。

此方但主补肝之血，全不利脾之湿者，以赤带之为病，火重而湿轻也。夫火之所以旺者，由于血之衰，补血即足以制火。且水与血合而成赤带之症，竟不能辨其是湿非湿，则湿亦尽化而为血矣，所以治血则湿亦除，又何必利湿之多事哉！此方之妙，妙在纯于治血，少加清火之味，故奏功独奇。倘一利其湿，反引火下行，转难遽效矣。或问曰："先生前言助其脾土之气，今但补其肝木之血，何也？"不知用芍药以平肝，则肝气得舒，肝气舒自不克土，脾不受克，则脾土自旺，是平肝正所以扶脾耳，又何必加人参、白术之品，以致累事哉！

眉批：不用参、术、苓极妙，此症若误认为血漏，巩其久则成崩，用参、术、苓等药治之多不见效，赤带反甚。若年逾四九，癸水将止，或频频见血，此崩症也，宜分别治之。

五带症，古方极多，然有应有不应者，总属未得病原。此书揭露病原，故用无不效。

【提要】

肝经郁火所致赤带下证治。

【释义】

1. 观其脉证　带下色红，似血非血，淋沥不断。

本病的主症为带下色红，似血非血，淋沥不断。《济阴纲目》云："伤手少阴心经，色如红津。"本病多见于子宫颈糜烂，触及易出血。

若带下呈深褐色，则多自宫腔而下。

2.**知犯何逆** 肝经郁火，不能藏血，又克脾而致湿邪与血同下。

前人以赤带下为心火，本条认为赤带下为肝经郁火，不能藏血，肝血与脾经湿热杂合而下所致。首先，带下俱是湿证，赤带下亦为湿土之气所化，由郁怒伤肝，肝气抑郁化火，下克脾土，脾土不能运化所致。其次，带下色赤，色从火化，而非湿土之色。最后，肝郁化火，肝不藏血，血亦渗于带脉之内，而脾气受伤，运化无力，湿热之气随气下陷，同血俱下，形成赤带下。总之，赤带下病在血分，为血与湿合，血虚火旺，肝郁脾虚所致。

3.**治疗策略** 清肝火而扶脾气。

本病治宜清肝火而扶脾气，方用清肝止淋汤，即四物汤去川芎以养肝血，加黄柏、丹皮、牛膝以清肝热，香附疏肝，阿胶、小黑豆滋肾水止血，红枣养血、扶脾气。

4.**间接治疗** 补血以制火，治血以除湿，平肝以健脾。

本病病在血分，湿尽化而为血，若利其湿，反引火下行，难以获效，故治血为主，稍佐清火，"主补肝之血，全不利脾之湿"，目的在于补血以制火、治血以除湿、平肝以健脾。对于本方"纯于治血"，原文给出的理由为火重而湿轻、湿亦尽化而为血，其中的关键在"倘一利其湿，反引火下行，转难遽效矣"。即病在血分，利湿的治疗风险决定总体治疗以治血为主，稍佐泻火，而不祛湿、健脾，即"脾不受克，则脾土自旺，是平肝正所以扶脾耳，又何必加人参、白术之品，以致累事哉"。

5.**随证治之** 生地凉血止血；阿胶养血止血。

（1）**生地凉血止血**：《本草新编》载生地味苦、甘，气寒，其功专于凉血止血。血分火热导致的出血，典型的方剂为犀角地黄汤，为四物汤去当归、川芎，加丹皮、犀角。本方中有生地黄、芍药、丹皮，即用犀角地黄汤去犀角，以凉血止血。

（2）阿胶养血止血：《本草新编》载阿胶味甘、辛，气平、微温，止血止嗽，止崩止带。养血止血典型的方剂为胶艾四物汤。本病赤带下病在血分，为血虚血热性出血，瘀血不重，故用胶艾四物汤去川芎、艾叶，以养血止血。

6. 治病求本　芍药平肝，香附疏肝，丹皮泻火。

赤带下起于肝郁火旺，治宜平肝、疏肝、泻火。本方中芍药平肝、香附疏肝、丹皮凉血泻火，三药为丹栀逍遥散基础结构。

7. 治疗未病

（1）**防传变**：本病若误诊为漏证，为了防止其发展为崩证，用参、术、苓治疗，多无效，赤带下也会加重。本病尤其需要与老年崩漏（围绝经期功血）鉴别。

（2）**防药损**：不利湿、不健脾，"倘一利其湿，反引火下行，转难遽效矣"。

（3）**间接治疗**：补血以泻火、泻肾火以泻肝火。

补血以泻火：本方用胶艾四物汤去川芎、艾叶养血止血，又加红枣养血健脾、小黑豆补肾，是健脾以养血、补肾水以养肝血。脾气受伤，运化无力，亦赤带证因之一端，本方舍白术、山药不用，而取红枣、小黑豆益脾和营。此二味一果一谷，一脾一肾，一甘温一甘寒，相伍为用，正宜于血亏火旺脾虚之体，血证中用之确有良功。近年小黑豆难得，可用赤小豆代替。

泻肾火以泻肝火：《本草新编》载黄柏味苦、微辛，气寒，治赤带，泻肾中相火，亦能平肝明目。黄柏与生地黄、丹皮、牛膝，为知柏地黄汤去知母、山药、山茱萸，用入血分、引血下行的牛膝，替代利湿的茯苓、泽泻，为泻相火典型处方知柏地黄汤的核心结构。

8. 依法合方　清肝止淋汤 = 生地阿胶—白芍香附丹皮—当归小黑豆红枣/黄柏牛膝）清肝火而扶脾气。

赤带下为肝经郁火导致脾虚湿陷与肝不藏血，湿与血合而成，治疗宜平肝、疏肝、泻火以清肝火，养血止血，并健脾升提，总以清肝、扶脾为治疗目的。由于病在血分，利湿则引血下行，加重病情，故治疗以补血为主，少清热、不利湿、不健脾，清肝、扶脾及祛湿通过补肝血来间接达成。故而，清肝止淋汤中，针对赤带主症的药物组为凉血止血的犀角地黄汤去犀角，泻肝火以芍药、香附、丹皮平肝、解郁、泻火，而用胶艾四物汤去川芎、艾叶，加红枣、小黑豆补血以泻火。其方剂剂量结构：白芍、当归、小黑豆、红枣：生地：阿胶、丹皮：黄柏、牛膝：香附 =1 两：5 钱：3 钱：2 钱：1 钱 =2：1：0.6：0.4：0.2（10 个大枣，相当于 30g）。

清肝止淋汤证八步分析见表 7。

表 7　赤带下清肝止淋汤证八步法表

观其脉证	知犯何逆	辨识未病	策略选择
带下色红，似血非血，淋沥不断	肝经郁火，不能藏血，又克脾而致湿邪与血同下	病在血分，湿与血合，若利其湿，反引火下行，转难遽效，故"纯于治血"，补血以制火，治血以除湿，平肝以健脾	清肝火而扶脾气

随证治之	治病求本	治疗未病	依法合方
凉血止血：犀角地黄汤去犀角	芍药平肝、香附疏肝、丹皮泻火	（1）防传变：误诊为漏证，用参、术、苓治疗，赤带下会加重 （2）防药损：不利湿、不健脾 （3）间接治疗：补血以泻火、泻肾火以泻肝火 ①补血以泻火：胶艾四物汤去川芎、艾叶，加红枣、小黑豆 ②泻肾火以泻肝火：知柏地黄汤加牛膝、去知母、山药、山茱萸、茯苓、泽泻	（1）清肝止淋汤 = 生地阿胶—白芍香附丹皮—当归小黑豆红枣/黄柏牛膝）清肝火而扶脾气 （2）白芍、当归、小黑豆、红枣：生地：阿胶、丹皮：黄柏、牛膝：香附=2：1：0.6：0.4：0.2

【临证指要】

1. 清肝止淋汤养血，清肝，祛湿，主治血性白带。其现代常用剂量及化裁如下。

白芍 30g(醋炒)，当归 30g(酒洗)，生地 15g(酒炒)，阿胶 9g(白面炒)，丹皮 9g，黄柏 6g，牛膝 6g，香附 3g(酒炒)，红枣 10 个，小黑豆 30g。

服法：水煎，每日 1 剂，分早晚 2 次温服。

化裁

（1）本病主症为带下而色红者，似血非血，淋沥不断。原方可以加生龙骨、生牡蛎各 30g，茜草 10g，以加强固经止带的作用；如患者带下色赤如血、量多者，可于生地黄基础上加黑芥穗 5g，生地榆 10g，以引血归经而止赤带；接触性出血，白带中常有血丝者，可将黄柏加至 9g，再加山药 10～20g，茯苓 10g，黑芥穗 5g，以补脾肾，泻阴火，止赤带；小腹隐痛喜按者，加枸杞子、山茱萸各 10g，温经益损以缓急止痛。

（2）本病全身状态为疲乏无力，腰酸膝软，心烦眠差，面色黄白少华，舌淡苔白或舌红苔少，脉细弱或浮弦，辨证应兼见肝肾不足之证。若低热、手脚心热者，可加知母（盐水浸）、地骨皮、炒栀子各 10g，以滋阴清热除烦；心烦、睡眠不安者，可加炒酸枣仁 15g，茯神、远志各 10g，以安神养心；气弱脉虚者，加菟丝子、党参各 10g，以益气固经。

2. 本方现代临床用于治疗宫颈糜烂接触性出血、经间期出血，或子宫不规则出血等。

3. 临床需要与经间期（排卵期）出血、漏下少量淋沥出血相鉴别，要详细检查以排除子宫颈或子宫内膜的病变，特别是恶性病变。

血　崩

血崩昏暗（六）

【原文】

妇人有一时血崩[1]，两目黑暗，昏晕在地，不省人事者，人莫不谓火盛动血也。然此火非实火，乃虚火耳。世人一见血崩，往往用止涩之品，虽亦能取效于一时，但不用补阴之药，则虚火易于冲击，恐随止随发，以致经年累月不能全愈者有之。是止崩之药，不可独用，必须于补阴之中行止崩之法。

方用固本止崩汤。

大熟地（一两，九蒸），白术（一两，土炒焦），黄芪（三钱，生用），当归（五钱，酒洗），黑姜（二钱），人参（三钱）。

水煎服。一剂崩止，十剂不再发。倘畏药味之重而减半，则力薄而不能止。

方妙在全不去止血而惟补血，又不止补血而更补气，非惟补气而更补火。盖血崩而至于黑暗昏晕，则血已尽去，仅存一线之气，以为护持，若不急补其气以生血，而先补其血而遗气，则有形之血，恐不能遽生，而无形之气，必且至尽散，此所以不先补血而先补气也。然单补气则血又不易生，单补血而不补火则血又必凝滞，而不能随气而速生。况黑姜引血归经，是补中又有收敛之妙，所以同补气补血之药并用之耳。

眉批：若血崩数日，血下数斗，六脉俱无，鼻中微微有息，不可遽服此方，恐气将脱不能受峻补也。有力者用辽人参去芦三钱煎成，冲

30

贯众炭末一钱服之，待气息微旺然后服此方，仍加贯众炭末一钱，无不见效；无力者用无灰黄酒冲贯众炭末三钱服之，待其气接神清始可服此方。人参以党参代之，临服亦加贯众炭末一钱冲入。

【词解】

［1］血崩：崩，最早见于《素问·阴阳别论》，其曰："阴虚阳搏谓之崩。"血崩是指经血非时（不按正常月经周期）而暴下不止。阴道出血量多而势急，又称为崩中、经崩。血崩一病主要是月经周期严重紊乱，甚至没有周期，有时停经日久而忽然经血大下，往往被误认为是闭经。而经血大下之后又淋沥不止者，称为漏下。崩与漏互相转化，故概称崩漏。

【提要】

虚火动血导致血崩昏暗的证治。

【释义】

1. 观其脉证　血崩昏暗，一时血崩，两目黑暗，昏晕在地，不省人事。

本病的主症为血崩，即今之崩漏，相当于西医学无排卵性功能失调性子宫出血。该病发病急重时，可由于突然大量出血导致失血性休克，出现本条的全身状态"两目黑暗，昏晕在地，不省人事"，甚则如眉批"若血崩数日，血下数斗，六脉俱无，鼻中微微有息"。

2. 知犯何逆　虚火动血，气随血脱。

血崩昏暗由虚火导致。虚火有二意：一为阴虚火旺，肾阴亏虚而火旺，是本条主要的含义；二为元气虚而火旺，即李东垣"火与元气不两立""火者元气之贼"说，是虚火最早的含义。本病起于肾阴亏虚，火旺动血，血崩使气随血脱而见昏暗。

3. 治疗策略　补阴之中行止崩之法。

阴虚火旺导致的崩漏，治疗宜滋阴泻火、止崩。如果不用补阴药，只用一般的收敛止血药治疗，可能会取效于一时，但虚火妄动会导致该病反复发作，日久不愈。方用固本止崩汤，用大剂量的熟地滋阴，小剂量黑姜止血、引血归经，即"补阴之中行止崩之法"。方中熟地为君药，以滋阴养血；白术亦为君药，以健脾益气而资血之源。生黄芪与人参共为臣药，以补气培元，升阳摄血，共奏气旺能生血摄血、养血生津之效，以遵"若不急补其气以生血，而先补其血而遗气，则有形之血恐不能遽生，而无形之气必且至尽散，此所以不先补血而先补气也"之法。当归为佐药以补血。黑姜为使药，一者引血归经，使补中有收；二者色黑入肾，有补肾止血之效；三者为舟楫，载药下行以使药力缓缓停留于下部胞宫，达到止血之目的。本方配伍，滋阴补血以治本，补中有收以治标，标本兼治，气血两顾，共奏滋阴益气养血、收敛止血之功。

《外经微言》云："血已出矣，何引而归之？岐伯曰：补气以引之，补精以引之也。力牧曰：气虚则血难摄，补气摄血则余已知之矣。补精引血余实未知也。岐伯曰：血之妄行，由肾火之乱动也。肾火乱动，由肾水之大衰也。血得肾火而有所归，亦必得肾水以济之也。夫肾水、肾火如夫妇之不可离也。肾水旺而肾火自归。肾火安，而各经之血自息。犹妇在家而招其夫，夫既归宅，外侮辄散。此补精之能引血也。"

4. **间接治疗**　急补其气以生血。

血崩昏暗，系一时血崩导致的两目黑暗，昏晕在地，为局部主症（血崩出血）导致的气虚、亡脱的危重的全身损伤。严重情况下，如眉批"血崩数日，血下数斗，六脉俱无，鼻中微微有息"，宜独参汤大补元气，挽回性命。本条血崩昏暗尚未到独参汤证程度，但是"血已尽去，仅存一线之气"，故以当归补血汤替代独参汤，再加人参、白术补益元气。其中的关键是协调补气与补血之间的关系。"两目黑暗，昏晕在地"，需要补气；血崩，需要补血。前者危急，仅存一线之气，需要急补；后者已将恶血排尽，"有形之血，恐不能遽生"，不需要、也不能急补，故本病采用急补其气以生血的策略。否则，"有形之血，恐不能遽生，而无形之气，必且至尽散"。

5. **随证治之** 黑姜引血归经。

对于血热导致的崩漏，明代方广在《丹溪心法附余》中提出："治法初用止血，以塞其流；中用清热凉血，以澄其源；末用补血，以复其旧。若止塞其流，不澄其源，则滔天之势不能遏；若止澄其源，而不复其旧，则孤阳之浮无以止，不可不审也。"这是后世治疗崩漏塞流、澄源、复旧的三大原则。塞流，即止血，可用一般的止血药，如黑金散（治妇人血气虚损，经候不调，崩中漏下：鲤鱼皮、棕榈皮、黄牛角、破故纸、乱发、乌贼鱼骨、干姜、木贼、当归、熟地）、五灰散、十灰散等。本方中黑姜即姜炭，炮制火力大，制品炭化多，意在炒炭存性，偏于止血。缪希雍云："其言止血者，盖血虚则发热，热则妄行，干姜炒黑能引诸补血药入阴分，血得补则阴生而热退，血不妄行矣。"（《本草经疏》）

6. **治病求本** 熟地补阴、参术芪补气。

本病起于虚火，固本止崩汤用熟地滋阴以泻火，治血崩；用白术、黄芪、人参益气补脾胃、甘温除热，治昏暗。

7. **治疗未病**

（1）**防传变**：保障药物剂量，"倘畏药味之重而减半，则力薄而不能止"。

（2）**防药损**：收敛止血的药物不宜过用，因"止涩之品，虽亦能取效于一时，恐随止随发，以致经年累月不能全愈者有之"。

（3）间接治疗：黄芪补气，可助当归生血；当归补血，可助黄芪补气，又可以助黑姜止血。熟地与白术同用，可以补脾肾亏虚。白术健脾祛湿、利腰脐，使湿去、气利，有利于熟地滋肾阴。阳气外脱，用黑姜从血中敛气，以引虚火入内。

8. 依法合方　固本止崩汤 = 黑姜—熟地白术—人参/当归黄芪）补阴止崩。

血崩昏暗由虚火引起，治疗宜补阴之中行止崩之法，以黑姜止血塞流，是对症治疗；熟地滋阴降火，人参、白术、黄芪甘温除热以澄源；黄芪补气，助当归补血以复旧。又人参、白术、黄芪补元气，治昏暗。全方以滋阴、补气为主，重用白术、熟地。熟地滋肾养血，为大失血而用；白术入脾胃二经，具有健脾和中、燥湿止汗之功。合参同用，是补气摄血的要药。其剂量结构：熟地、白术：当归：黄芪、人参：黑姜 = 1 两：5 钱：3 钱：2 钱 = 2：1：0.6：0.4。

固本止崩汤证八步分析见表8。

表8　血崩昏暗固本止崩汤证八步法表

观其脉证	知犯何逆	辨识未病	策略选择
血崩昏暗，一时血崩，两目黑暗，昏晕在地，不省人事	虚火动血，气随血脱	急补其气以生血	补阴之中行止崩之法

随证治之	治病求本	治疗未病	依法合方
黑姜引血归经	熟地补阴、参术芪补气	（1）防传变：保障药物剂量，"倘畏药味之重而减半，则力薄而不能止" （2）防药损：收敛止血的药物不宜过用 （3）间接治疗：白术助熟地滋阴，黑姜从血中敛气，以引虚火入内	（1）固本止崩汤 = 黑姜—熟地白术—人参/当归黄芪）补阴止崩 （2）熟地、白术：当归：黄芪、人参：黑姜 = 2：1：0.6：0.4

【临证指要】

1. 固本止崩汤补气摄血，固冲止崩，主治血崩，相当于西医学的无排卵性功能失调性子宫出血。其现代常用剂量及化裁如下。

熟地 30g（九蒸），白术 30g（土炒焦），黄芪 9g（生用），人参 9g，当归 15g（酒洗），黑姜炭 6g。

服法：水煎，每日 1 剂，分 2 次温服。

化裁

（1）本病主症为崩漏，见经血突然暴下，崩中继而淋沥。本方可去姜炭，加三七 5～10g，黑芥穗 5～10g，以止血归经；若血虚者，在当归基础上加白芍 15g，何首乌 15g，桑寄生 10g；出血量多者，去当归，在黑姜基础上加乌贼骨 10～30g，升麻 5～10g；久漏不止者，加益母草 10g，黑芥穗 5g，木香 10g；兼血瘀者，加三七、蒲黄各 10g，或云南白药 3～6g；血热者，加生地、丹皮各 10～15g。

（2）本病全身状态为崩漏引起的元气虚损欲脱，症见气短乏力、面色㿠白、舌淡苔白、脉沉弱。脾虚甚者，加白术至 30g，加山药、大枣各 20g；五心烦热者，加龟甲、鳖甲各 30g；阳虚者，加鹿角霜 30g；肝郁、乳房胀痛者，加香附、柴胡各 10g，以疏肝理气；肝火眩晕者，加枸杞子、菊花各 10g，以明目清晕；腰痛者，加杜仲、菟丝子各 10g；冲任不足者，加紫石英 10～30g，以温补肾阳。

2. 本方现代常用于治疗功能性子宫出血、子宫肌瘤、月经不调、产后恶露不绝、上节育环后出血等，凡出现脾胃虚弱，昏晕欲脱，或脾胃虚弱，贫血眩晕者，均可运用本方。

3. 本方是治疗崩漏的名方，原意不在止血，而在于大补气血，防其虚脱。临床上大出血致昏晕虚脱者，当先补气固脱，可先服独参汤，前人所谓"有形之血不能速生，无形之气所当急固"。临床可见因血崩而致"失血性休克"等，此时病情危急，必须积极采取急救措施，可选用独参汤或参附汤以扶阳救脱。待症状缓解后，必须详细进行妇科检查，以排除妇女生殖器官损伤、肿瘤或妊娠出血疾患，以便对症处理。

年老血崩（七）

【原文】

妇人有年老血崩者，其症亦与前血崩昏暗者同，人以为老妇之虚耳，谁知是不慎房帏[1]之故乎？夫妇人至五十岁之外，天癸[2]匮乏，原宜闭关守寨[3]，不宜出阵战争[4]，苟或适兴，不过草草了事，尚不至于肾火大动。倘兴酣浪战，亦如少年之好合，鲜不血室[5]大开，崩决而坠。

方用加减当归补血汤。

当归（一两，酒洗），黄芪（一两，生用），三七根末（三钱），桑叶（十四片）。

水煎服。二剂而血少止，四剂不再发。然必须断欲始除根，若再犯色欲未有不重病者也。

夫补血汤乃气血两补之神剂，三七根乃止血之圣药，加入桑叶者，所以滋肾之阴，又有收敛之妙耳。但老妇阴精既亏，用此方以止其临时之漏，实有奇功，而不可责其永远之绩者，以补精之味尚少也。

服此四剂后，再增入白术（五钱），熟地（一两），山药（四钱），麦冬（三钱），北五味（一钱）。

服百剂，则崩漏之根可尽除矣。

眉批：亦有孀妇[6]年老血崩者，必系气冲血室，原方加杭芍炭三钱，贯众炭三钱，极效。

【词解】

[1]房帏：借指夫妻间的情爱、性爱。

[2]天癸：最早见于《素问·上古天真论》。其曰："女子七岁，肾气盛，齿更发长；二七而天癸至，任脉通，太冲脉盛，月事以时下，故有子。"现代中医妇科学认为，天癸是源于先天肾脏所藏之阴精，男女皆有，待肾精、肾气充盛到一定程度时，体内出现的具有促进人体生长、发育和生殖的一种精微物质，有类似性激素样作用。

[3]闭关守寨：停止性生活，尽量减少甚或拒绝房事。

[4]出阵战争：应理解为过多的房事。

[5]血室：胞宫。

[6]孀妇：寡妇，死了丈夫的妇女。

【提要】

天癸匮乏，不慎房帏所致年老血崩的证治。

【释义】

1. 观其脉证　同"血崩昏暗"。

2. 知犯何逆　天癸匮乏，不慎房帏，血室大开。

年老血崩，由于天癸匮乏，不慎房帏，血室大开所致，并非单纯虚损。妇女年老绝经前后，肾气渐衰，天癸将竭，冲任二脉逐渐亏虚，精血不足，若不节制房事，使阴精耗损更甚，导致阴虚血热，肾火大动，热迫血行而致血崩。本病相当于西医学的更年期功能失调性子宫出血。

3. 治疗策略　先止其临时之漏，再补肾中阴精。

老妇天癸匮乏，肾阴不足且不能速生，故先补气养血、收敛止血，后滋阴补肾、缓图治本。先用加减当归补血汤，即当归补血汤加三七根末、桑叶止血；后再加入熟地、白术、山药、麦冬、五味子，以滋阴健脾，系将固本止崩汤拆分为补气血与滋肾阴两个部分，采用先后服用的策略。

4. 间接治疗 略。

5. 随证治之 三七根末、桑叶收敛止血。

三七根活血止血，乃止血之圣药；桑叶者，滋肾阴，又可收敛止血。《本草新编》载三七根"最止诸血，外血可遏，内血可禁，崩漏可除"；"一味独用亦效，加入于补血补气之中则更神。盖止药得补，而无沸腾之患。补药得止，而有安静之休也"。

《本草新编》载桑叶最善补骨中之髓，填肾中之精，老年男性可以扶衰却老，老年妇女可以还少生儿。当归补血汤先用以止血，"止临时之漏，实有奇功，而不可责其永远之绩者"。《石室秘录》提出人参价格昂贵，当归补血汤可替代独参汤，所用即当归补血汤加桑叶。其云："雷公真君曰：中暑亡阳，汗出不止，立时气脱者，死症也。盖亡阳则阳气尽从汗出，故气尽而死。法当急补其阳气，则阳气接续阴气，而不至有遽脱之忧，用独参汤妙矣，而贫家何从得参，不若当归补血汤。用当归一两，黄芪二两，加桑叶三十片救之。盖二味价廉，而功亦不亚于人参，且桑叶又有补阴之功，无阴则阳不化；黄芪补气，得当归则补血，得桑叶则尤能生阴也。"

6. 治病求本 熟地、山药等滋肾阴。

病本于老妇天癸匮乏，熟地、山药等滋肾阴，为治病求本。

7. 治疗未病

（1）防传变：断欲、节房事。必须断欲始除根，若再犯色欲，未有不重病者。

（2）防药损：老妇天癸匮乏，滋阴药不能获得快速的疗效，会延误病情，故先用补气血、收敛止血法。

（3）间接治疗：麦冬、五味子滋肺阴以补肾阴；白术、黄芪健脾以补肾阴。

《石室秘录》论老人宜补肾，推荐六味地黄丸，"加麦冬三两，北五味子一两，与之常服，则肠无燥结之苦，胃有能食之欢。此方之妙，竟可由六十服至百年，终岁不断常服。盖老人气血之虚，尽由于肾水之涸。六味丸妙在极补肾水，又能健脾胃之气，去肾中之邪火，而生肾中之真阳，所以老人最宜也"。

8. **依法合方** 加减当归补血汤＝三七根桑叶—黄芪当归／后—熟地山药—麦冬五味子／白术）先止其临时之漏，再补肾中阴精。

年老血崩的治疗即将固本之崩汤拆分为黄芪、当归为主的当归补血汤和熟地、白术为主的麦味地黄汤。根据老年妇人肾阴不能速生的生理特点，急则治标，用当归补血汤补益气血基础上加三七根、桑叶等止血之品；四剂后再增入麦味地黄汤补益肾阴，服百剂，缓缓图之。其剂量结构：当归、黄芪、桑叶、熟地：白术：山药：三七根末、麦冬：五味子＝1两：5钱：4钱：3钱：1钱＝10：5：4：3：1。

这个思路与方法，在《石室秘录》称为分治法。

加减当归补血汤证八步分析见表9。

表9　年老血崩加减当归补血汤证八步法表

观其脉证	知犯何逆	辨识未病	策略选择
老妇血崩昏暗，一时血崩，两目黑暗，昏晕在地，不省人事	老妇天癸匮乏，不慎房帏，血室大开	略	先止其临时之漏，再补肾中阴精

随证治之	治病求本	治疗未病	依法合方
三七根末、桑叶收敛止血	熟地、山药等滋肾阴	（1）防传变：断欲，节房事 （2）防药损：滋阴药不能获得快速的疗效 （3）间接治疗：麦冬、五味子滋肺阴以补肾阴；白术、黄芪健脾以补肾阴	（1）加减当归补血汤＝三七根桑叶—黄芪当归／后—熟地山药—麦冬五味子／白术）先止其临时之漏，再补肾中阴精 （2）当归、黄芪、桑叶、熟地：白术：山药：三七根末、麦冬：五味子＝10：5：4：3：1

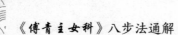

【临证指要】

1.加减当归补血汤补血填精，止崩，主治天癸匮乏、脾肾亏虚的年老血崩，相当于西医学的更年期功能失调性子宫出血。其现代常用剂量及化裁如下。

当归30g（酒洗），黄芪30g（生用），三七根末9g，桑叶14片。

服法：水煎，每日1剂，分早晚2次温服。

化裁

（1）老妇血崩昏暗主症"一时血崩，两目暗黑，昏晕在地，不省人事"，乃气随血脱之证。崩漏初起，加党参10g，黑芥穗10g，以补气止血；眉批云"孀妇年老血崩，系气冲血室，加杭芍炭三钱，贯众炭三钱"，即在桑叶基础上加杭芍炭、贯众炭各10g，以收敛止血。

炒炭可止血，贯众有雌激素样作用，可用于多种妇科出血，如月经过多、过期流产、人工流产后大出血、引产后胎盘残留、产后大出血等均有良效。岳美中（《岳美中论医集》）说："此方止血需白芍、桑叶用量要大。"并指出，黄芪治中气下陷，具有鼓荡谷气以充肌表力量之职责，对于治疗慢性衰弱病具有一定疗效。崩漏之时，气随血脱于下，日久患者必有少气乏力，甚至小腹下坠等一系列慢性衰弱的中气下陷之证，而黄芪具升阳举陷之作用，故知其止崩固冲之效。

（2）本病起于老妇天癸匮乏，肾阴不足。如量少色暗有块，小腹胀痛，腰酸畏寒者，加炮姜炭6g，肉桂3g，乌药10g，橘核、荔枝核各30g；出血或多或少，色淡，气短，面色苍白者，加人参15g；经来量多，色红，手脚灼热，心烦口渴者，加地骨皮、丹皮、麦冬各20g，黄柏6g；量或多或少，色黑有块，小腹呈针刺痛，加三棱、莪术各10g，桃仁10g；经来淋沥不断，伴腰酸腿软、头晕耳鸣者，加续断

15g，巴戟天、枸杞子各 10g。

2.本方现代临床常用于治疗老年血崩，即更年期功能失调性子宫出血，亦可拓展应用于内科血证中证属气虚不摄者，如咳血、吐血、便血、便血等。

3.本病须排除器质性病变，明确病因后再进行孕激素治疗，同时辅以补血等治疗措施。

少妇血崩（八）

【原文】

有少妇甫娠[1]三月，即便血崩而胎亦随堕，人以为挫闪受伤而致，谁知是行房不慎之过哉？夫少妇行房，亦事之常耳，何便血崩？盖因元气衰弱，事难两顾，一经行房泄精，则妊娠无所依养，遂致崩而且堕。凡妇人之气衰，即不耐久战，若贪欢久战[2]，则必泄精太甚，气每不能摄夫血矣。况气弱而又娠，再加以久战，内外之气皆动，而血又何能固哉？其崩而堕也，亦无怪其然也。治法自当以补气为主，而少佐以补血之品，斯为得之。

方用固气汤。

人参（一两），白术（五钱，土炒），大熟地（五钱，九蒸），当归（三钱，酒洗），白茯苓（二钱），甘草（一钱），杜仲（三钱，炒黑），山萸肉（二钱，蒸），远志（一钱，去心），五味子（十粒，炒）。

水煎服，一剂而血止，连服十剂全愈。

此方固气而兼补血。已去之血，可以速生，将脱之血，可以尽摄。凡气虚而崩漏者，此方最可通治，非仅治小产之崩。其最妙者，不去止血，而止血之味，含于补气之中也。

眉批：妊娠宜避房事，不避者纵幸不至崩，往往堕胎[3]，即不堕胎生子亦难养，慎之！戒之！

【词解】

[1] 甫娠：刚刚妊娠。

[2] 久战：过度房事。

[3] 堕胎：妊娠12周内，胚胎自然殒堕者，即西医学之早期流产。

【提要】

元气虚衰、房事不节所致少妇血崩的证治。

【释义】

1. 观其脉证　少妇甫娠三月，便血崩而胎亦随堕。

少妇怀孕三个月后出现崩漏、流产。

2. 知犯何逆　元气虚衰，房事不节，泄精太甚，气不摄血、不固胎。

少妇崩漏、流产，通常以为是挫闪受伤导致，其实更多是元气虚衰，房事不节，泄精太甚，气不摄血、不固胎而成。

3. 治疗策略　补气为主，而少佐以补血。

本病治宜补气为主，少佐以补血之品，方用固气汤。方中人参为君药以补气培元、升阳摄血，使气旺能生血摄血，气血充足而荣养其胎，胎元稳固而不致殒堕；白术、熟地共为臣药，白术健脾益气而资血之源，熟地滋阴养血，白术与熟地二药配伍，一补气，一补血，气血同补，且白术可防熟地滋腻碍胃，熟地可制白术温燥之性；当归为臣药以补血；白茯苓、甘草与人参、白术配伍，为四君子汤，共奏益气健脾之效，以资气血之源；杜仲炒黑为佐药，以补肾安胎止血；山茱萸亦为佐药，以固冲安胎；远志亦为佐药，可通肾气；五味子亦为佐药，滋养肾阴而收涩止血；甘草为使药以调和药性。诸药合用，共奏益气健脾、补肾固胎之效。

4.**间接治疗** 补气以止血。

此方固气而兼补血，已去之血，可以速生，将脱之血，可以尽摄。凡气虚而崩漏者，此方最可通治，非仅治小产之崩。"其最妙者，不去止血，而止血之味，含于补气之中也"。

5.**随证治之** 杜仲炭止血，白术健脾、利腰脐而安胎。

《本草新编》载杜仲补中强志，益肾填精，炒黑之后，可止血；载白术除湿消食，益气强阴，尤利腰脐之气，可安胎。

6.**治病求本** 四君子汤补气为主，少佐当归补血。

四君子汤补气，《石室秘录》云："气虚者，用六君子、四君子汤。血虚者，用四物汤。"《本草新编》载当归入补气药中则补气，入补血药中则补血，乃生气生血之圣药。

7.**治疗未病**

（1）**防传变**：防复发，"宜避房事，不避者纵幸不至崩，往往堕胎，即不堕胎生子亦难养"。

（2）**防药损**：补气血，用八珍汤，去川芎、白芍，防其伐气。

（3）**间接治疗**：熟地、山茱萸、五味子滋肾阴，杜仲温肾阳，二者合而补火生土而生气。

安神、补肾、交通心肾，可以帮助患者节制房事。《外经微言》云："肾水之中，有真火在焉。水欲下而火欲升，此精之所以不静也。精一动而心摇摇矣。然而制精之不动，仍在心之寂也。"亦云："制心而精动者，由于肾水之涸也。补先天之水以济心，则精不动而心易寂矣……故安心为利精之法也。"白茯苓、远志宁心安神，与四君子及熟

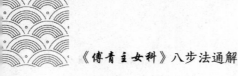

地、山茱萸、杜仲、五味子同用，可以交通心肾。茯苓能通心肾，《医方集解》注释逍遥散：茯苓清热利湿，助甘、术以益土，而令心气安宁。远志宁心安神，五味子滋肾养精，且二药同用，可使心肾相交，水火互济，俾协同参、术、归、地、萸等味，共奏益气、补血、填精以固冲任之效。

《本草新编》载远志安心气，定神益智，多服强记，亦能止梦遗，乃心经之药，凡心经虚病俱可治之。"夫心肾常相通者也，心不通于肾，则肾之气不上交于心，肾不通于心，则心之气亦不下交于肾。远志定神，则君心宁静而心气自通于肾矣，心之气既下通于肾，谓远志但益心而不益肾，所不信也。是远志乃通心肾之妙药。故能开心窍而益智，安肾而止梦遗，否则心肾两离，何能强记而闭守哉"。

8.依法合方　固气汤＝白术杜仲炭—人参—甘草当归／茯苓远志／熟地山茱萸五味子）补气为主，而少佐以补血。

本病为元气素亏、精血不足，房事不节，泄精太甚，气不摄血导致的小产或崩漏，治宜补气为主，而少佐以补血，方用固气汤。方名固气，固者，固胎、固血之意；气者，元气之意；固气者，补益坚固元气之谓。方中重用人参一两，益气生精，固元培本，合土炒白术、茯苓、甘草为四君子汤，主健脾益气；再合当归、熟地补血，为八珍汤去川芎、芍药；熟地、山茱萸、杜仲补肾，茯苓、远志、五味子安神，合人参、白术交通心肾。全方补气为主，而少佐以补血、交通心肾，其剂量结构：人参：白术，熟地：当归，杜仲：白茯苓、山茱萸：甘草、远志、五味子＝1两：5钱：3钱：2钱：1钱＝2：1：0.6：0.4：0.2。

固气汤证八步分析见表10。

表 10 少妇血崩固气汤证八步法表

观其脉证	知犯何逆	辨识未病	策略选择
少妇甫娠三月，即便血崩而胎亦随堕	妇人气衰，房事不节，泄精太甚，气不摄血、不固胎	补气以止血	补气为主，而少佐以补血

随证治之	治病求本	治疗未病	依法合方
（1）杜仲炭止血 （2）白术健脾、利腰脐而安胎	四君子汤补气为主，少佐当归补血	（1）防传变：防复发，宜避房事 （2）防药损：八珍汤去川芎、白芍，防其伐气 （3）间接治疗：杜仲补火生土，白茯苓、远志交通心肾	（1）固气汤＝白术杜仲炭—人参—甘草当归/茯苓远志/熟地山茱萸五味子）补气为主，而少佐以补血 （2）人参：白术、熟地：当归、杜仲：白茯苓、山茱萸：甘草、远志、五味子＝1 两：5 钱：3 钱：2 钱：1 钱 ＝2：1：0.6：0.4：0.2

【临证指要】

1. 固气汤补气养血，益肾安胎，主要治疗少妇元气衰弱、肾精亏损，房事不节、冲任不固之血崩堕胎。尤其需要说明的是，少妇在妊娠期间，为防止出现出血及堕胎的发生，一定要节制房事。其现代常用剂量及化裁如下。

人参 30g，白术 15g（土炒），熟地 15g（九蒸），当归 9g（酒洗），白茯苓 6g，甘草 3g，杜仲 9g（炒黑），山茱萸 6g（蒸），远志 3g（去心），五味子 10 粒（炒）。

服法：水煎，每日 1 剂，分早晚 2 次温服。

化裁

（1）本病主症为少妇流产后崩漏。腰部酸痛者，可加续断 10g，菟丝子 10g，以增加补益肾气的作用。

（2）本病全身状态为脾肾气阴两虚，症见神疲懒言、气短乏力、腰膝酸软、面色无华、舌淡、脉沉无力。心悸气短者，加黄芪 15～30g，以健脾益气；食欲不振者，加鸡内金 30g，麦芽 10g，以健脾消食。

2. 本方典型应用为少妇流产后崩漏，方后注"凡气虚而崩漏者，此方最可通治"，辨证用于气虚不摄的早产及崩中漏下。

3. 临床应结合病史、胎心监测、B 超检查等，以明确诊断。

交感血出（九）

【原文】

妇人有一交合[1]则流血不止，虽不至于血崩之甚，而终年累月不得愈，未免血气两伤，久则恐有血枯经闭之忧。此等之病，成于经水正来之时交合，精冲血管也。夫精冲血管，不过一时之伤，精出宜愈，何以久而流红？不知血管最娇嫩，断不可以精伤。凡妇人受孕，必于血管已净之时，方保无虞[2]。倘经水正旺，彼欲涌出而精射之，则欲出之血反退而缩入，既不能受精而成胎，势必至集精而化血。交感[3]之际，淫气[4]触动其旧日之精，则两相感召[5]，旧精欲出，而血亦随之而出。治法须通其胞胎[6]之气，引旧日之集精外出，而益之以补气补精之药，则血管之伤，可以补完矣。

方用引精止血汤。

人参（五钱），白术（一两，土炒），茯苓（三钱，去皮），熟地（一两，九蒸），山萸肉（五钱，蒸），黑姜（一钱），黄柏（五分），芥穗（三钱），车前子（三钱，酒炒）。

水煎。连服四剂愈，十剂不再发。

此方用参术以补气，用地萸以补精，精气既旺，则血管流通；加入茯苓、车前以利水与窍，水利则血管亦利；又加黄柏为引，直入血管之中，而引凤[7]精出于血管之外；芥穗引败血[8]出于血管之内；黑姜以止血管之口。一方之中，实有调停曲折[9]之妙，故能祛旧病而除陈疴。然必须慎房帏[10]三月，破者始不至重伤，而补者始不至重损，否则不过取目前之效耳。其慎之哉！宜寡欲。

　　眉批：欲种子者，必将落红后，即三十时辰，两日半也。经来之时，数足三十时辰，便可入房。一日男，二日女，三日男，四日女，五日男，六日女，过七日即不能受孕矣。

【词解】

[1] 交合：指房事、性交。

[2] 虞：忧虑。

[3] 交感：交合触冒，指房事。

[4] 淫气：淫指过度、不节制，淫气即指人体阳气或阴气过亢。

[5] 感召：犹言相互作用。

[6] 胞胎：指胞宫。

[7] 凤：旧。

[8] 败血：不好的血，瘀血。

[9] 调停曲折：犹言调节，互相补充、互相制约。

[10] 房帏：借指性爱。

【提要】

"精冲血管"所致交感血出的证治。

【释义】

1.观其脉证　交感血出，一交合则流血不止。

交感血出，即性生活出血，也称为接触性出血，多由于慢性生殖器官炎症，或重度子宫颈糜烂等疾病，不慎房事或经期交合，触之而

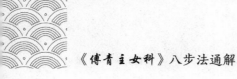

发。薛立斋曰："女人交接，辄出血作痛，此肝火动脾，而不能摄血也。用补中益气汤、济生归脾汤。若出血过多，而见他证，但用前药调补肝脾。有一妇患此，每交感后辄面黄如蜡，亦终身不育。"（《济阴纲目》）

2.**知犯何逆**　精冲血管，集精而化血，淫气触动，两相感召。

本条认为，交感血出为月经来潮之时行房，精液冲入子宫内血管所致。冲入子宫的精液使欲出之经血退回到子宫内，精液也随之在子宫内转化为血液。再次行房时，新精触动其旧日之精，则两相感召，旧精欲出，而血亦随之而出。这显然是个有历史局限的认识，是作者的"想象"。但这并不影响《女科》提出的治疗思路及方剂的临床有效性。

3.**治疗策略**　通胞胎之气，引日精外出，补气补精，补血管之伤。

傅青主、陈士铎学派认为，胞胎是男女交合时心肾水火交通的通路，故引精止血汤先通其胞胎之气，引旧精外出，然后以补气补精之药补益血管之伤，从而治愈交感血出。方中人参、白术为君药，人参补气培元，升阳摄血；白术健脾益气而资血之源，参术同用以补气。熟地、山茱萸共为臣药，熟地滋阴养血，山茱萸既能补益肝肾之阴血，又具固冲任、收敛止血之作用。四药合用，精气既旺，则血管流通。茯苓、车前子亦为臣药，茯苓健脾渗湿，车前子清热利湿，二药配伍，利水渗湿，水利则血管亦利。黄柏、芥穗为佐药，黄柏为引，直入血管之中，而引夙精出于血管之外，芥穗引败血出于血管之内。黑姜为使药，引血归经，使补中有收而温经止血。

4.**间接治疗**　精气既旺，则血管流通；水利则血管亦利；慎房帏。

5.**随证治之**　黄柏引夙精外出，芥穗引败血外出，黑姜收敛止血。

交感血出为"败血"，血中包含化为血的"夙精"，可以理解为局部炎症及炎性物质。黄柏引夙精外出，清热泻火，可消炎；芥穗引败血外出；黑姜收敛止血。

黄柏功在平相火而清利下焦湿热，如甄权《药性本草》载黄柏治下血，张元素《珍珠囊》载黄柏泻膀胱相火，利下窍除热。本条黄柏"引夙精出于血管之外"之说，属于傅青主对本病临床假说的一部分，可以理解为对局部炎症的处理。

6. 治病求本　通胞胎之气，参术以补气，用地萸以补精。

胞胎为心肾水火交通的道路。通胞胎之气，即用人参补心气，熟地、山茱萸补肾阴；白术健脾、利腰脐，可助肾水上济；茯苓安神，能交通心肾。

7. 治疗未病　节房事；破者始不至重伤，而补者始不至重损；精气既旺，则血管流通；茯苓、车前子利水以利血管。

（1）**防传变**：交感血出反复发作，也会损伤气血，日久可能导致血枯经闭，须积极治疗；节制房事，谨防复发，"否则不过取目前之效耳"。

（2）**防药损**：本病虚实夹杂，注意攻邪不伤正、扶正不敛邪，即"破者始不至重伤，而补者始不至重损"。该方有茯苓、车前子之渗利，黄柏清下焦之郁热，黑姜之温涩，荆芥穗之理气，在大剂参、术、萸、地之中有灵动、引经、反佐之意，不可不识。

（3）**间接治疗**：精气既旺，则血管流通；茯苓、车前利水以利血管。

引精止血汤中人参、白术补气，熟地、山茱萸补精，精气既旺，则血管流通；茯苓、车前子利水通窍，水利则血管亦利。

8. 依法合方　引精止血汤＝黄柏芥穗黑姜—人参白术／熟地山茱萸—茯苓车前子）通胞胎之气，补气补精。

总之，本病为气虚精亏所致的同房后出血，治疗宜通胞胎之气，引旧精外出，补气补精、补血管之伤。方用引精止血汤，其中黄柏、芥穗、黑姜引旧精外出和止血；人参、白术、茯苓为四君子汤去甘草，用以补气；熟地、山茱萸滋养阴精，合茯苓交通心肾，通胞胎之气，且精气既旺，则血管流通；茯苓、车前子利水以利血管。全方补益气血阴精为主，利湿清热、引火归经为辅，临床用之得当，其效匪然。其剂量结构：白术、熟地：人参、山茱萸：茯苓、芥穗、车前子：黑姜：黄柏 =1 两：5 钱：3 钱：1 钱：5 分 =2：1：0.6：0.2：0.1。

引精止血汤证八步分析见表 11。

表 11　交感出血引精止血汤证八步法表

观其脉证	知犯何逆	辨识未病	策略选择
交感血出，一交合则流血不止	精冲血管，集精而化血，淫气触动，两相感召	（1）精气既旺，则血管流通（2）水利则血管亦利（3）慎房帏	通胞胎之气，引旧精外出，补气补精以补血管之伤

随证治之	治病求本	治疗未病	依法合方
（1）黄柏引凤精外出（2）芥穗引败血外出（3）黑姜收敛止血	（1）人参补心气（2）熟地、山茱萸补肾阴；白术健脾、利腰脐，可助肾水上济（3）茯苓安神，能交通心肾，通胞胎之气	（1）防传变：积极治疗，节制房事（2）防药损：破者始不至重伤，而补者始不至重损（3）间接治疗：精气既旺，则血管流通；茯苓、车前子利水以利血管	（1）引精止血汤 =黄柏芥穗黑姜—人参白术/熟地山茱萸—茯苓车前子）通胞胎之气，补气补精（2）白术、熟地：人参、山茱萸：茯苓、荆芥穗、车前子：黑姜：黄柏 =1 两：5 钱：3 钱：1 钱：5 分 =2：1：0.6：0.2：0.1

【临证指要】

1. 引精止血汤滋肝益肾，补气填精，主要治疗交感血出，多由妇人于经期同房导致，出现阴道出血不止，经久不愈。其现代常用剂量及化裁如下。

人参 15g，白术 30g（土炒），茯苓 9g（去皮），熟地 30g（九蒸），山茱萸 15g（蒸），黑姜 3g，黄柏 1.5g，荆芥穗 9g，车前子 9g（酒炒）。

服法：水煎，每日 1 剂，分早晚 2 次温服。

化裁

（1）本病主症为交感血出，出血严重时，可于荆芥穗、黑姜基础上，加乌梅炭 10g，地榆炭 10g，仙鹤草 10 ～ 30g，以收敛止血。

（2）本病气虚精亏，或气虚精亏为主，可见神疲乏力、头晕目眩、腰膝酸软、潮热汗出、面色无华、舌淡苔白或舌净少苔、脉虚细等。若次晨起头晕、心悸、气短明显，可在四君子汤基础上，加黄芪 15g，灵芝 10g；手足心热者，加女贞子 10g，旱莲草 10g，以滋补肾阴；腰膝酸软者，加黄精 10g，杜仲 10g，以补益肾气。

2. 本方现代常用于治疗宫颈炎、宫颈息肉、宫颈癌、子宫内膜异位症、盆腔炎或重度宫颈糜烂等疾病出现接触性出血；亦可用于治疗刮宫术后腹疼出血，以及产褥期和人流手术后子宫内膜没有完全修复而进行性生活引起的阴道不规则流血。

3. 临床上需与患者沟通，宣传科普知识，使患者了解月经来潮时不能有房事行为，以免造成感染，形成盆腔炎性疾病，甚至导致子宫内膜异位症。

郁结血崩（十）

【原文】

妇人有怀抱[1]甚郁，口干舌渴，呕吐吞酸，而血下崩者，人皆以火治之，时而效，时而不效，其故何也？是不识为肝气之郁结也。夫肝主藏血，气结而血亦结，何以反至崩漏？盖肝之性急，气结则其急更甚[2]，更急则血不能藏，故崩不免也。治法宜以开郁[3]为主，若徒开其郁，而不知平肝[4]，则肝气大开，肝火更炽，而血亦不能止矣。

方用平肝开郁止血汤。

白芍（一两，醋炒），白术（一两，土炒），当归（一两，酒洗），丹皮（三钱），三七根（三钱，研末），生地（三钱，酒炒），甘草（二钱），黑芥穗（二钱），柴胡（一钱）。

水煎服。一剂呕吐止，二剂干渴除，四剂血崩愈。

方中妙在白芍之平肝，柴胡之开郁，白术利腰脐，则血无积住之虞。荆芥通经络，则血有归还之乐。丹皮又清骨髓之热。生地复清脏腑之炎。当归、三七于补血之中以行止血之法，自然郁结散而血崩止矣。

眉批：此方入贯众炭三钱更妙。

【词解】

[1] 怀抱：指心里存有。

[2] 前一"急"：从肝的生理特性来看，肝属木，木之性以枝条展放为要务，其自然伸展、不可压抑，故"肝之性急"。后一个"急"：如果情志郁结，破坏了肝气的疏泄功能，使肝脏失去了冲和条达之性，肝气拘急不得舒展，即"肝苦急"，就会出现一系列病理变化。

[3] 开郁：与宽胸、宽中、解郁、疏郁理气等义同。疏郁理气为治疗学术语，系理气法之一，是治疗因情志抑郁而引起气滞的方法。

[4] 平肝：平肝是治疗阴虚肝阳上亢的方法。平肝是扶持肝阴，以制约肝阳，以防肝阳上亢。肝阴与肝阳协调统一，肝气冲和条达，才能维持肝的正常生理作用。

【提要】

肝气郁结所致血崩的证治。

【释义】

1. 观其脉证　郁结血崩，怀抱甚郁，口干舌渴，呕吐吞酸，而血下崩。

妇人情志不舒，见口干舌渴，呕吐吞酸，而血下崩。薛立斋提出："（崩漏）或因肝经有热，血得热而下行；或因肝经有风，血得风而妄行；或因怒动肝火。"《妇科心法要诀》云："暴怒伤肝血妄行……伤肝逍遥香附青。"

2. 知犯何逆　肝气郁结，急躁化火，导致肝血不藏。

本病情志不舒导致肝气郁结。肝属木，主藏血，内寄相火，喜疏泄，性急躁。肝气郁结，引起肝气上逆、急躁，相火疏动，肝血不能内藏而成崩漏。《外经微言》云："然而肝木之虚，不全责肾水之衰者，何故？岐伯曰：此肝木自郁也。木喜疏泄，遇风寒之邪，拂抑之事，肝辄气郁不舒。"郁结血崩是肝气郁结。肝之性急，气结而血亦结；肝主藏血，气结则肝急更甚，肝急则血不能藏，故可出现血崩。又因素性抑郁，郁久化火，热伏冲任，扰动血海，迫经血妄行而致血崩。

3. 治疗策略　平肝、开郁、泻火。

本病起于肝郁、气逆、化火。治疗应当泻火，但不可以泻火为主，否则会出现"时而效，时而不效"的问题。这是因为肝气喜疏泄、恶抑郁，若苦寒直折以泻火，肝气郁结就会加重，故泻肝火当先解肝气郁结。开解肝气郁结，又当以平肝为前提，否则，"若徒开其郁，而不知平肝，则肝气大开，肝火更炽，而血亦不能止"。《外经微言》云："少师曰：肝气不平可以直折之乎？岐伯曰：肝气最恶者郁也。其次则恶不平，不平之极即郁之极也。故平肝尤尚解郁。少师曰：其故何也？岐伯曰：肝气不平，肝中之火过旺也。肝火过旺，由肝木之塞也。外闭内焚，非烁土之气，即耗心之血矣。夫火旺宜为心之所喜，然温火生心，烈火逼心，所以火盛之极，可暂用寒凉以泻。肝火郁之极，宜兼用疏泄以平肝也。"

方中用大量醋炒白芍，取其酸苦性微寒，清泄肝木郁结之热之效，平抑肝阳，而又养血敛阴柔肝体；柴胡疏肝解郁，条达肝气，二药合用，可解郁结、平肝阳、敛阴血、止血崩。白术健脾益气，利腰脐，则血无积而不散之虑；丹皮、生地清热凉血；当归补血行血；荆芥穗炒黑能入血分止血；三七可祛瘀止血，使血止而无瘀之弊；甘草调和诸药。诸药合方，标本同治，急缓并行，共奏平肝开郁、凉血止血之功。

4. 间接治疗 白芍之平肝，白术利腰脐。

白芍重用，平肝可以助柴胡解郁；而白术健脾，利腰脐之气，可以防止血液瘀阻。

5. 随证治之 生地、三七、荆芥穗、当归止血。

本条认为，荆芥通经络、引血归经以止血；生地复清脏腑之炎，可凉血止血；当归、三七于补血之中，以行止血之法。其中，生地、三七、荆芥穗是核心配伍。《本草新编》载生地"既善凉血，热血妄行，或吐血，或衄血，或下血，宜用之为君，而加入荆芥以归其经，加入三七根末以止其路，又何热之不除而血之不止哉。"

6. 治病求本 柴胡之开郁以解肝气之郁，丹皮又清骨髓之热。

肝郁化火，用逍遥散平肝、解郁，而解郁的核心药物是柴胡。《本草新编》论柴胡"既是调和之药，用之于郁症者固宜，然有时解郁而反动火，又是何故？此必妇女郁于怀抱，而又欲得男子，而不可得者也。论妇女思男子而不可得之脉，肝脉必大而弦出于寸口。然其怀抱既郁，未用柴胡之前，肝脉必涩而有力，一服柴胡，而涩脉必变为大而且弦矣。郁开而火炽，非柴胡之过，正柴胡之功，仍用柴胡，而多加白芍、山栀，则火且随之而即散矣"。

本病在血分，故用逍遥散去入水分的茯苓；血分有火，不用泻气分火的栀子，而用入血分的丹皮，以泻火凉血、清骨髓之热。

7. 治疗未病

（1）防传变：病久损伤脾肾，导致阳气虚损。

（2）防药损：不可只泻火、不解郁，不可只解郁、不平肝。《本草新编》载生地性寒，脾胃冷者不宜多用，且"可多用而不可频用，可暂用而不可久用也。当血之来也，其势甚急，不得已重用生地，以凉血而止血。若血一止，即宜改用温补之剂，不当仍以生地再进也。今人不知其故，惊生地止血之神，视为灵丹妙药，日日煎服，久则脾胃太凉，必至泄泻，元气困顿，而血又重来。不悟生地用多，反疑生地用少，仍然更进，且有增其分两，至死而不悟者，亦可悲也夫"。

（3）间接治疗：白芍之平肝，白术利腰脐。

8. **依法合方**　平肝开郁止血汤 = 生地当归三七荆芥穗—丹皮柴胡白芍—白术甘草）开郁为主。

郁结血崩，系肝气郁结，急躁化火，肝血不藏所致，治宜平肝、开郁、泻火。方用平肝开郁止血汤，即逍遥散去茯苓，以疏肝健脾，加丹皮泻火及生地、三七、荆芥穗以止血。其剂量结构：白芍、白术、当归：丹皮、三七、生地：甘草、荆芥穗：柴胡 =1 两：3 钱：2 钱：1 钱 =5：1.5：1：0.5。

平肝开郁止血汤证八步分析见表 12。

表 12　郁结血崩平肝开郁止血汤证八步法表

观其脉证	知犯何逆	辨识未病	策略选择
郁结血崩，怀抱甚郁，口干舌渴，呕吐吞酸，而血下崩	肝气郁结，急躁化火，导致肝血不藏	白芍之平肝，白术利腰脐	平肝、开郁、泻火

续表

随证治之	治病求本	治疗未病	依法合方
生地、三七、荆芥穗、当归止血	（1）柴胡之开郁以解肝气之郁 （2）丹皮又清骨髓之热	（1）防传变：病久损伤脾肾，导致阳气虚损 （2）防药损：不可只泻火、不解郁，不可只解郁、不平肝；生地性寒，脾胃冷者不宜多用，可多用而不可频用，可暂用而不可久用 （3）间接治疗：白芍之平肝，白术利腰脐	（1）平肝开郁止血汤＝生地当归三七荆芥穗—丹皮柴胡白芍—白术甘草）开郁为主 （2）白芍、白术、当归：丹皮、三七、生地：甘草、荆芥穗：柴胡＝5∶1.5∶1∶0.5

【临证指要】

1. 平肝开郁止血汤平肝开郁，清热凉血，用治情志忧郁所致血崩症。其现代常用剂量及化裁如下。

白芍 30g（醋炒），白术 30g（土炒），当归 30g（酒洗），丹皮 9g，三七根 9g（研末），生地 9g（酒炒），甘草 6g，荆芥穗 6g，柴胡 3g。

服法：水煎，每日 1 剂，分早晚 2 次温服。

化裁

（1）本病主症为经血大下或淋沥不尽，经色鲜红或深红，质黏稠有块；或小腹胀痛，月经先后不定。月经延期者，则应加强开郁作用，可以去三七、荆芥穗，在当归基础上加丹参 30g，泽兰 10g，川牛膝 15g，使经血一泄，则郁热自除；若经血不止血多者，去当归，在三七、荆芥穗基础上加藕节炭、茜草、侧柏叶各 10g，以止血，亦可如眉批此方入贯众炭三钱（10g）更妙。

（2）本病肝郁化火，见心烦急躁，胸胁胀满，口干口苦，呕吐，吞酸；或情志郁结，睡眠不实，头晕耳鸣，或尿赤便干，舌红苔少带黄，脉弦细或虚数。腹痛甚者，加延胡索 10g，以活血化瘀止痛；心悸气短者，加党参 10g，黄芪 15 ～ 30g，以益气补心；胸闷善太息者，加佛手 10g，川楝子 10g，以疏肝理气。

2. 本方主治郁结血崩，患者往往月经数十天甚则数月不至，一旦行经，则量多而不易止，经停愈久，经血愈多。此种崩漏以中年妇女，尤其是在绝经之前较为常见。

3. 此类月经病应结合中药调周治疗。

闪跌血崩（十一）

【原文】

妇人有升高坠落，或闪挫[1]受伤，以致恶血[2]下流，有如血崩之状者，若以崩治，非徒无益而又害之也。盖此症之状，必手按之而疼痛，久之则面色萎黄，形容枯槁，乃是瘀血作祟，并非血崩可比。倘不知解瘀而用补涩，则瘀血内攻，疼无止时，反致新血不得生，旧血无由化，死不能悟，岂不可伤哉？治法须行血以去瘀，活血以止疼，则血自止而愈矣。

方用逐瘀止血汤。

生地（一两，酒炒），大黄（三钱），赤芍（三钱），丹皮（一钱），当归尾（五钱），枳壳（五钱，炒），龟板（三钱，醋炙），桃仁（十粒，泡炒，研）。

水煎服。一剂疼轻，二剂疼止，三剂血亦全止，不必再服矣。

此方之妙，妙于活血之中，佐以下滞之品，故逐瘀如扫，而止血如神。或疑跌闪升坠，是由外而伤内，虽不比内伤之重，而既已血崩，则内之所伤，亦不为轻，何以只治其瘀而罔顾气也？殊不知跌闪升坠，非由内伤以及外伤者可比。盖本实不拨，去其标病可耳，故曰急则治其标[3]。

眉批：凡跌打损伤致唾血、呕血皆宜如此治法。若血聚胃中，宜加川浓朴一钱半，姜汁炒。

【词解】

［1］闪挫：闪伤和挫伤的合称。

［2］恶血：瘀血的一种，是指溢于经脉外、积存于体内尚未消散的败坏之血。

［3］急则治其标：病有标本，治分缓急。某些情况下，标病甚急，如不先治其标病，会影响本病的治疗，甚至危及患者的生命。在这种情况下就应采取"急则治其标"的原则，先治其标，后治其本。《素问·标本病传论》云："小大不利治其标，小大利治其本。"

【提要】

闪跌、瘀血所致血崩的证治。

【释义】

1. 观其脉证　闪跌血崩，恶血下流，有如血崩之状，按之而疼痛，久之则面色萎黄，形容枯槁。

妇人登高坠落，或跌仆损伤，阴道出血，暗红血块，类似崩漏，且疼痛拒按，久之则面色萎黄。此为外伤导致的内生殖器官损伤。

2. 知犯何逆　瘀血导致出血。

"恶血"当为暗红血块；"手按而痛"，拒按之象，为血瘀的表现；"久之则面色萎黄，形容枯槁"，是言跌伤时间较长，出血亦长时间未止而血瘀于内，旧血不去、新血不生，阴血亏虚的表现。总之，闪跌血崩总的病因病机是妇人有升高坠落，或闪挫受伤造成血离经脉，积存于体内而形成瘀血。

3. 治疗策略　"行血以去瘀，活血以止疼"。

本病为瘀血导致的出血，"治法须行血以去瘀，活血以止疼"，则血自止而疾病自然痊愈。方用逐瘀止血汤，即四物汤去川芎，加大黄、桃仁、丹皮、龟甲以逐瘀。本方也可看作桃红四物合桃核承气汤化裁而成。

4. **间接治疗** 妙于活血之中，佐以下滞之品，而不补气。

逐瘀止血汤不仅活血化瘀，还因配伍了攻下逐瘀的桃核承气汤或大黄牡丹皮汤，使瘀血迅速除。本病由外伤导致血崩，本虚标实，在内的气血损伤也不轻。但急则治其标，本方以迅速拔除标实为目的，暂不补气。

5. **随证治之** 生地、赤芍、丹皮、龟甲以化瘀、止血。

本病为外伤瘀血导致的出血，用生地、赤芍、丹皮，即犀角地黄汤去犀角，以凉血止血；龟甲滋肾阴、治崩漏、逐瘀血、续筋骨断绝。

6. **治病求本** 四物汤去川芎，加桃仁、丹皮活血化瘀。

本方用四物汤去川芎，加桃仁、丹皮活血化瘀。《本草新编》认为当归尾亦补血，入之补气药中则补气，入之补血药中则补血，入之升提药中则提气，入之降逐药中则逐血。

7. **治疗未病**

（1）**防传变**：外伤瘀血导致崩漏，崩漏日久，损伤气血，则"面色萎黄，形容枯槁"。

（2）**防药损**：不可补涩，"倘不知解瘀而用补涩，则瘀血内攻，疼无止时，反致新血不得生，旧血无由化"；四物汤去川芎，因川芎活血，但引气血上行，与攻下瘀血的治疗方向违背。

（3）**间接治疗**：枳壳行气以活血，行气以逐瘀；酒地黄、龟甲亦可滋阴养血。

气为血之帅，气行血亦行。枳壳行气，加于活血药中，可助行血，加于滋阴药中，可防滋腻碍气；枳壳合大黄则助行气化滞。大黄、枳壳均有通泄逐瘀的作用，原为通泄阳明胃腑、排出糟粕，在此则用来通泄胞宫，排除血瘀。

通瘀止血汤融四物汤、犀角地黄汤、桃核承气汤或大黄牡丹皮汤于其中，活血逐瘀以止血，即"本实不拨，去其标病可耳，故曰急则治其标"。但方中酒地黄、龟甲亦可滋阴养血，固本护正，也是活血逐瘀而不忘顾正。

8.依法合方　逐瘀止血汤＝生地赤芍丹皮龟甲—当归尾/枳壳/大黄桃仁）活血之中，佐以下滞之品。

总之，闪跌血崩，为外伤瘀血导致，治疗宜"行血以去瘀，活血以止疼"，方用逐瘀止血汤，即四物汤去川芎，加大黄、桃仁、丹皮、龟甲逐瘀。其中，犀角地黄汤去犀角，加龟甲凉血止血；四物汤去川芎，加桃仁、丹皮活血化瘀；合桃核承气汤或大黄牡丹皮汤，加枳壳攻下瘀血，而酒地黄、龟甲亦可滋阴养血，有扶正祛邪之意。全方剂量结构：生地：当归尾、枳壳：大黄、赤芍、龟甲、桃仁：丹皮 =1两：5钱：3钱：1钱＝2：1：0.6：0.2。（桃仁 10 粒 ＝3 钱）

逐瘀止血汤证八步分析见表 13。

表 13　闪跌血崩逐瘀止血汤证八步法表

观其脉证	知犯何逆	辨识未病	策略选择
闪跌血崩，恶血下流，有如血崩之状，按之而疼痛，久之则面色萎黄，形容枯槁	瘀血导致出血	妙于活血之中，佐以下滞之品，而不补气	"行血以去瘀，活血以止疼"

续表

随证治之	治病求本	治疗未病	依法合方
犀角地黄汤去犀角、加龟甲以凉血止血	四物汤去川芎，加桃仁、丹皮活血化瘀	（1）防传变：日久损伤气血 （2）防药损：不可补涩；四物汤去川芎 （3）间接治疗：枳壳行气以活血，行气以逐瘀；酒地黄、龟甲亦可滋阴养血	（1）逐瘀止血汤 =生地赤芍丹皮龟甲—当归尾/枳壳/大黄桃仁）活血之中，佐以下滞之品 （2）生地∶当归尾、枳壳∶大黄、赤芍、龟甲、桃仁∶丹皮=2∶1∶0.6∶0.2

【临证指要】

1. 逐瘀止血汤活血化瘀，行血止疼，主要治疗瘀血内阻，血不归经之闪跌血崩。临床上虽有治崩"塞流、澄源、复旧"之原则，亦不能见崩即塞流，必须在辨证为瘀血内阻所致血崩的情况下，采取"瘀血不去，血不归经，新血难安，血又暴下""急则治其标"之原则，运用"活血之中，佐以下滞之品"的方法，故逐瘀如扫。其现代常用剂量及化裁如下。

生地 30g（酒炒），大黄 9g，赤芍 9g，丹皮 3g，当归 15g，枳壳 15g（炒），龟甲 9g（醋炙），桃仁 10 粒（泡炒，研）。

服法：水煎，每日 1 剂，分早晚 2 次温服。

化裁

（1）本病为妇人不慎跌仆闪坠，外伤引起内伤，见阴道出血，夹有瘀块，小腹疼痛明显。出血量多如注时，宜综合措施止血，中西医结合抢救。痛甚者，亦可在当归尾基础上，加延胡索 10g，以理气活血止痛，或加五灵脂、蒲黄各 10g，或乳香、没药各 10g，则止痛止血之功尤为明显；虚中兼瘀，可于生地、龟甲基础上，加人参、阿胶各 10g，以扶正、止血。

（2）本病出血日久，导致气血亏虚，则面色萎黄，形容枯槁，舌质紫暗或有瘀斑，脉沉涩或弦紧。治疗时须中病即止，始终顾护正气。面色萎黄者，加白术、党参各10g，以益气养血；舌质紫暗者，加郁金10g，益母草15g，以活血化瘀。

2. 除跌仆闪坠以外，逐瘀止血汤亦可用于血瘀性崩漏、月经过多、经期延长，以及胎盘、胎膜残留等病。

3. 注意调护，如调畅情志、避免过度紧张；避免过度劳累，合理饮食，忌寒凉生冷或辛辣刺激食品；讲究卫生，以免感受外邪。

血海太热血崩（十二）

【原文】

妇人有每行人道[1]，经水即来，一如血崩，人以为胞胎有伤，触之以动其血也，谁知是子宫血海[2]因太热而不固乎？夫子宫即在胞胎之下，而血海又在胞胎之上。血海者，冲脉也。冲脉太寒而血即亏，冲脉太热而血即沸，血崩之为病，正冲脉之太热也。然既由冲脉之热，则应常崩而无有止时，何以行人道而始来，果与肝木无恙[3]耶？夫脾健则能摄血，肝平则能藏血。人未入房之时，君相二火[4]寂然不动，虽冲脉独热，而血亦不至外驰。及有人道之感，则子宫大开，君相火动，以热招热，同气相求[5]，翕然[6]齐动，以鼓其精房，血海泛溢，有不能止遏之势，肝欲藏之而不能，脾欲摄之而不得，故经水随交感而至，若有声应之捷，是惟火之为病也。治法必须滋阴降火，以清血海而和子宫，则终身之病可半载而除矣。然必绝欲三月而后可。

方用清海丸。

大熟地（一斤，九蒸），山萸（十两，蒸），山药（十两，炒），丹皮（十两），北五味（二两，炒），麦冬肉（十两），白术（一斤，土炒），白芍（一斤，酒炒），龙骨（二两），地骨皮（十两），干桑叶（一斤），元参（一斤），沙参（十两），石斛（十两）。

上十四味，各为细末，合一处，炼蜜丸桐子大，早晚每服五钱，白滚水送下，半载全愈。

此方补阴而无浮动之虑，缩血而无寒凉之苦，日计不足，月计有余，潜移默夺[7]，子宫清凉，而血海自固。倘不揣其本而齐其末，徒以发灰、白矾、黄连炭、五倍子等药末，以外治其幽隐之处[8]，则恐愈涩而愈流，终必至于败亡也。可不慎与？

眉批：凡血崩症，最宜绝欲避房，无奈少年人彼此贪欲，故服药往往不效。若三月后崩止病愈，而房事仍无节制，病必复作，久则成劳。慎之！

【词解】

[1] 人道：指房事。

[2] 血海，指十二经脉之海。冲脉是十二经脉气血汇聚的要冲，有调节诸经气血的作用，故称血海。

[3] 恙：指病或忧，此处犹言关系、影响、联系。

[4] 君相二火：即君火和相火。君火指心火，相火一般指寄居于肝肾二脏的阳火。

[5] 同气相求：出自《易·乾》。其曰："同声相应，同气相求。"指志趣相同或气质相类者互相吸引、聚合。

[6] 翕然：形容一致。

[7] 潜移默夺：指不露形迹地改变或取得。

[8] 幽隐之处：此处指外阴或者深处，如阴道、宫颈等。

【提要】

血海太热，君相火动所致血崩的证治。

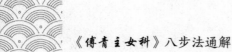

【释义】

1. 观其脉证　每行人道，经水即来，一如血崩。

行房后出现血崩，多经色暗红黏稠或鲜红。交感出血，临床确实可见，多由慢性生殖器官炎症，或重度宫颈糜烂等，不慎房事或经期交合，触之而发。

2. 知犯何逆　原本血海太热，行房则君相火动，火热同气相求，导致肝不能藏血，脾不能统血。

患者素体血海太热，行房时君火、相火鼓动，火与热同气相求，迫血妄行，导致肝不能藏血，脾不能统血，出现经水随交感而至。本病主症与前条论"交感出血"相类似，但前者"不至于血崩之甚，而终年累月不得愈"。本条则"一如血崩……行人道而始来"，是言每有交合则出血量较多，若无房事血亦自止。前者为"精冲血管"，此为"血海太热"。

"海"指血海，即冲脉。《灵枢·海论》云："冲脉者，为十二经之海。"冲脉调节诸经气血，与妇女月经来潮关系密切。平素心神安宁，君火寂然不动，肾中相火阴精亦不动，尽管患者血海热盛，亦未达到迫血妄行导致崩漏的程度。行房之时，君火、相火鼓动，火与热同气相求，迫血妄行，导致肝不能藏血，脾不能统血，出现"每行人道，经水即来，一如血崩"。

3. 治疗策略　滋阴降火。

肾属水，藏先天无形水火。血海太热，肾中火太旺而伤阴水，治宜故滋阴降火。本病与平素体质有关，疗程较长，须缓缓图之，故曰"可半载而除矣"。方用清海丸，即六味地黄汤去茯苓、泽泻，加麦冬、五味子、白芍、沙参、石斛以滋补肾阴，玄参、地骨皮以降虚火，桑叶、龙骨以止血，土炒白术以健脾益气、摄血。

4. **间接治疗** 滋肾阴以降火，降火以清血海而和子宫。

冲脉为血海，参与经水形成。而经水出诸肾，滋肾阴以降肾火，降肾火则可清血海而和子宫。

5. **随证治之** 桑叶、龙骨止血。

桑叶最善补骨中之髓，填肾中之精而止血；龙骨味甘，气微寒，收敛浮越之正气，止肠风下血及妇人带下崩中。

6. **治病求本** 清海丸亦可理解为由知柏地黄汤化裁而来。知柏地黄汤为滋阴降火的典型方剂。清海丸除去其中的茯苓、泽泻，因病在血分，利湿反引血下行，导致出血加重；重用熟地、山茱萸、山药，以滋补肾阴；用玄参、地骨皮替代知母、黄柏，与丹皮一同泻相火，可以泻相火而不寒凉太过、损伤肾阳。全方"补阴而无浮动之虑，缩血而无寒凉之苦"。

7. **治疗未病**

（1）**防传变**：节制房事，防止复发。

（2）**防药损**：不用太过苦寒的知母、黄柏；忌用收敛止血，如"发灰、白矾、黄连炭、五倍子等药末"；白术健脾，防止滋阴降火药伤脾滑肠，导致腹泻。

（3）**间接治疗**：滋阴用熟地，加麦冬、五味子滋肺阴、以生肾阴，加白芍、沙参平肝、泄肝，加石斛生胃肾之阴；白术健脾以生肾阴。

8. **依法合方** 清海丸＝桑叶龙骨—熟地山茱萸山药—丹皮地骨皮玄参—石斛/麦冬五味子/白术/白芍沙参）滋阴降火。

本病由血海太热导致崩漏，治宜滋阴降火，方用清海丸。此方乃六味地黄丸滋阴以清水之上源，去茯苓、泽泻，防渗泻之弊；加麦冬、五味子、沙参滋阴之品，滋肺阴以养肾阴；入地骨皮、玄参、石斛以退阴火，意在"壮水之主以制阳光"，为滋阴清热的佐使药物。用白术以健脾，白芍以补肝、柔肝，再加桑叶于补肾诸药之中，可补肝肾兼清虚热，用龙骨以固肾气。诸药合方，具有滋阴降火，补肝、脾、肾之功能，故子宫清凉，血海自固，血崩可止。然血下不止者，可加三七、黑芥穗等止涩之品，以急则塞流，血止则去收涩之品，而专事滋阴清热。其剂量结构：熟地、白术、白芍、桑叶、玄参：山茱萸、山药、丹皮、麦冬、地骨皮、沙参、石斛：北五味、龙骨 =16 两：10 两：2 两 =8：5：1。

　　"交感出血"与"血海太热血崩"均为血崩之患。《女科》认为，前者为"精冲血管"所致，此病为"血海太热"所因。再以症状别之，前者因交接以致终年累月，淋沥不断，此为每有交合时则血量增多，若无房事，其血自止。"日计不足，月计有余，潜移默夺"；"则终身之病半载而除矣，然必绝欲三月而后可，方用清海丸"，说明本病乃慢性病，且病势缠绵，顽固难愈，须制以丸剂服之，以缓图其效，并避房事 3 个月，以防血管充血而徒劳无功。若血崩不止，急则治其标，外治结合长期口服丸药，可徐徐奏效。

　　逐瘀止血汤证八步分析见表 14。

表 14　闪跌血崩逐瘀止血汤证八步法表

观其脉证	知犯何逆	辨识未病	策略选择
每行人道，经水即来，一如血崩	原本血海太热，行房君相火动，火热同气相求，肝不能藏，脾不能统	（1）滋肾阴以降火，降火以清血海而和子宫（2）补阴而无浮动之虑，缩血而无寒凉之苦	滋阴降火，以清血海而和子宫

续表

随证治之	治病求本	治疗未病	依法合方
桑叶、龙骨止血	（1）知柏地黄汤去茯苓、泽泻，以病在血分，利湿反引血下行，导致出血加重 （2）熟地、山茱萸、山药滋肾阴 （3）玄参、地骨皮替代知母、黄柏，与丹皮一同泻相火	（1）防传变：节制房事，防止复发 （2）防药损：不用太过苦寒的知母、黄柏；忌用收敛止血如"发灰、白矾、黄连炭、五倍子等药末"；白术健脾反佐 （3）间接治疗：麦冬、五味子滋肺阴、以生肾阴，加白芍、沙参平肝、泄肝，加石斛生胃肾之阴；白术健脾以生肾阴	（1）清海丸 ＝桑叶龙骨—熟地山茱萸山药—丹皮地骨皮玄参—石斛/麦冬五味子/白术/白芍沙参）滋阴降火 （2）熟地、白术、白芍、桑叶、玄参：山茱萸、山药、丹皮、麦冬、地骨皮、沙参、石斛：北五味、龙骨＝8：5：1

【临证指要】

1.清海丸滋阴降火，补益肝肾，主要治疗冲脉太热所致血崩。其现代常用剂量及化裁如下。

熟地 500g（九蒸），山茱萸 300g（蒸），山药 300g（炒），丹皮 300g，北五味 60g（炒），麦冬 300g，白术 500g（土炒），白芍 500g（酒炒），龙骨 60g，地骨皮 300g，桑叶 500g，玄参 500g，沙参 300g，石斛 300g。

服法：上 14 味，各为细末，炼蜜丸桐子大，早晚每服 15g，白滚水送下。

化裁

（1）本病每遇房事时则阴道出血如崩，或经血非时而下，或血崩，或绵延不止。出血多者，加仙鹤草 10～30g，大蓟、小蓟、益母草各 10g，以清热凉血止血；肾虚头晕目眩。腰酸腿软者，加女贞子、旱莲草各 10g，以补肾壮腰；漏下不止者，加阿胶 10g，龟甲、龙骨、牡蛎各 30g，以固涩养血止漏。

（2）本病兼见心烦急躁，口干口渴，便结尿赤，腰身疲软，烦热失眠，舌红苔薄黄或舌绛无苔。阴虚肝热者，加生地、栀子各 10g，以养阴清热；兼下焦湿热，小便灼热，白带黄臭者，加黄芩、黄柏、知母、藕节各 10g，以清热除湿。

2. 本方应用大队滋阴降火凉血之品以治阴虚火旺之本，少佐收涩之品，以治出血之标，故本方辨证以阴虚火旺为要点。凡病阴虚火旺即可用之，可从崩漏拓展到糖尿病、甲亢、失眠等疾病。

3. 本方丸药缓图，若病势急者，可以汤药予服。临床上不能见崩即用发灰、白矾、黄连炭、五倍子等药末，以外治其幽隐之处，恐愈涩而愈流，终必至于败亡也，应谨慎对待。治疗时亦不要操之过急，血崩治疗需缓缓图之以收效，日计不足，月计有余，潜移默夺，子宫清凉，而血海自固，一般需 3 个月左右。另需嘱咐患者治疗时宜绝欲避房，以免血崩一病复发，久则成劳。

妇人鬼胎（十三）

【原文】

　　妇人有腹似怀妊，终年不产，甚至二三年不生者，此鬼胎也。其人必面色黄瘦，肌腹消削，腹大如斗，厥[1]所由来，必素与鬼交[2]，或入神庙而兴云雨[3]之思，或游山林而起交感之念，皆能召祟[4]成胎。幸其人不至淫荡，见祟而有惊惶，遇合而生愧恶，则鬼祟不能久恋，一交媾即远去。然淫妖之气[5]已结于腹，遂成鬼胎。其先尚未觉，迫[6]后渐渐腹大，经水不行，内外相色[7]，一如怀妊之状，有似血臌[8]之形，其实是鬼胎而非臌也。治法必须以逐秽[9]为主，然人至怀胎数年不产，即非鬼胎，亦必气血衰微，况此非真妊，则邪气必旺，正不敌邪，其虚弱之状，必有可掬[10]，乌有纯用迅利之药以祛荡乎？必于补中逐之为的也。

　　方用荡鬼汤。

　　人参（一两），当归（一两），大黄（一两），雷丸（三钱），川牛膝（三钱），红花（三钱），丹皮（三钱），枳壳（一钱），厚朴（一钱），小桃仁（三十粒）。

　　水煎服。一剂腹必大鸣，可泻恶物半桶，再服一剂，又泻恶物而愈矣，断不可复用三剂也。

　　盖虽补中用逐，未免迅利，多用恐伤损元气。此方用雷丸以祛秽，又得大黄之扫除，且佐以浓朴、红花、桃仁等味，皆善行善攻之品，何邪之尚能留腹中而不尽逐下也哉？尤妙在用参、归以补气血，则邪去而正不伤。若单用雷丸、大黄以迅下之，必有气脱血崩之患矣。倘或知是鬼胎，如室女、寡妇辈，邪气虽盛而真气未漓，可用岐天师^[11]新传红花霹雳散。

红花（半斤），大黄（五两），雷丸（三两）。

水煎服，亦能下胎。然未免太过于迅利，过伤气血，不若荡鬼汤之有益无损为愈也，在人临症时斟酌而善用之耳。

眉批：鬼祟之事，儒者弗道，然城市乡庄往往有是症，不可不察，甚勿以此言为荒唐也。

【词解】

［1］厥：它的，它们的，指鬼胎。

［2］鬼交：即与鬼发生性关系，是不正常心理，会出现病态性幻觉，可能在没有外界刺激的情况下出现生殖器官上的幻觉，于是便信以为真，甚至还认为自己已经怀孕。患有阴道炎的妇女，局部奇痒难忍，入睡之后，存在于大脑中的这种痒感就有可能通过神经反射，以鬼交的形式出现。

［3］兴云雨：兴，起也；云雨，指男女欢会。

［4］祟：祟，指鬼怪。迷信说法指鬼神给人带来的灾祸。

［5］淫妖之气：泛指邪气，异于常态而害人的病因。

［6］迨：等到，达到。

［7］内外相色：犹言内外表现相当。

［8］血臌：由瘀血内停，因循日久所致的鼓胀证。

［9］秽：肮脏、污浊之意，此处指鬼祟、淫妖之气已结于腹形成的肮脏、污浊的病理产物，即鬼胎。秽也是鬼胎的致病原因。

［10］掬：原意指两手相合捧物，此处犹言观察到或诊察到。

［11］岐天师：岐伯，远古时代著名的医家。道教始祖轩辕黄帝对

老师岐伯尊称天师，故有岐天师之称。

【提要】

妇人鬼胎证治。

【释义】

1. 观其脉证　腹似怀妊，终年不产，甚至二三年不生。

鬼胎的主症是妇人腹似怀妊，腹大如斗，终年不生，甚至二三年不生，多兼见面色黄瘦，肌肉瘦削，气短身重，疲乏无力，相当于葡萄胎、妇科肿瘤、死胎、虫积等。

2. 知犯何逆　妇人鬼胎，素与鬼交，淫妖之气与瘀血结于腹中，久则损伤气血。

《女科》认为该病为"鬼胎"，是那个时代的医家对葡萄胎、妇科肿瘤、死胎、虫积等疾病的推测。即平素与"鬼"性交，"淫妖之气"已结于腹，遂成鬼胎，久则腹部局部逐渐增大，经水不行，就像怀孕或患了"血臌"一样，而全身气血损伤，见面色黄瘦，肌肉瘦削，气短身重，疲乏无力。这个推测有历史的局限性，而并非全部为荒诞不经。首先，在当时的文化环境下，患者平素气血不足，心神不定，所欲不得，也可以出现"素与鬼交，或入神庙而兴云雨之思，或游山林而起交感之念"；其次，本节从正气亏虚、感受邪气分析本病发病，以邪气与痰浊、瘀血相互搏结为本病核心病机，对于相当于"鬼胎"的疾病来说也是正确的；最后，补中逐秽治法及荡鬼汤等方剂，对于此类疾病确有疗效。

3. 治疗策略　补中逐秽。

邪之所凑，其气必虚。加上邪秽与瘀血结滞，久则损伤气血，故本病为本虚标实，治疗宜扶正祛邪，即"必于补中逐之"。方用荡鬼汤，即用人参、当归以补气血，岐天师新传红花霹雳散（红花、大黄、雷丸）逐秽，加枳壳、厚朴、牛膝、丹皮、桃仁行气导滞，活血化瘀。

4. **间接治疗** 人参、当归以补气血，则邪去而正不伤。

本病本虚标实，方中人参、当归补益气血的虚损，也可以防止逐秽药物损伤正气，使"邪去而正不伤"。如果患者以邪实为主，邪盛而正未伤，可以直接用驱逐秽浊的药物，如岐天师新传红花霹雳散。该方由红花、大黄、雷丸构成，显然是荡鬼汤的祖方，但不如荡鬼汤祛邪且扶正，照顾更周全。

5. **随证治之** 雷丸以祛秽、逐鬼，大黄攻下驱邪。

《本草新编》载雷丸味苦、咸，气寒，有小毒。主癫痫狂走，堕鬼胎甚速，既可逐邪，亦可逐鬼。"惟是逐鬼与逐邪少异，逐邪须用攻邪之药为佐，而逐鬼必须用补正之药为君，未可单用攻剂也"。

6. **治病求本** 人参、当归补益气血，红花、桃仁、丹皮、牛膝活血祛瘀。

一方面，本病起于正气不足，气血亏虚，即"邪之所凑，其气必虚"；又秽浊瘀血日久耗损气血，故人参、当归补益气血，即治病求本。另一方面，"鬼祟"结胎，与瘀血搏结，活血化瘀即治"鬼祟"之本。

7. **治疗未病** 人参、当归以补气血，则邪去而正不伤；厚朴行气除满。

（1）防传变：日久损伤正气。

（2）防药损：《本草新编》载雷丸有小毒，"未免损伤胃气，去病则已，不可多服。宜以之逐邪，不宜以之耗正也"。参、归以补气血，则邪去而正不伤，也是反佐。若单用雷丸、大黄以迅下，必有气脱血崩之患。

（3）间接治疗：枳壳、厚朴行气除满。

8. **依法合方** 荡鬼汤＝雷丸大黄—红花丹皮桃仁牛膝／人参当

归—枳壳厚朴）补中逐秽。

鬼胎的形成为淫妖之气与痰浊、瘀血结于腹中，久则损伤气血，治疗宜补中逐秽，方用荡鬼汤。即用人参、当归以补气血，岐天师新传红花霹雳散（红花、大黄、雷丸）逐秽，加枳壳、厚朴、牛膝、丹皮、桃仁行气导滞，活血化瘀；其中，人参、当归扶正祛邪，防范雷丸等逐邪药物损伤正气，枳壳、厚朴行气以助大黄、红花逐瘀血。全方的剂量结构：人参、当归、大黄：雷丸、牛膝、红花、丹皮、桃仁：枳壳、厚朴 =1 两：3 钱：1 钱 ≈ 3：1：0.3（小桃仁 30 粒，相当于 3 钱）。

荡鬼汤证八步分析见表 15。

表 15　妇人鬼胎荡鬼汤证八步法表

观其脉证	知犯何逆	辨识未病	策略选择
妇人腹似怀妊，腹大如斗，终年不产，甚至二三年不生；多兼见面色黄瘦，肌肉瘦削，气短身重，疲乏无力	妇人鬼胎，素与鬼交，淫妖之气与瘀血结于腹中，久则损伤气血	盖虽补中用逐，未免迅利，多用恐伤损元气	补中逐秽

随证治之	治病求本	治疗未病	依法合方
雷丸以祛秽、逐鬼，大黄攻下驱邪	参、归补益气血，红花、桃仁、丹皮、牛膝活血祛瘀	（1）防传变：日久损伤正气 （2）防药损：《本草新编》载雷丸有小毒，伤胃、伤正气；参、归反佐 （3）间接治疗：枳壳、厚朴行气除满	（1）荡鬼汤 =雷丸大黄—红花丹皮桃仁牛膝／人参当归—枳壳厚朴）补中逐秽 （2）人参、当归、大黄：雷丸、牛膝、红花、丹皮、桃仁：枳壳、厚朴 =≈3：1：0.3

【临证指要】

1. 荡鬼汤补中逐邪，主治妇人鬼胎，属于中医学"单腹胀""癥瘕"

等疾病范畴，相当于西医学结核性腹膜炎、巨大卵巢囊肿等。其现代常用剂量及化裁如下。

人参 30g，当归 30g，大黄 30g，雷丸 9g，牛膝 9g，红花 9g，丹皮 9g，枳壳 3g，厚朴 3g，桃仁 30 粒。

服法：水煎，日 1 剂温服。

化裁

（1）荡鬼汤用雷丸祛秽，祛秽也可以使用白花蛇舌草 30g，半枝莲、七叶一枝花各 10g。

（2）若胸闷、气短明显，加生黄芪 15g，仙鹤草 10g。

2. 妇科卵巢囊肿、恶性肿瘤、葡萄胎、畸胎瘤、巨大子宫肌瘤等与鬼胎症状的论述相似，其他如腹水、腹腔肿物、虫积等，"腹大如妊、形似血臌"，亦与本病类似，均可参考应用本方治疗。

3. 结合现代诊查技术，明确诊断，选择最佳的中医、西医或二者兼顾的治疗方法，以提高疗效。

室女鬼胎（十四）

【原文】

女子有在家未嫁，月经忽断，腹大如妊，面色乍赤乍白，六脉乍大乍小，人以为血结经闭也，谁知是灵鬼凭身乎？夫人之身正，则诸邪不敢来侵；其身不正，则诸邪自来犯，或精神恍惚而梦里求亲，或眼目昏花而对面相狎，或假托亲属而暗处贪欢，或明言仙人而静地取乐。其始则惊诧为奇遇而不肯告人，其后则羞报为淫亵而不敢告人。日久年深，腹大如斗，有如怀妊之状，一身之精血仅足以供腹中之邪，则邪日旺而正日衰，势必至经闭而血枯，后虽欲导其经而邪据其腹，则经亦难通，欲生其血而邪食其精，则血实难长。医以为胎而实非真胎，又以为瘕而亦非瘕病，往往因循等待，非因羞愤而亡其生，则成劳瘵而终不起，至死不悟，不重可悲哉！治法似宜补正以祛邪，然邪不先去，补正亦无益也。必须先祛邪而后补正，斯为得之。

方用荡邪散。

雷丸（六钱），桃仁（六十粒），当归（一两），丹皮（一两），甘草（四钱）。

水煎服。一剂必下恶物半桶，再服调正汤治之。

白术（五钱），苍术（五钱），茯苓（三钱），陈皮（一钱），贝母（一钱），薏米（五钱）。

水煎服。连服四剂则脾胃之气转而经水渐行矣。

前方荡邪后方补正，实有次第。或疑身怀鬼胎，必大伤其血，所以经闭。今既坠其鬼胎矣，自当大补其血。乃不补血而反补胃气何故？盖鬼胎中人，其正太虚，可知气虚则血必不能产生。欲补血，必先补气，是补气而血自然生也。用二术以补胃阳，阳气旺则阴气难犯，尤善后之妙法也。倘重用补阴之品，则以阴招阳，吾恐鬼胎虽下而鬼气未必不再侵，故必以补阳为上策，而血自随气而生也。

眉批：此方阴骘大矣！见有因此病羞愤而蹈于非命，劳瘵而丧于少年，深为可悯。若服此方不应，宜服桂香平胃散，无不见效，愈后宜调养气血，节饮食。

肉桂（去粗皮，一钱），麝香（一钱）。

以上二味，共研细末，开水为丸，如桐子大，空心开水下，服后半日时，煎平胃散一剂服之。

苍术（米泔炒，三钱），浓朴（二钱，姜汁炒），广皮（一钱），枳实（二钱，土炒），全当归（三钱，酒洗），川芎（一钱，酒洗）。

服后必下恶物，若不见下恶物，次日再服平胃散，不用桂、香。

【提要】

室女鬼胎证治。

【释义】

1. 观其脉证　在家未嫁，月经忽断，腹大如妊。

前条论妇人，为已婚妇女；本节论女子，为在家未嫁女性。主症均为月经忽断，腹大如妊，二者类似。其他有面色乍赤乍白、六脉乍大乍小等。

对于室女鬼胎，《灵枢·水胀》有类似记载。其曰："石瘕生于胞中，寒气客于子门，子门闭塞，气不得通，恶血当泻不泻，衃以留止，日以益大，状如怀子，月事不以时下，皆生于女子，可导而下。"西医学的卵巢浆液性囊腺癌、黏液性囊腺癌及卵巢子宫内膜样肿瘤等，中医学的"石瘕""肠覃"等与本病类似。

2. 知犯何逆　室女鬼胎由"灵鬼凭身"引起。

正气内存，邪不可干。"灵鬼"亦趁正气不存而侵害身体。"或精神恍惚而梦里求亲，或眼目昏花而对面相狎，或假托亲属而暗处贪欢，或明言仙人而静地取乐，其始则惊诧为奇遇而不肯告人，其后则羞赧为淫亵而不敢告人"。这些可以是当时社会、文化背景下常见的性心理。其病机亦瘀血搏结与气血耗伤并见。初期气血尚充足，"一身之精血仅足以供腹中之邪"，以腹满为主；病久则邪气日旺而正气日衰，"势必至经闭而血枯"。

3. 治疗策略　先祛邪而后补正。

原则上讲，本病与前条"妇人鬼胎"均应扶正祛邪，而本病患者为未嫁室女，多气血充足，体质较强，故可选择先祛邪、后补正的治疗策略。先祛邪，用荡邪散，为岐天师新传红花霹雳散（红花、大黄、雷丸）保留主药雷丸逐秽，用桃仁替代大黄以逐瘀、润肠，丹皮替代红花活血化瘀，将剂量降至前方的大致五分之一，再加当归、甘草补气血而成；后补正，用调正汤，为四君子汤补胃气，去人参、甘草，加苍术、陈皮、贝母、薏苡仁，加强祛痰浊作用。

4.**间接治疗**　不补血，补气以补血，补胃气以补气血；不补阴，阳气旺则阴气难犯。

依照病机，本病应该扶正祛邪，即使选择先用荡邪散在"鬼胎"、瘀血浊秽祛除后，也应该补益气血。由于患者为未嫁室女，年龄偏小，邪去正气容易自行恢复，故不单纯补气血，而选择补气以补血、补胃气以补气血，以达到阳气旺则阴气难以再侵犯的目的。

5.**随证治之**　雷丸辟秽，桃仁、丹皮逐瘀。

6.**治病求本**　当归、甘草补气血；调正汤健脾补气，行气祛痰。

荡邪散中当归、甘草补气血，扶正祛邪。调正汤健脾补气，行气祛痰。正气不足，易感邪、易生痰浊，邪气侵袭而与痰浊搏结，故调正汤以四君子去人参、甘草，加苍术、陈皮、贝母、薏苡仁补气而祛痰浊，为治病求本，"尤善后之妙法也"。

7.**治疗未病**　荡邪散以雷丸、桃仁配当归、甘草，祛邪不伤正气；调正汤中白术、苍术补胃气以补血，使阳气旺则阴气难犯。

（1）**防传变**：积极治疗，否则病久难治，导致虚劳，患者可能自杀。

（2）**防药损**：防范逐邪药物损伤正气，如本方以岐天师新传红花霹雳散为基础，用逐瘀、润肠作用柔和的桃仁替代作用峻猛的大黄，剂量也从大黄五两、红花半斤，降至桃仁六十粒、丹皮一两，雷丸从三两降至六钱，大致降至五分之一的剂量，而加当归、甘草也可扶正祛邪、防范损伤，不用补阴血药物，以防"以阴招阳"。

（3）**间接治疗**：当归、甘草扶正祛邪；白术健脾益气、补气健胃以生气血，与苍术同用则补阳气以防止阴浊之气再犯。

8. 依法合方　先用荡邪散荡邪，后用调正汤补正，实有次第。

荡邪散 =1/5 荡鬼汤 = 雷丸—桃仁丹皮—甘草 / 当归）先祛邪。

调正汤 = 贝母薏苡仁—白术苍术—陈皮 / 茯苓）后补正。

剂量结构：荡邪散＝雷丸：当归、丹皮：桃仁：甘草=6 两：1 两：6 钱：4 钱=6：1：0.6：0.4（桃仁 60 粒，相当于 6 钱）。

调正汤 = 白术、苍术、薏苡仁：茯苓：陈皮、贝母 =5 钱：3 钱：1 钱 =5：3：1。

荡邪散、调正汤证八步分析见表 16。

表 16　室女鬼胎荡邪散、调正汤证八步法表

观其脉证	知犯何逆	辨识未病	策略选择
女子有在家未嫁，月经忽断，腹大如妊，面色乍赤乍白，六脉乍大乍小	室女鬼胎	（1）不补血，补气以补血，补胃气以补气血 （2）不补阴，阳气旺则阴气难犯	先祛邪而后补正

随证治之	治病求本	治疗未病	依法合方
雷丸辟秽，桃仁、丹皮逐瘀	（1）荡邪散中当归、甘草补气血，扶正祛邪 （2）调正汤健脾补气，行气祛痰，为四君子去人参、甘草，加苍术、陈皮、贝母、薏苡仁补气而祛痰浊	（1）防传变：积极治疗，否则病久难治，导致虚劳，患者可能自杀 （2）防药损：防范逐邪药物损伤正气，红花霹雳散减制、减量，加当归、甘草防范损伤；不用补阴血药物，以防"以阴招阳" （3）间接治疗：当归、甘草扶正祛邪；白术健脾益气，补气健胃以生气血，与苍术同用则补阳气以防止阴浊之气再犯	先用荡邪散荡邪，后用调正汤补正，实有次第 （1）荡邪散 =1/5 荡鬼汤 = 雷丸—桃仁丹皮—甘草 / 当归）先祛邪；调正汤 = 贝母薏苡仁—白术苍术—陈皮 / 茯苓）后补正 （2）荡邪散 = 雷丸：当归、丹皮：桃仁：甘草 =6：1：0.6：0.4；调正汤 = 白术、苍术、薏苡仁：茯苓：陈皮、贝母 =5：3：1

【临证指要】

1.荡邪散活血化瘀，攻逐祛邪；调正汤补气扶正，祛痰御邪，主治室女鬼胎。其现代常用剂量及化裁如下。

荡邪散：雷丸18g，桃仁60粒，当归30g，丹皮30g，甘草12g。

服法：以上药物用水煎服。1剂服后便会排下半桶恶秽的败血，这时接着服调正汤治疗。

调正汤：白术15g，苍术15g，茯苓9g，陈皮3g，贝母3g，薏苡仁15g。

服法：以上药物水煎，连续服用4剂。

2.文中提到患此病可发展成"痨瘵而终不起"，这种认识与西医学的某些疾病是相符合的，如卵巢浆液性囊腺癌、黏液性囊腺癌及卵巢子宫内膜样肿瘤等。医者临床中应予以明确的诊断，对于恶性肿瘤建议采取手术等方法进行治疗，以免延误病情。

调 经

经水先期[1]（十五）

【原文】

妇人有先期经来者，其经甚多，人以为血热之极也，谁知是肾中水火太旺乎？夫火太旺则血热，水太旺则血多，此有余之病，非不足之症也，似宜不药有喜。但过于有余，则子宫太热，亦难受孕，更恐有铄干男精之虑，过者损之，谓非既济之道乎？然而火不可任其有余，而水断不可使之不足。治之法但少清其热，不必泄其水也。

方用清经散。

丹皮（三钱），地骨皮（四钱），白芍（三钱，酒炒），大熟地（三钱，九蒸），青蒿（二钱），白茯苓（一钱），黄柏（五分，盐水浸炒）。

水煎服。二剂而火自平。此方虽是清火之品，然仍是滋水之味，火泄而水不与俱泄，损而益也。

又有先期经来只一二点者[2]，人以为血热之极也，谁知肾中火旺而阴水亏乎？夫同是先期之来，何以分虚实之异？盖妇人之经最难调，苟不分别细微，用药鲜克有效。先期者火气之冲[3]，多寡者水气之验[4]，故先期而来多者，火热而水有余也；先期而来少者，火热而水不足也。倘一见先期之来，俱以为有余之热，但泻火而不补水，或水火两泄之，有不更增其病者乎？治之法不必泻火，只专补水，水既足而火自消矣，亦既济之道也。

方用两地汤。

大生地（一两，酒炒），元参（一两），白芍（五钱，酒炒），麦冬肉（五钱），地骨皮（三钱），阿胶（三钱）。

水煎服。四剂而经调矣。

此方之用地骨、生地，能清骨中之热。骨中之热，由于肾经之热，清其骨髓，则肾气自清，而又不损伤胃气，此治之巧也。况所用诸药，又纯是补水之味，水盛而火自平，理也。此条与上条参观，断无误治先期之病矣。

眉批：妇科调经尤难，盖经调则无病，不调则百病丛生。治法宜详察其病源，细审其所以不调之故，然后用药，始能见效。此书虽有先期、后期、先后无定期之分，然须与种子、带下门参看，临症时自有进见。

【词解】

［1］经水先期：即月经先期，是指月经周期提前7天以上，经量及行经时间一般正常，连续发生2个周期或以上。

［2］一二点者：形容月经量极少。

［3］火气之冲：火气为阳盛之邪，素体阳盛，或过食辛辣，或郁怒伤肝，木火妄动。此为火气之邪冲扰血海，迫血妄行，经血先期来而量多。

［4］水气之验：素体阴虚，或久病阴亏，或失血伤阴。此为水亏火旺，邪扰血海，迫血妄行，月经先期来而量少。

【提要】

肾中水火太旺与肾中火旺而阴水亏所致月经先期的证治。肾中火旺，热扰冲任、胞宫，迫血下行，以致月经提前。肾中水亏，虚热内生，热伏冲任，血海不宁，则月经先期而下。

【释义】

1.观其脉证 经水先期量多，或量少。

本病主症为月经先期而来，量多或量少。一般来说，月经周期提前7天以上，甚至十余天一潮者，称月经先期；如每次只提前三五天，或偶尔提前一次，下次仍按期而至的，均不作月经先期论。该病常见于垂体、卵巢内分泌功能失调，黄体早衰，孕激素分泌不足，亦与催乳素分泌异常有关。

2.知犯何逆 肾中水火太旺，或肾中火旺而阴水亏。

本条认为月经先期，系肾中水火太旺，或肾中火旺而阴水亏导致。《女科》之前，一般认为月经先期的实证以血分有热、迫血妄行为主。《女科》认为，经水出诸肾，本病并非血分实热，而是肾中水火太旺。肾属水，藏先天真水、真火而有虚无实。所谓血分实热，只是肾中水火太旺的状态，并非病邪导致的实热证。判断的要点：①肾中火旺，热扰冲任、胞宫，迫血下行，以致月经提前；或肾中水亏，虚热内生，热伏冲任，血海不宁，则月经先期而下。②根据经血量的多少以判断水是否充足。其主要区别在经量的多少。火热而水有余者，经量增多；火热而水不足者，经血量少。

3.治疗策略 少清其热，不必泄其水；或不必泻火，只专补水。

泻火之法，五脏不同。如治疗青带下的加减逍遥散平肝、疏肝以泻肝火，治疗黑带下的利火汤直折阳明胃火。肾属水，藏先天真水、真火，阳多有余，阴多不足，宜补不宜泻，故肾中有火，只宜稍清，过则损伤肾阳、命火；肾之水，不可泻。若肾水有余，有热则少清其热，不必泄其水，甚至还要滋阴以降火，如清经散以四物汤和血，去当归、川芎以防止增加出血；加丹皮、地骨皮、青蒿、白茯苓、黄柏凉血、泻相火。肾水不足，有热亦不清热，因阴阳互根，清热则伤阳，不利于肾水化生，故只专补水，"壮水之主，以制阳光"，如两地汤，同样是四物汤去当归、川芎，加玄参、芍药、麦冬、阿胶滋阴清热。

4. 间接治疗 清经散清火以滋水，两地汤补水既足而火自消。

清经散泻火为主，不泄水，泻火即可使火不伤水而水自化生；两地汤补水为主，使水既足而火自消。

5. 随证治之 丹皮、地骨皮、青蒿及小剂量的黄柏。

《妇科心法要诀》云："先期实热物芩连，虚热地骨皮饮丹。"在四物汤调血基础上用黄芩、黄连清热泻火，凉血止血，治疗月经先期、量多；用丹皮、地骨皮清虚热，治疗月经先期、量少。《女科》认为，月经先期、量多为水火太旺，而否定为血热导致，故清热止血，以清经散"少清其热，不必泄其水"为治疗策略，药物选择丹皮、地骨皮为主，加青蒿及小剂量的黄柏辅助清热；而两地汤则仅用地骨皮清虚热，玄参、生地等均滋阴为主。

6. 治病求本 经期调血，四物汤化裁；清热滋阴，知柏地黄汤化裁。

四物汤为经期调血的基础方剂。本病需清热或滋阴以清热，两方均重用滋阴清热的生地、白芍，去温补、活血的当归、川芎。

清肾中之火，典型方剂为知柏地黄汤。清经散中熟地、丹皮、茯苓、黄柏，为知柏地黄汤去知母、山茱萸、山药、泽泻，加地骨皮、青蒿，可以理解为用来替代知母。两地汤中用生地、玄参、地骨皮滋阴而清虚热，其治法结构与知柏地黄汤相同，只是清热作用更轻。

7. 治疗未病

（1）**防传变**：月经先期、量多，可以发展为崩漏，病机演变由水火两旺、血热，向阴虚火旺、气血不足、阴阳两虚及瘀血等转化。

（2）**防药损**：四物汤去当归、川芎，防止增加出血量；知柏地黄汤去知母，不大量用黄柏，防止过度苦寒、损伤阳气。

（3）**间接治疗**：滋阴以清热，润肺以滋肾。两方均包含滋阴以清热的治疗策略，而两地汤中麦冬、阿胶滋润肺阴以生肾阴，为金水相生法。

8. **依法合方** 清经散=丹皮地骨皮青蒿黄柏—熟地白芍—茯苓）少清其热，不必泄其水。

两地汤=地骨皮玄参—生地—麦冬阿胶／白芍）不必泻火，只专补水。

总之，月经先期为火热迫血妄行导致，由经量多少划分虚实，先期、量多为实，先期、量少为虚。《女科》认为，经水出诸肾，故月经先期不限于血分有热，更深的层次为肾中的水火盛衰。月经先期、量多，为肾中水火两旺。肾五行属水，主藏精，为先天水火，宜补不宜泻，采用的治疗策略为少清其热，不必泄其水，清经散的清热凉血作用柔和，作用介于芩连四物汤、地骨皮饮之间，关键是合化裁的知柏地黄汤，用来泻肾中相火。而对于肾中水亏、火旺，月经先期而量少，《女科》采用不必泻火，只专补水的治疗策略，用两地汤，重用生地、地骨皮滋阴清热，佐麦冬、阿胶润肺以滋生肾阴。两方的剂量结构：清经散=地骨皮：丹皮、白芍、熟地：青蒿：茯苓：黄柏=4钱：3钱：2钱：1钱：5分=2：1.5：1：0.5：0.25；两地汤=生地、玄参：白芍、麦冬：地骨皮、阿胶=1两：5钱：3钱=2：1：0.6。

黄绳武先生在《傅青主女科评注》中对清经散、两地汤评论道："清经散法在清热而不伤水，两地汤妙在壮水以制阳光。清经散……全方重在少少清火而水不伤，略略滋肾而水不亢。诚为清火良方、调经妙法。两地汤……全方不犯苦寒清热，重在甘寒养阴，育阴以潜阳，补阴以配阳，从而达到'水盛而火自平，阴生而经自调之目的'。"

清经散、两地汤的八步分析见表17。

表 17　经水先期清经散、两地汤证八步法表

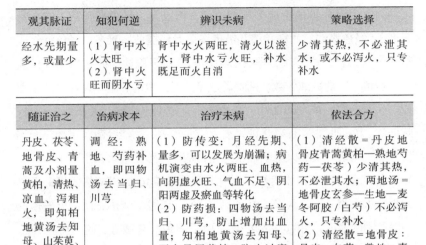

观其脉证	知犯何逆	辨识未病	策略选择
经水先期量多，或量少	（1）肾中水火太旺 （2）肾中火旺而阴水亏	肾中水火两旺，清火以滋水；肾中水亏火旺，补水既足而火自消	少清其热，不必泄其水；或不必泻火，只专补水

随证治之	治病求本	治疗未病	依法合方
丹皮、茯苓、地骨皮、青蒿及小剂量黄柏，清热、凉血、泻相火，即知柏地黄汤去知母、山茱萸、山药、泽泻，用地骨皮、青蒿替代知母泻相火，稍清其热	调经：熟地、芍药补血，即四物汤去当归、川芎	（1）防传变：月经先期、量多，可以发展为崩漏；病机演变由水火两旺、血热，向阴虚火旺、气血不足、阴阳两虚及瘀血等转化 （2）防药损：四物汤去当归、川芎，防止增加出血量；知柏地黄汤去知母、不大量用黄柏，防止过度苦寒，损伤阳气 （3）间接治疗：两方均包含滋阴以清热的治疗策略，而两地汤中麦冬、阿胶滋润肺阴以生肾阴，为金水相生法	（1）清经散＝丹皮地骨皮青蒿黄柏—熟地芍药—茯苓）少清其热，不必泄其水；两地汤＝地骨皮玄参—生地—麦冬阿胶／白芍）不必泻火，只专补水 （2）清经散＝地骨皮：丹皮、白芍、熟地：青蒿：茯苓：黄柏＝2：1.5：1：0.5：0.25；　两地汤＝生地、玄参：白芍、麦冬：地骨皮、阿胶＝2：1：0.6

【临证指要】

1. 清经散清热凉血，滋肾养阴；两地汤滋阴清热，凉血调经，前者主治月经先期、量多，后者主治月经先期、量少。本病相当于黄体功能不全等疾病出现的月经先期。其现代常用剂量及化裁如下。

清经散：地骨皮 10g，丹皮 9g，青蒿 6g，黄柏 3g（盐水浸炒），熟地 9g，白芍 9g（酒炒），茯苓 6g。

两地汤：生地 30g（酒炒），玄参 30g，白芍 15g（酒炒），麦冬 15g，地骨皮 9g，阿胶 9g（烊化）。

服法：水煎，每日 1 剂，分早晚 2 次温服。

化裁

（1）月经先期的主症为周期提前7天以上，量少或正常（亦有量多者），经色深红，质稠。清经散证多见月经提前、量多，经色鲜红或紫红，质黏稠，或有块，伴有心中烦热，口干思饮，面红目赤，舌质红、苔黄，脉滑数或弦数。两地汤证多见月经提前、量少，伴见两颧潮红，手足心热，或潮热盗汗，心烦不寐，或咽干口燥，舌质红，苔少，脉细数。临证时，实证、热证以清火凉血为主，用清经散，可清热而不伤其阴；虚证、虚热以滋阴壮水为先，两地汤妙在壮水以制阳光。

若经量过多者，加续断、生地、黑芥穗各10g，以清热固摄；虚热偏重，加女贞子、旱莲草、炒地榆各10g，以滋阴清热止血；见气短乏力等气阴两虚证，可酌加潞党参、白术、升麻、乌贼骨、茜草炭各10g。

（2）若烦渴较甚者，加知母、玄参各10g，以清热生津止渴；火甚者，加栀子、生地各10g，以清热凉血；阴虚阳亢，兼见头晕、耳鸣等症者，可酌加刺蒺藜10g，钩藤15g，夏枯草10g，龙骨、牡蛎、石决明各30g，以平肝潜阳。

2. 清经散和两地汤可用于月经先期，或阴虚血热性崩漏、产后恶露不绝、产后盗汗、经行发热；或月经量过多、经间期出血及黄体功能不全等疾病，也可以拓展应用到精液量少、精液不化症等男科疾病。

3. 月经先期，尚有肝郁血热、脾气虚弱、肾气不固等证型，不可拘于热治。

经水后期（十六）

【原文】

妇人有经水后期而来多者，人以为血虚之病也，谁知非血虚乎？盖后期之多少，实有不同，不可执一而论。盖后期而来少，血寒而不足；后期而来多，血寒而有余。夫经本于肾，而其流五脏六腑之血皆归之，故经来而诸经之血尽来附益[1]，以经水行而门启不遑迅阖[2]，诸经之血[3]乘其隙而皆出也，但血既出矣，则成不足。治法宜于补中温散之，不得曰后期者俱不足也。

方用温经摄血汤。

大熟地（一两，九蒸），白芍（一两，酒炒），川芎（五钱，酒洗），白术（五钱，土炒），柴胡（五分），五味子（三分），续断（一钱），肉桂（五分，去粗，研）。

水煎服。三剂而经调矣。

此方大补肝、肾、脾之精与血，加肉桂以祛其寒，柴胡以解其郁，是补中有散，而散不耗气；补中有泄，而泄不损阴，所以补之有益，而温之收功，此调经之妙药也，而摄血之仙丹也。凡经来后期者，俱可用。倘元气不足，加人参一二钱亦可。

【词解】

［1］附益：跟随增加。

［2］门启不遑迅阖：遑有"闲暇"或"匆忙"之意；阖有"全，总共"或"关闭"之意。比喻经水行子宫关闭不及时，易感受寒邪。

［3］诸经之血：指五脏六腑经脉之血。

【提要】

血寒导致月经后期证治。

【释义】

1. 观其脉证　经水后期而来多。

本病主症为经水后期而量多，相当于月经后期，即月经周期延长7天以上，甚则两三个月一行。月经后期可分为排卵性和无排卵性两类。排卵性月经后期，主要因为卵泡期卵泡刺激素分泌相对不足，卵泡发育迟缓，不能届时成熟而致排卵延后；无排卵性月经后期，则是在月经周期中不能形成黄体生成素、卵泡刺激素高峰，卵巢不能排卵而致月经紊乱，可表现为月经周期延后。一般认为，经行后期要连续出现 2 个周期以上者方可诊断；若延迟 7 天以内，无其他症状出现，或偶尔一次周期错后，均不作本病论。此外，青春期月经初潮后 1 年内，或围绝经期有延后而无其他症状者，亦不作疾病论。

2. **知犯何逆**　血寒而有余，肾气闭藏不及。

本条论述月经后期的病机有两个方面：一是血得温则行，得寒则凝。月经后期由血寒，血液运行迟缓导致。经量多少可划分病证的虚实，即"后期而来少，血寒而不足；后期而来多，血寒而有余"。二是"经水出诸肾"，月经后期、量多则与肾的开阖有关。肾受五脏六腑之精而藏之，肾气充盛即可月事以时下。肾气开启，月经即来；肾气关闭，月经结束。同时，月经来时，其他脏腑的血液也会同月经一起汇集、流出。如果月经结束时，肾气不能及时关闭，其他脏腑的血液也会流出，就导致了月经后期、量多。

3. **治疗策略**　补中温散。

血寒，宜温散；肾虚不固，宜补肾固摄。本病治宜"于补中温散之，不得曰后期者俱不足"。方用温经摄血汤，即四物汤去当归，加续断、五味子固摄，以及柴胡、白术、肉桂温散。其中，熟地、白芍、白术重用，大补肾、肝、脾三脏之精血；肉桂祛寒；柴胡疏肝解郁，使补中有散；川芎活血行气；续断补肝肾，行经血；五味子滋肾宁心。全方可温经摄血以调经，且可加人参补益元气。

4. **间接治疗**　补中有散，而散不耗气；补中有泄，而泄不损阴。

本方在补益精血的基础上辅以散寒、解郁，故可以"补中有散，而散不耗气；补中有泄，而泄不损阴"。

5.**随证治之**　续断、五味子温敛止血。

月经后期而量多，由肾虚不能及时闭藏引起，故本方在大量熟地补肾的基础上，加续断、五味子温敛止血。

6.**治病求本**　本病由血寒导致，故本方中用四物汤补血，加肉桂温经散寒。

7.**治疗未病**

（1）**防传变**：月经后期、量多，久则损伤气血，导致月经后期、量少，甚至是闭经。

（2）**防药损**：四物汤去当归，防止当归增加出血量。

（3）**间接治疗**：疏肝以启肾。肾气的开阖与肝有关。肝气疏散，有利于肾气开放。本方在白芍平肝的基础上，加柴胡疏肝、白术健脾，为逍遥散结构，用来疏肝，以辅助肾气的开启。

8.**依法合方**　温经摄血汤＝续断五味子—四物汤加肉桂—柴胡／白术／去当归）补中温散。

本病为血寒导致的月经后期、量多，治疗宜温血散寒，补肾固摄，即"补中温散"，方用温经摄血汤。该方以四物汤为基础，因量多，故去当归以防增加出血量；需要温散，保留了川芎。其中，续断、五味子温肾摄血，肉桂、柴胡散寒、解郁。这两组药物以四物汤调血为基础，参合了温肾闭肾、散寒、疏肝的治法。即四物汤重用熟地，加续断、五味子温肾、闭肾以摄血；四物汤重用川芎，加肉桂温经散寒；四物汤重用白芍，加柴胡、白术疏肝解郁。其剂量结构：熟地、白芍：川芎、白术：续断：柴胡、肉桂：五味子＝1两：5钱：1钱：5分：3分＝10：5：1：0.5：0.3。

温经摄血汤的八步分析见表18。

表18　经水后期温经摄血汤证八步法表

观其脉证	知犯何逆	辨识未病	策略选择
经水后期而来多	血寒而有余，肾不及闭	补中有散，而散不耗气；补中有泄，而泄不损阴	于补中温散之，不得曰后期者俱不足

随证治之	治病求本	治疗未病	依法合方
续断、五味子温敛止血	四物汤去当归、加肉桂补血散寒	（1）防传变：久则损伤气血，导致闭经 （2）防药损：四物汤去当归，防止当归增加出血量 （3）间接治疗：芍药、柴胡、白术疏肝健脾以启肾	（1）温经摄血汤＝续断五味子—四物汤加肉桂—柴胡/白术/去当归）补中温散 （2）熟地、白芍：川芎、白术：续断：柴胡、肉桂：五味子＝10:5:1:0.5:0.3

【临证指要】

1.温经摄血汤养血，温经，散寒，典型应用为血寒实证型月经后期，症见月经周期延后、量多，经色暗红、有块，小腹冷痛、拒按，得热痛减，或畏寒肢冷，面色苍白，舌质淡苔薄白，脉沉紧；亦可治疗血寒虚证型月经后期，症见月经周期延后、量少、色淡、质清稀，小腹绵绵隐痛，喜按喜暖，或腰背冷痛，小便清长，大便稀薄，舌质淡苔白，脉沉迟无力。其现代常用剂量及化裁如下。

熟地30g（九蒸），白芍30g（酒炒），川芎15g（酒洗），白术15g（土炒），柴胡1.5g，五味子0.9g，肉桂1.5g（去粗研），续断3g。

服法：水煎，每日1剂，分早晚2次温服。

化裁

（1）本病主症为月经不依时而至，常自延后，经量或多或少，经色或深或浅。经量较多、不止者，加山茱萸、枸杞子、荆芥穗各10g，摄血归经；脉迟宫寒者，加艾叶、姜炭各6g，温经摄血。

夏桂成云："方中川芎一味值得商榷。考川芎辛温，入肝、胆、心包三经，功能在于搜风止痛，理气活血。后人论述川芎味薄气雄，性最疏通，上升颠顶，旁达四肢，走而不守，虽为妇科理血之要药，若属血虚者，则不能滥用，用之不当，必致耗气伤阴。补血之四物汤中虽有川芎，但并不是用以补血，而是取其辛香走散的作用，使补而能通，不致有呆滞之弊。因此，本方温经摄血，川芎用之不宜，如果考虑到调经化瘀，既应摄血而固经，又要活血调经，免致留瘀伤中，使出血不已，应选入五灵脂、蒲黄、益母草之类。从我们的临床体会来看，当归、川芎，尤其是川芎对出血者不宜，以五灵脂、蒲黄或益母草代之为宜。月经期出血必须调经，温经摄血汤所提供的启迪是有意义的。"

（2）本病全身可伴有恶寒，小腹冷痛，腰酸膝软，舌淡苔白，脉沉迟细弱。肾虚、血虚甚者，酌加阿胶 5～10g，黄精 10g，枸杞子 10g，大枣 10g，山茱萸 10g；寒邪较甚，加鹿角霜 30g，熟附片 5～10g，吴茱萸 5～10g；气滞者，加香附 10g，佛手 10g；便溏纳差者，加砂仁 10g，白扁豆 10g，以健脾祛湿；右脉虚弱，气不足者，加党参 10g，以益气摄血。

2. 月经后期，常见于西医学排卵障碍、排卵延迟、雌激素泌不足等疾病，证属肝肾精血亏虚夹寒者，均可应用本方。经期异常、月经过多或过少、闭经、不孕症、多囊卵巢综合征等，也有应用本方的机会。

3. 月经后期尚有血寒、量少夹瘀的温经汤证、肝郁化热的丹栀逍遥散证，以及痰浊阻闭见肥胖、苔腻的苍附导痰汤证。根据全身、局部病机性质及在月经周期的阶段不同，各方剂也有自己的应用策略。如苍附导痰汤证以全身痰浊、排卵期延后为特点；丹栀逍遥散证、温经汤证可见于月经前期，有偏郁热、偏虚寒之不同。本方着眼于肾虚、开阖失调，一方面补肾、散寒、疏肝，以助肾气开启；另一方面，补肾、收敛，助肾气藏闭以摄血。

经水先后无定期（十七）

【原文】

妇人有经来断续，或前或后无定期，人以为气血之虚也，谁知是肝气之郁结乎？夫经水出诸肾，而肝为肾之子，肝郁则肾亦郁矣；肾郁[1]而气必不宣，前后之或断或续，正肾之或通或闭耳；或曰肝气郁而肾气不应，未必至于如此。殊不知子母关切，子病而母必有顾复[2]之情，肝郁而肾不无缱绻[3]之谊，肝气之或开或闭，即肾气之或去或留，相因而致，又何疑焉。治法宜舒肝之郁，即开肾之郁也，肝肾之郁既开，而经水自有一定之期矣。

方用定经汤。

菟丝子（一两，酒炒），白芍（一两，酒炒），当归（一两，酒洗），大熟地（五钱，九蒸），山药（五钱，炒），白茯苓（三钱），芥穗（二钱，炒黑），柴胡（五分）。

水煎服。二剂而经水净，四剂而经期定矣。

此方舒肝肾之气，非通经之药也；补肝肾之精，非利水之品也，肝肾之气舒而精通，肝肾之精旺而水利，不治之治，正妙于治也。

眉批：以上调经三条辨论明晰，立方微妙，但恐临时或有外感、内伤不能见效。有外感者宜加苏叶一钱，有内伤者宜加神曲二钱（炒），有因肉食积滞者再加东山楂肉二钱（炒），临症须酌用之。若肝气郁抑又当以逍遥散为主，有热加栀炭、丹皮，即加味逍遥散。

【词解】

[1]肾郁：本节"肾郁"系从病机而论。五行中，肝木与肾水的

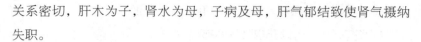

关系密切，肝木为子，肾水为母，子病及母，肝气郁结致使肾气摄纳失职。

［2］顾复：父母养育之恩。

［3］缱绻：此指肝肾关系密切，如同子母关系。

【提要】

肝肾气郁所致经水先后无定期的证治。

【释义】

1.观其脉证　经水先后无定期。

经水先后无定期，即妇人有经来断续，或前或后无定期，现指月经周期紊乱，时或提前，时或延后7天以上，连续3个周期以上者，又称"月经先后无定期""月经愆期""经乱"等。

2.知犯何逆　肝气之郁导致肾气之郁。

经水出诸肾。肾气开闭失常、郁而不宣，表现为月经断续，或前或后无定期。若肾水亏虚，不能化生肝木，或情志所伤，肝气虚而郁结，会导致肾气郁结。而脾失健运、不能升清、心肾不交、水火不济，也会导致肾气的郁闭。本病病机以肝气郁结导致的肾气郁结为主。

3.治疗策略　疏肝之郁，即开肾之郁。

脾胃虚损导致的肾气郁闭，补益脾胃可以使肾开闭正常；肾虚导致的肾气郁闭，补肾可以使肾开闭正常。同样，本节肝郁导致的肾气郁闭，疏肝可以使肾开闭正常，方用定经汤。即逍遥散去白术、甘草，以疏肝气郁滞，加熟地、菟丝子、山药、荆芥穗，以补肾、开肾之郁。

4.间接治疗　疏肝肾之气，补肝肾之精，则肝肾精旺，通而水利。

5.随证治之　山药、荆芥穗开肾之郁。

《本草新编》载山药健脾、补肾，补水而又通五脏；荆芥穗用于补肾药中，祛肾中之风邪，散气郁而不十分耗伤正气。二药与熟地、菟丝子补肾药同用，可以开启肾气的郁闭。

6. **治病求本**　逍遥散疏肝之郁。

定经汤用逍遥散疏肝解郁，即白芍平肝、当归养血、柴胡解郁、茯苓健脾。去白术，因白术只健脾，不如山药健脾，且补肾、通五脏，更切合病情。

7. **治疗未病**

（1）**防传变**：积极治疗，可以痊愈；若治疗、调护不当，可转化为崩漏或闭经。

（2）**防药损**：避免寒凉之品阻滞经血。

（3）**间接治疗**：熟地滋水涵木，菟丝子、茯苓补肾健脾，交通心肾，均有利于疏解肝肾郁结。

菟丝子入心肾，温阳而交通心肾，与滋肾的熟地、补心气的山药及沟通心肾的茯苓通用，可以交通心肾而"开肾之郁"。

8. **依法合方**　定经汤 = 山药荆芥穗—白芍当归柴胡茯苓—熟地菟丝子）疏肝之郁，即开肾之郁。

本病为月经先后无定期，因肝郁导致肾郁、肾气开闭失常所致，治宜疏解肝肾之郁。方用定经汤，即山药、荆芥穗补肾、开通肾气（与在完带汤中类似）；用逍遥散去白术，以疏肝解郁；熟地滋水涵木，菟丝子补肾，与茯苓、山药等一同交通心肾。全方用直接、间接的方法开启肾气，使月经依时而下。在用量方面，重用当归、白芍、菟丝子等质重的阴药，轻用茯苓、荆芥穗、柴胡质轻的阳药。其剂量结构：菟丝子、白芍、当归：熟地、山药：茯苓：荆芥穗、柴胡 =1 两：5 钱：3 钱：5 分 =2：1：0.6：0.1。

定经汤的八步分析见表 19。

表 19　经水先后无定期定经汤证八步法表

观其脉证	知犯何逆	辨识未病	策略选择
妇人有经来断续，或前或后无定期	肝气之郁导致肾气之郁	疏肝肾之气，补肝肾之精，则肝肾精旺，通而水利	疏肝之郁，即开肾之郁

随证治之	治病求本	治疗未病	依法合方
山药、荆芥穗开肾之郁	逍遥散疏肝之郁	（1）防传变：可转化为崩漏或闭经 （2）防药损：避免寒凉之品阻滞经血 （3）间接治疗：熟地滋水涵木；菟丝子、茯苓补肾健脾，交通心肾，均有利于肝肾郁结的疏解	（1）定经汤＝山药荆芥穗—白芍当归柴胡茯苓—熟地菟丝子）疏肝之郁，即开肾之郁 （2）菟丝子、白芍、当归：熟地、山药：茯苓：荆芥穗、柴胡＝2：1：0.6：0.1

【临证指要】

1. 定经汤疏肝解郁，补肾调经，主治肾虚肝郁之经来先后无定期。若偏肝郁，可见经行不畅，有块，少腹或乳房胀痛，胸胁胀满，心烦易怒，时欲太息，舌质淡，苔薄白，脉弦。若偏肾虚，可见月经周期不定，月经量少、色淡、质稀，伴头晕耳鸣，腰膝酸楚，夜间尿频，舌质淡，苔薄白，脉沉弱。其现代常用剂量及化裁如下。

菟丝子 30g（酒炒），白芍 30g（酒炒），当归 30g（酒洗），熟地 15g（九蒸），山药 15g（炒），茯苓 9g，荆芥穗 6g（炒黑），柴胡 1.5g。

服法：水煎，每日 1 剂，分早晚 2 次温服。

化裁

（1）本病主症为月经先后不定期，辨证应结合月经的量、色、质及脉象综合分析。经水提前时，郁热偏重，加丹皮 10g，栀子 10g，以清解郁热；经水延后时，加沉香 10g，肉桂 3g，以理气散寒；经行不畅，加乌药 10g，红花 10g，以理气活血；先期为主者，加焦山栀

10g，砂仁 10g，黄芩 10g；肾阳偏虚者，加巴戟天 10g，鹿角霜 30g，肉桂 3g；阴虚火旺者，加钩藤 15g，炙龟甲 15～30g，炒黄柏 6g。

（2）本病全身状态以肝郁、肾虚为主，或可兼见脾虚。肝郁则见少腹胀，连及胸胁，舌苔正常，脉弦；肾虚则见酸痛，舌淡，脉细弱；脾虚则见腹胀矢气，大便易溏，脉细弱，舌质淡红，苔腻。有外感者，加重柴胡剂量至 10～15g，以升散风寒，并加苏叶 5g，解表祛邪；纳差者，加砂仁 10g，神曲 10g，以理气助化。

2. 近年来，众多医家运用定经汤治疗多种妇科疾病，如不孕症、围绝经期综合征、月经病、青春期多囊卵巢综合征等。该方能改善肝郁肾虚输卵管阻塞性不孕症患者的局部血液循环，松解粘连，纠正输卵管阻塞状态，可有效地增加子宫内膜厚度，促进胚胎着床，提高妊娠率。

3. 针对本病肝肾郁结的病机特点，可采用经前、经期重疏肝，经后、经间期重补肾的治法，来调整月经周期。亦要考虑到本病的特点，加入适量的疏肝解郁、宁心和胃之品，如合欢皮、绿萼梅、玫瑰花、炙远志中的 1～2 味，每味 5～10g 即可；同时切忌香燥，当守轻清。

经水数月一行（十八）

【原文】

妇人有数月一行经者，每以为常，亦无或先或后之异，亦无或多或少之殊。人莫不以为异，而不知非异也。盖无病之人，气血两不亏损耳。夫气血既不亏损，何以数月而一行经也？妇人之中，亦有天生仙骨[1]者，经水必一季一行[2]，盖以季为数，而不以月为盈虚也。真气内藏，则坎中之真阳不损，倘加以炼形之法，一年之内，便易飞腾，无如世人不知，见经水不应月来，误认为病，妄用药饵，本无病而治之成病，是治反不如其不治也。山闻异人之教，特为阐扬，使世人见此等行经，不必妄行治疗，万勿疑为气血之不足，而轻一试也。虽然天生仙骨之妇人，世固不少，而嗜欲损夭之人，亦复甚多，又不可不立一疗救之方以辅之，方名助仙丹。

白茯苓（五钱），陈皮（五钱），白术（三钱，土炒），白芍（三钱，酒炒），山药（三钱，炒），菟丝子（二钱，酒炒），杜仲（一钱，炒黑），甘草（一钱）。

河水煎服。四剂而仍如其旧，不可再服也。

此方平补之中，实有妙理。健脾益肾而不滞，解郁清痰而不泄，不损天然之气血，便是调经之大法，何得用他药以冀通经哉？

眉批：曾见妇人一年一行经，身健无恙，妊娠后反月月行经，或至五月至七月经止不等，育男皆成人，咸以为异，或亦仙骨之所致乎，抑造化令人不测也。

【词解】

［1］天生仙骨：指生来即有特殊能力的妇人。

［2］经水必一季一行：即季经，月经三月一潮者，亦称"居经"。

【提要】

嗜欲损夭所致经水数月一行的证治。

【释义】

1. 观其脉证　经水数月一行，嗜欲损夭。

本条主症为经水数月一行，嗜欲太过。女子月经本应"一月一次，经常不变"，也有特殊情况。如《妇科心法要诀》云："月经三旬时一下，两月并月三居经，一年一至为避年，一生不至孕暗经"。月经三月一行，称为"居经"，或者"季经"。本条认为，季经对于"天生仙骨"

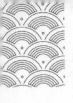

的妇人来说是正常的情况，且能帮助她们"得道成仙"。傅青主、陈世铎学派认为，经水为先天之水，如《外径微言》云："容成问于岐伯曰：天癸之水，男女皆有之，何以妇人经水谓之天癸乎？岐伯曰：天癸水，壬癸之水也。壬水属阳，癸水属阴，二水者先天之水也。男为阳，女为阴，故妇人经水以天癸名之。其实壬癸未尝不合也。"月经一月一行，对先天真水会有一定损伤；若三月一行，先天真水、真气的损伤会减少，即"真气内藏，则坎中之真阳不损"。如果在配合适当的方法，这类妇人可以"一年之内，便易飞腾"。由于一般的医生不知道这种情况，会误诊误治，导致损伤；而且，大部分人嗜欲太过，也会导致损夭，引起疾病，甚至导致死亡。

2. 知犯何逆　"天生仙骨"，心肾阳虚、痰浊蒙蔽、相火妄动而致"嗜欲损夭"。

本条认为，气血旺盛的健康人也可能月经三月一行，即所谓"天生仙骨"，或"季经"之人。这类人真气内藏，虽有月经，但坎中之真阳不损，也就是肾阴、肾水中的肾阳之火不被损耗。这样，月经三月一行，反而成了积累真阳的方式。如果再辅助炼形的方法，一年之内就可以"飞腾"成仙。这当然是那个时代的推测。现在看来，素体肾气不足，冲任充盛失常，也可以出现经水数月一行、季经的情况。

3. 治疗策略　平补之中，实有妙理。

嗜欲太过，为心君火衰，不能制约相火；相火妄动，损伤心君阳气，水液不运而生痰浊，痰浊蒙蔽更使得心肾郁遏、水火不交；心火不能寂静，相火不能依节而动，故经水数月一行。因此，本病治宜平补脾肾、祛痰解郁、交通心肾，方用助仙丹。即四君子汤去人参，加陈皮以健脾祛痰，加菟丝子、杜仲、山药补肾、温阳、开通肾气、交通心肾，加白芍平肝以解郁。

4. **间接治疗** 不损天然之气血，便是调经之大法。

患者气血亏虚并不明显，故于平补之中解郁、祛痰，保证原本的气血不被误治损伤。

5. **随证治之** 茯苓祛痰安神。

《本草新编》载茯苓入五脏，助阳，养神益智，暖脾，去痰火，和魂炼魄，久服耐老延年。茯苓在本方中祛痰安神，交通心肾，重用以治疗嗜欲太过。

6. **治病求本** 山药、菟丝子、杜仲可补肾、交通心肾。

山药健脾补肾，通五脏；杜仲入肾经，补中强志，益肾填精；菟丝子入心、肝、肾三经，益气强阴，安心定魂，能断梦遗。尤其是菟丝子可以重用，亦可一味专用，如"遇心虚之人，日夜梦精频泄者，用菟丝子三两，水十碗，煮汁三碗，分三服，早、午、夜各一服即止，且永不再遗。其故何也？盖梦遗之病，多起于淫邪之思想，思想未已，必致自泄其精，精泄之后，再加思想，则心火暗烁，相火乘心之虚，上夺君权，火欲动而水亦动矣，久则结成梦想而精遗。于是，玉关不闭，不必梦而亦遗矣。此乃心、肝、肾三经齐病，水火两虚所致。菟丝子正补心肝肾之圣药，况又不杂之别味，则力尤专，所以能直入三经以收全效也"。(《本草新编》)

7. **治疗未病**

（1）**防传变**：误治或房事不节，可导致"嗜欲损夭"。

（2）**防药损**：气血不亏，不宜大补，否则反伤气血，故用四君子汤健脾，而去人参；还需注意健脾益肾而不滞，解郁清痰而不泄，不损天然之气血。

（3）**间接治疗**：四君子汤健脾以升提；白芍平肝以解郁；陈皮行气，使补而不滞。

脾胃属土，在中焦，位于心肾之间，"脾阳苟不运，心肾必不交"（《删补名医方论》）；肝属木，为龙雷之火，起于地中，升于天上，即起于肾而通于心。本方中四君子汤健脾以升提，白芍平肝以解郁，陈皮行气，使补而不滞，均有助于交通心肾。

8. 依法合方　助仙丹＝茯苓—山药菟丝子杜仲—四君子汤去人参／陈皮）平补之中，实有妙理。

本病经水数月一行而嗜欲太过，气血不亏而心肾阳虚，痰浊蒙蔽，治宜平补脾肾，祛痰解郁，交通心肾，方用助仙丹。方中以四君子汤健脾胃，作为交通心肾的中枢；重用茯苓祛痰安神，合山药、菟丝子、杜仲补肾温阳，交通心肾。全方平补脾肾，其剂量结构：茯苓、陈皮：白术、白芍：山药：菟丝子：杜仲、甘草＝5钱：3钱：2钱：1钱＝5：3：2：1。

助仙丹八步分析见表20。

表20　经水数月一行助仙丹证八步法表

观其脉证	知犯何逆	辨识未病	策略选择
经水数月一行，嗜欲损夭	"天生仙骨"，心肾阳虚，痰浊蒙蔽，相火妄动而致"嗜欲损夭"	不损天然之气血，便是调经之大法	平补之中，实有妙理

随证治之	治病求本	治疗未病	依法合方
茯苓祛痰安神	山药、菟丝子、杜仲补肾，交通心肾	（1）防传变：误治或房事不节，可导致"嗜欲损夭" （2）防药损：气血不亏，不宜大补，否则反伤气血，故用四君子汤健脾，而去人参；还需注意健脾益肾而不滞，解郁清痰而不泄，不损天然之气血 （3）间接治疗：四君子汤健脾以升提，白芍平肝以解郁，陈皮行气，使补而不滞	（1）助仙丹＝茯苓—山药菟丝子杜仲—四君子汤去人参／陈皮）平补之中，实有妙理 （2）茯苓、陈皮：白术、白芍、山药：菟丝子：杜仲、甘草＝5：3：2：1

【临证指要】

1. 助仙丹健脾益肾，滋补精血，主治月经数月一行。其现代常用剂量及化裁如下。

茯苓15g，陈皮15g，白术9g（土炒），白芍9g（酒炒），山药9g（炒），菟丝子6g（酒炒），杜仲3g（炒黑），甘草3g。

服法：水煎，每日1剂，分早晚2次温服。

化裁

（1）本病主症月经数月一行，量多或量少，色淡，质稀。肝气郁滞者，加柴胡10g，酒香附10g，以疏肝理气；小腹疼痛拒按者，加益母草10～15g，乌药10g，活血化瘀以调经。

（2）本病气血亏虚不明显，注意补而不滞，泄而不伤。脾虚纳差者，加鸡内金30g，谷麦芽10g，健运助化以资经源。

2. 助仙丹现代常用于治疗闭经、多囊卵巢综合征、不孕症等疾病。

年老经水复行（十九）

【原文】

妇人有年五十外或六七十岁忽然行经者，或下紫血块，或如红血淋，人或谓老妇行经，是还少之象，谁知是血崩之渐乎？夫妇人至七七[1]之外，天癸已竭，又不服济阴补阳之药，如何能精满化经，一如少妇。然经不宜行而行者，乃肝不藏脾不统之故也，非精过泄而动命门之火，即气郁甚而发龙雷之炎[2]，二火交发，而血乃奔矣，有似行经而实非经也。此等之症，非大补肝脾之气与血，而血安能骤止。

方用安老汤。

人参（一两），黄芪（一两，生用），大熟地（一两，九蒸），白术

（五钱，土炒），当归（五钱，酒洗），山萸（五钱，蒸），阿胶（一钱，蛤粉炒），黑芥穗（一钱），甘草（一钱），香附（五分，酒炒），木耳炭（一钱）。

水煎服。一剂减，二剂尤减，四剂全减，十剂愈。此方补益肝脾之气，气足自能生血而摄血。尤妙大补肾水，水足而肝气自舒，肝舒而脾自得养，肝藏之而脾统之，又安有泄漏者，又何虑其血崩哉？

眉批：加贯众炭一钱，研细末，以药冲服尤妙。

【词解】

［1］七七：指七七四十九岁。《素问·上古天真论》云："七七，任脉虚，太冲脉衰少，天癸竭，地道不通，故形坏而无子也。"

［2］龙雷之炎：肾中所藏真阳，又指心肾之火。

【提要】

肝脾亏虚、气血大亏所致年老经水复行的证治。

【释义】

1. 观其脉证　年老经水复行。

本病主症为老年妇女，50 岁以上或 60 ～ 70 岁，经水已断，而又复潮，忽然行经者，或下紫血块，或如红血淋，称为经水复行，亦称"年老经水复行""经断复来"。其中，因"血气有余"所致者，不需治疗；若属虚损病证，则随证医治；若因生殖器官恶性病变所致者，预后不良，应及时发现，采取相应的措施。

2. 知犯何逆　精过泄而动命门之火，或气郁甚而发龙雷之炎，导致肝脾气血大亏，肝不藏血、脾不统血。

年老经水复行，可由房事不节，肾精过泄而触动命门之火，或肝郁气滞、化火，火热迫血妄行，使得肝不藏血、脾不统血而见经断复行，久则导致崩漏。

3. **治疗策略** 大补肝脾之气与血。

年老经水复行不是正常的月经，严重者会发展为崩漏，故宜迅速止血。虚火迫血妄行，导致肝不藏血、脾不统血而出现异常月经，补肝血、补脾气、滋肾阴即可安定虚火而止血。与老妇血崩的治疗类似，本病的治疗重点也在补益肝脾，而非补肾滋阴。这是由于老妇肾亏，天癸已竭，补肾亦不能使阴液速生而摄血，不如大补肝脾气血，佐以引血归经之品，才能迅速止血。方用安老汤，即四君子汤去茯苓、加黄芪健脾益气；四物汤去芍药、川芎，加山茱萸、阿胶补肝养血；佐香附疏肝，黑芥穗、木耳炭引血归经。

4. **间接治疗** 补益肝脾之气而摄血；大补肾水，而肝气自疏、脾自得养。

本方以大补肝脾气血为主，使气血足而摄血，出血自止；又补肾滋阴，可以使肝气得养、肝气充足而疏泄正常；肝气不再郁遏，亦不克脾而脾自健养。

5. **随证治之** 黑芥穗、木耳炭止血，引血归经。

6. **治病求本** 本方四君子汤去茯苓、加黄芪健脾益气；四物汤去芍药、川芎，加山茱萸、阿胶补肝养血。

其中，黄芪、当归为当归补血汤，黄芪重于当归，则补气为主导，当归补血以助黄芪补气；山茱萸酸涩，入肾、肝二经，温肝经之血，补肾脏之精，而阿胶入肺、肝、肾，养血，且止血止嗽，止崩止带。

7. **治疗未病**

（1）**防传变**：积极治疗，防止疾病发展为崩漏。

（2）**防药损**：补脾气用四君子汤，去茯苓，防其引气下行；补肝血用四物汤，去芍药、川芎，防其伐气、动血；疏肝用香附、不用柴胡，防柴胡劫肝阴。

（3）间接治疗：熟地补肾水以生肝木、解肝郁；香附疏肝郁以健脾。

8. 依法合方　安老汤＝黑芥穗木耳炭—人参甘草白术黄芪／熟地当归山茱萸阿胶—香附）大补肝脾之气与血。

年老经水复行，由肾精过泄而动命火，或肝气郁结而化火，两火迫血妄行，使得肝不藏血、脾不统血而成，治疗宜大补肝脾之气与血，方用安老汤。其中，四君子汤去茯苓、加黄芪大补脾气，四物汤去芍药、川芎，加山茱萸、阿胶大补肝血，佐香附疏肝，黑芥穗、木耳炭止血，引血归经。其剂量结构：人参、黄芪、熟地：白术、当归、山茱萸：阿胶、黑芥穗、甘草、木耳炭：香附＝1两：5钱：1钱：5分＝2：1：0.2：0.1。

安老汤证八步分析见表21。

表21　年老经水复行安老汤证八步法表

观其脉证	知犯何逆	辨识未病	策略选择
年老经水复行	血崩之渐，即精过泄而动命门之火，或气郁甚而发龙雷之炎，导致肝不藏、脾不统	补益肝脾之气而摄血；大补肾水，而肝气自疏，脾自得养	大补肝脾之气与血

随证治之	治病求本	治疗未病	依法合方
黑芥穗、木耳炭止血，引血归经	（1）四君子汤去茯苓、加黄芪健脾益气 （2）四物汤去芍药、川芎，加山茱萸、阿胶补肝养血	（1）防传变：积极治疗，防止疾病发展为崩漏 （2）防药损：去茯苓，防其引气下行；去芍药、川芎，防其伐气、动血；不用柴胡，防柴胡劫肝阴 （3）间接治疗：熟地补肾水以生肝木、解肝郁；香附疏肝郁以健脾	（1）安老汤＝黑芥穗木耳炭—四君子汤去茯苓、加黄芪／四物汤去芍药、川芎，加山茱萸、阿胶—香附）大补肝脾之气与血 2. 人参、黄芪、熟地：白术、当归、山茱萸：阿胶、黑芥穗、甘草、木耳炭：香附＝2：1：0.2：0.1

【临证指要】

1. 安老汤健脾益肾，补气养血，主治肝脾亏虚，气血大亏所致的年老经水复行。其现代常用剂量及化裁如下。

人参 30g，黄芪 30g（生用），熟地 30g（九蒸），白术 15g（土炒），当归 15g（酒洗），山茱萸 15g（蒸），阿胶 3g（蛤粉炒），黑芥穗 3g，木耳炭 3g，香附 1.5g（酒炒），甘草 3g。

服法：水煎，每日 1 剂，分早晚 2 次温服。

化裁

（1）本病主症为年老经水复行，或下紫血块，或如血淋，泄漏不止，血量时多时少，有似行经而实非月经。若出血量多者，加三七 5～10g，并加重黑芥穗之量至 10g，以止血归经。

（2）本病全身状态以肝脾两虚，肾水不足为主，症见面色萎黄，气短懒言，头晕，胸闷叹息，苔薄白，舌质红，脉细弦数。肝气偏盛，左脉弦劲者，加炒白芍 10g，生龙骨 30g，生牡蛎 30g，以养阴平肝；胸胁不舒者，加柴胡 6g，苏梗 6g，以疏肝理气；失眠心悸者，加远志 10g，桂圆肉 10g，五味子 10g，以安神定志。

2. 安老汤益脾补肝，育阴止漏，现代常用于治疗生殖道炎症、子宫内膜息肉所致的绝经后子宫出血而见上述症状者。

3. 本方重在补益气血，补脾调肝，缓治图本，邪盛病急者则效力不足。绝经后子宫出血因湿热、瘀毒者，不宜使用本方。

经水忽来忽断时疼时止（二十）

【原文】

妇人有经水忽来忽断[1]，时疼时止，寒热往来[2]者，人以为血之凝也，谁知是肝气不舒乎？夫肝属木而藏血，最恶风寒。妇人当行经之际，腠理大开，适逢风之吹、寒之袭，则肝气为之闭塞，而经水之道路亦随之而俱闭，由是腠理经络，各皆不宣，而寒热之作，由是而起。其气行于阳分[3]则生热，其气行于阴分[4]则生寒，然此犹感之轻者也。倘外感之风寒更甚，则内应之热气益深，往往有热入血室[5]，而变为如狂之症。若但往来寒热，是风寒未甚而热未深耳。治法宜补肝中之血，通其郁而散其风，则病随手而效，所谓治风先治血，血和风自灭，此其一也。

方用加味四物汤。

大熟地（一两，九蒸），白芍（五钱，酒炒），当归（五钱，酒洗），川芎（三钱，酒洗），白术（五钱，土炒），粉丹皮（三钱），元胡（一钱，酒炒），甘草（一钱），柴胡（一钱）。

水煎服。

此方用四物以滋脾胃之阴血；用柴胡、白芍、丹皮以宣肝经之风郁；用甘草、白术、元胡以利腰脐而和腹疼，入于表里之间，通乎经络之内，用之得宜，自奏功如响也。

眉批：加荆芥穗（炒黑）一钱尤妙。

【词解】

[1]忽来忽断："忽"为忽然、突然之意，在此比喻月经突然来、突然停。

[2]寒热往来：是发热与恶寒交替出现的一种热型，其热时自热而不觉寒，其寒时自寒而不觉热。与恶寒发热的寒热同时并作不同。

[3]行于阳分：《灵枢·邪客》云："卫气者，出其悍气之慓疾，而先行于四末、分肉、皮肤之间，而不休者也。昼日行于阳，夜行于阴。"此指行于阳分阳气盛，则生热。

［4］行于阴分：此指卫气夜行于阴分，阴气盛则生寒。

［5］热入血室：病名，出自《伤寒论》，指妇女在经期或产后，感受外邪，邪热乘虚侵入血室，与血相搏所出现的病证。

【提要】

外感风寒，肝经气不舒导致经水忽来忽断、时疼时止的证治。

【释义】

1. 观其脉证　经水忽来忽断，时疼时止，寒热往来。

本病主症为经水忽来忽断，时疼时止，兼见寒热往来，在《金匮要略》中称为热入血室，属于经期外感病。

2. 知犯何逆　外感风寒，肝气不舒。

本病起于经期外感风寒，肝气郁闭。肝气郁闭，则经水郁闭，经水忽来忽断、时疼时止；风寒阻闭腠理经络，"其气行于阳分则生热，其气行于阴分则生寒"，见寒热往来。严重时，"外感之风寒更甚，则内应之热气益深"，就可能发展为典型的热入血室实证，见到血热扰乱心神的如狂、发狂等。本病为热入血室的轻证，以病在半表半里之间，肝气郁结为要。

3. 治疗策略　补肝中之血，通其郁而散其风。

《金匮要略》治疗热入血室，以经水适断为虚，用小柴胡汤疏散外邪、扶正祛邪，后世医家多加赤芍、丹皮活血化瘀；以经水适来为实，见发狂、如狂，针刺期门，随其实而泻之，后世医家改用桃核承气汤化裁治疗。《妇科心法要诀》依照六经辨证治疗经期外感，太阳伤寒、太阳中风及少阳病，分别用麻黄汤、桂枝汤及小柴胡汤合四物汤来治疗。本条则以补肝血以疏肝郁、通解肝郁而疏散风寒为治疗策略，方用加味四物汤。即四物汤补肝血、加用柴胡、丹皮以宣肝经之风郁，加甘草、白术、延胡索以利腰脐而和腹疼。

4.间接治疗　治风先治血，血和风自灭。

补肝血以疏肝郁，通解肝郁而疏散风寒，即"所谓治风先治血，血和风自灭"。

5.随证治之　甘草、白术、延胡索利腰脐而和腹疼。

6.治病求本　四物汤调经，加柴胡、丹皮以宣肝经之风郁。

7.治疗未病

（1）防传变：失治误治，可出现热入血室典型证候，加发狂、如狂。

（2）防药损：辨别病情轻重，勿药过病所，如本方不用黄芩，以防其寒凉郁遏。

（3）间接治疗：四物汤温补肝血，畅通血行，旨在养血灭风；白术、甘草温补中气，做培土生木之功。

8.依法合方　加味四物汤＝甘草白术延胡索—柴胡丹皮—四物汤）补肝中之血，通其郁而散其风。

本病经期感受风寒、肝气郁滞，为热入血室轻证，病在气分；而加味四物汤由小柴胡汤演化而来，四物汤补肝血以畅肝气，为间接治疗作用；甘草、白术、延胡索以利腰脐而和腹疼，柴胡、丹皮以宣肝经之风郁。其剂量结构：熟地：白芍、当归、白术：川芎、丹皮：延胡索、甘草、柴胡＝1两：5钱：3钱：1钱＝2：1：0.6：0.2。

加味四物汤证八步分析见表22。

表22　经水忽来忽断时疼时止加味四物汤证八步法表

观其脉证	知犯何逆	辨识未病	策略选择
经水忽来忽断、时疼时止、寒热往来	经期感受风寒、肝气郁滞	治风先治血，血和风自灭	补肝中之血，通其郁而散其风

续表

随证治之	治病求本	治疗未病	依法合方
甘草、白术、延胡索以利腰脐而和腹疼	（1）四物汤调经 （2）柴胡、丹皮以宣肝经之风郁	（1）防传变：失治误治，可致热入血室典型证候，加发狂、如狂 （2）防药损：辨别病情轻重，勿药过病所 （3）间接治疗：四物汤温补肝血，畅通血行，旨在养血灭风；白术、甘草温补中气，做培土生木之功	（1）加味四物汤＝甘草白术延胡索—柴胡丹皮—四物汤）补肝中之血，通其郁而散其风 （2）熟地：白芍、当归、白术：川芎、丹皮：延胡索、甘草、柴胡＝2：1：0.6：0.2

【临证指要】

1. 加味四物汤调经养血，疏肝解郁，主治月经周期紊乱，经水忽来忽断，少腹隐痛，时疼时止，寒热往来。其现代常用剂量及化裁如下。

熟地 30g（九蒸），白芍 15g（酒炒），当归 15g（酒洗），川芎 9g（酒洗），白术 15g（土炒），丹皮 9g，延胡索 3g（酒炒），甘草 3g，柴胡 3g。

服法：水煎，每日 1 剂，分早晚 2 次温服。

化裁

（1）若疼痛加重，可将熟地改为生地，白芍改为赤芍，再加三七5g，生山楂 15g，木香 10g，以活血行气止痛。经水有块，腹疼较甚者，加益母草 10～15g，化瘀止痛调经；若血寒，经期腰腹疼痛者，可酌加炮姜 6g，桂枝 10g，吴茱萸 6g，枳壳 10g，香附 10g，桑寄生 10g，续断 10g，以温寒理气，行血止痛；若妊娠胎漏者，可加阿胶 10g（烊化），酒炒艾叶 6g，炙甘草 6g；若血瘀不行者，可加丹参30g，桃仁 10g，红花 10g，以逐瘀行血；若血虚而有郁热者，可加黄芩 10g，丹皮 10g，以清热活血；若气虚而不摄血者，可加党参 10g，黄芪 15～30g，白术 10g，以益气养阴。

（2）本病全身状态见寒热往来，若风寒较重，可酌情增加柴胡剂量至10～15g，加荆芥穗5g，生姜5g，更利于透邪而收和血调经之功。

2.本方可用于功能失调性子宫出血、子宫内膜异位症、子宫腺肌病、子宫内放置节育环等所致的月经忽来忽断，时疼时止，冲任损伤者。

3.辨别病情轻重，勿药过病所、寒凉郁遏。

经水未来腹先疼痛（二十一）

【原文】

妇人有经前腹疼数日，而后经水行者，其经来多是紫黑块，人以为寒极[1]而然也，谁知是热极[2]而火不化乎？夫肝属木，其中有火，舒则通畅，郁则不扬，经欲行而肝不应，则抑拂其气而疼生。然经满则不能内藏，而肝中之郁火焚烧，内逼经出，则其火亦因之而怒泄。其紫黑者，水火两战之象也；其成块者，火煎成形之状也。经失其为经者，正郁火内夺其权耳。治法似宜大泄肝中之火，然泄肝之火，而不解肝之郁，则热之标可去，而热之本未除也，其何能益？

方用宣郁通经汤。

白芍（五钱，酒炒），当归（五钱，酒洗），丹皮（五钱），山栀子（三钱，炒），白芥子（二钱，炒研），柴胡（一钱），香附（一钱，酒炒），川郁金（一钱，醋炒），黄芩（一钱，酒炒），生甘草（一钱）。

水煎。连服四剂，下月断不先腹疼而后行经矣。

此方补肝之血，而解肝之郁，利肝之气，而降肝之火，所以奏功之速。

【词解】

[1]寒极：指寒性病在一定条件下会转化为阳热的病证，是由寒转热的病情逆转。《素问·阴阳应象大论》云："寒极生热。"

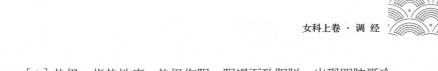

［2］热极：指热性病，热极伤阴，阴竭而致阳脱，出现四肢厥冷、大汗淋漓、脉微欲绝的亡阳证；亦有因热邪深伏出现热深厥深的假寒现象。《素问·阴阳应象大论》云："热极生寒。"

【提要】

肝郁血瘀、热极所致经水未来腹先疼痛的证治。

【释义】

1.观其脉证　经水未来腹先疼痛，多是紫黑块。

本病的主症为痛经，经前腹痛。即经前腹疼数日，经来多是紫黑块，可见于原发性痛经、子宫内膜异位症、子宫腺肌病等。

2.知犯何逆　肝郁化火，火热之极而经血不化。

本病由肝郁化火，火热之极而经血不化导致。肝属木，内寄相火，喜欢舒畅条达。肝气郁则不扬，月经欲行而肝不应，则抑拂其气而疼生；肝郁易化火，火热之极，煎熬经血，故经色紫黑、成块；郁火迫经血外出，故经血排出急迫。

3.治疗策略　大泻肝中之火，解肝之郁。

肝郁化火，火热是标，肝郁为本。治宜大泻肝中之火以治标，疏肝解郁以治本，方用宣郁通经汤。即丹栀逍遥散去白术、茯苓，以疏肝解郁清热；加白芥子、香附、郁金、黄芩加强疏肝清热、止痛的作用。方中白芍平肝，当归补肝血，丹皮、炒栀子泻肝火；炒白芥子利气散结，通络止痛；柴胡、香附、郁金、黄芩疏肝清热，行气解郁；生甘草既可缓急止痛，又能调和诸药。

4.间接治疗　补肝血以解肝郁，利肝气以降肝火。

肝郁化火，解肝郁、利肝气有助于清降肝火；肝藏血，内寄相火，体阴而用阳，喜疏畅条达，故补肝血、平肝逆有助于疏解肝气郁滞。

5.随证治之　丹皮、栀子、郁金、黄芩降泄肝火；且丹皮泻肝火、消瘀、止痛，香附解气郁气痛，白芥子祛痰止痛。

黄芩、栀子泻肝经气分火；郁金、丹皮泻肝经血分火热，并消瘀、止痛，共起泻肝经火热以治标的作用。《本草新编》载香附专解气郁气痛，调经逐瘀；白芥子能祛冷气，安五脏，逐膈膜之痰，逐瘀止痛。尤其是白芥子辛散温通，入经络，搜剔痰结，达利气通络止痛、化痰软坚散结之功，临床可广泛应用于痰瘀阻滞所致的原发性痛经、子宫内膜异位症、子宫腺肌病等，亦可用于痰气郁结所致乳腺增生病、乳腺纤维腺瘤等。

6. 治病求本　柴胡、香附疏肝解郁。

7. 治疗未病

（1）防传变：久则损耗气血，形成虚实错杂的难治病证。

（2）防药损：本病属郁热，去白术、茯苓，以防助热。

（3）间接治疗：当归养血，白芍平肝，助柴胡等疏解肝郁；柴胡、香附等疏肝郁以降肝火。

8. 依法合方　宣郁通经汤＝郁金栀子黄芩丹皮／白芥子—柴胡香附—生甘草／当归白芍）大泻肝中之火。

本病的主症为经前腹痛，见紫黑血块，为肝郁化火，火热之极而经血不化导致，治宜大泻肝中之火，解肝之郁，方用宣郁通经汤，即丹栀逍遥散去白术、茯苓疏肝解郁清热，加白芥子、香附行气祛痰止痛，郁金、黄芩清肝泄热。其中，黄芩、栀子、丹皮、郁金泻肝火以治标，且丹皮消瘀止痛，香附解气郁气痛，白芥子祛痰止痛，系对症治疗；柴胡、香附疏肝解郁以治本，当归、白芍养血平肝以解郁，生甘草清热健脾。其剂量结构：白芍、当归、丹皮：栀子：白芥子：柴胡、香附、郁金、黄芩、生甘草＝5 钱：3 钱：2 钱：1 钱＝5：3：2：1。

宣郁通经汤证八步分析见表 23。

表 23　经水未来腹先疼痛宣郁通经汤证八步法表

观其脉证	知犯何逆	辨识未病	策略选择
经水未来腹先疼痛，多是紫黑块	肝郁化火，火热之极而经血不化	补肝血以解肝郁，利肝气以降肝火	大泻肝中之火，解肝之郁

随证治之	治病求本	治疗未病	依法合方
（1）丹皮、栀子、郁金、黄芩降泻肝火；且丹皮消瘀止痛 （2）香附解气郁气痛 （3）白芥子祛痰止痛	丹皮、栀子、郁金、黄芩降泄肝火	（1）防传变：久则损耗气血，形成虚实错杂的难治病证 （2）防药损：本病属郁热，去白术、茯苓，以防助热 （3）间接治疗：当归养血，白芍平肝，助柴胡等疏解肝郁；柴胡、香附等疏肝郁以降肝火	（1）宣郁通经汤＝郁金栀子黄芩丹皮/白芥子—柴胡香附—生甘草/当归白芍）大泻肝中之火 （2）白芍、当归、丹皮：栀子：白芥子：柴胡：香附、郁金、黄芩、生甘草＝5：3：2：1

【临证指要】

1. 宣郁通经汤疏肝理气，养血滋肝，主治妇人经前腹疼数日，而后经水行者，其经来多是紫黑块。其现代常用剂量及化裁如下。

白芍 15g（酒炒），当归 15g（酒洗），丹皮 15g，栀子 9g（炒），白芥子 6g（炒研），柴胡 3g，香附 3g（酒炒），郁金 3g（醋炒），黄芩 3g（酒炒），生甘草 3g。

服法：水煎，每日 1 剂，分早晚 2 次温服。

化裁

（1）经前腹痛严重者，属肝郁火旺，经血多，血块紫暗，治疗时在清肝火、补肝血解郁基础上，加活血化瘀药效果更佳。少腹疼痛而舌红脉数者，加川楝子 10g，延胡索 10g，以理气止痛；胀痛偏重，可加台乌药 10g，沉香 10g，以疏肝行气；刺痛明显，可加蒲黄 10g，五灵脂 10g，以活血止痛；瘀块较重者，加桃仁 10g，五灵脂 10g，益母草 10g，以活血化瘀；痉挛性疼痛，加全蝎 3～5g，干地龙 5～10g，以止痉；湿浊较重，加茯苓 15g，泽兰叶 10g，马鞭草 10g，以利湿化浊。

（2）本病全身状态为肝郁化火，见心烦易怒，口干口苦，舌质红，苔或白或黄，脉弦数等。胸闷腹胀者，加青皮 6～10g，陈皮 10g，炒枳壳 10g，乌药 10g；头晕胀痛者，加天麻 10g，菊花 10g；恶心呕吐者，加陈皮 10g，姜半夏 6g。

2. 本方典型适用证为肝经郁火，血瘀胞络的经前腹痛，伴紫黑血块；亦可用于肝经郁火、痰瘀互结导致的乳腺小叶增生、赤带、继发性不孕症、功能性不射精、痤疮、乳泣、乳衄、乙肝后胁痛等疾病。

3. 本方经前 3 天水煎分服，经净则停。痛经治疗重在治本，控制疼痛仅是治标之法。补肾调周是治本之法，尤其是在经间期促排卵为治疗的关键。一般用归芍地黄汤，酌加川续断、菟丝子、紫河车、鹿角片、肉苁蓉等温肾阳，以及怀牛膝、红花、泽兰活血促排。从经间期开始，服 10 剂即可。

此外，由于原发性痛经患者以学生居多，服药时宜进行心理疏导，引导其注意经期卫生，避免饮冷着凉，才能达到较为理想的效果。

行经后少腹疼痛（二十二）

【原文】

妇人有少腹[1]疼于行经之后[2]者，人以为气血之虚也，谁知是肾气之涸乎？夫经水者，乃天一之真水也，满则溢而虚则闭，亦其常耳，何以虚能作疼哉？盖肾水一虚则水不能生木，而肝木必克脾土，木土相争，则气必逆，故尔作疼。治法必须以舒肝气为主，而益之以补肾之味，则水足而肝气益安，肝气安而逆气自顺，又何疼痛之有哉？

方用调肝汤。

山药（五钱，炒），阿胶（三钱，白面炒），当归（三钱，酒洗），白芍（三钱，酒炒），山萸肉（三钱，蒸熟），巴戟（一钱，盐水浸），甘草（一钱）。

水煎服。

此方平调肝气，既能转逆气，又善止郁疼。经后之症，以此方调理最佳。不特治经后腹疼之症也。

眉批：经前经后腹痛二方极妙，不可加减。若有别症，亦宜此方为主，另加药味治之。原方不可减去一味。

【词解】

［1］少腹：人体部位名。一为腹的下部，位于脐与骨盆之间，又称小腹。

［2］疼于行经之后：指在妇女行经后出现小腹疼痛，如周期性发作，或痛引腰骶，甚至剧痛晕厥者，则称为痛经。

【提要】

肝肾不足、肝克脾土所致行经后少腹疼痛的证治。

【释义】

1. 观其脉证　行经后少腹疼痛，可见于原发性痛经等多种疾病。

2. 知犯何逆　肾气之涸，肝郁克脾，郁逆而痛。

经前，肝主疏泄为主导，病则多见肝气郁滞；经后，肾中阳生阴长为主，故病则多为肾气亏虚，而不仅是气血虚弱。肾虚，水不生木，会导致肝气不足、运行无力而郁滞，肝郁则克脾土，木土相争，气机郁逆而致腹痛。故而，行经后少腹疼痛有肝肾亏虚、不容则痛，以及肝脾郁逆、不通则痛两个方面。

3. **治疗策略**　以疏肝气为主，而益之以补肾之味。

肝脾气机郁逆，治疗以疏肝气为主；肝肾亏虚，则宜补肝肾，滋水涵木，使肝气安而逆气自顺。方用调肝汤，即四物汤加阿胶，去熟地、川芎，以补肝血；加山药、巴戟天、山茱萸滋水涵木，甘草健脾、调和诸药。

4. **间接治疗**　水足而肝气益安，肝气安而逆气自顺。

5. **随证治之**　当归、白芍养血、柔肝，止腹痛；巴戟天补肾，"壮阳道，止小腹牵痛"。(《本草新编》)

6. **治病求本**　当归、白芍、阿胶养血、平肝、降逆。

肝藏血，内寄相火。肝血虚，则肝气易急而冲逆。本方当归养血益气，白芍养血平肝，阿胶养血滋肾，共奏"平调肝气，既能转逆气，又善止郁疼"之效。

7. **治疗未病**

（1）**防传变**：本病预后较好。

（2）**防药损**：去熟地，防其滋腻滞脾；去川芎，防其辛散，耗气伤阴。

（3）**间接治疗**：山药、山茱萸、巴戟天温肾滋阴，以滋水涵木；山药、甘草健脾，以升疏肝气。

8. **依法合方**　调肝汤＝巴戟天—当归白芍阿胶—山茱萸山药／甘草）以疏肝气为主。

本病起于肾虚、肝郁、肝脾不调，治疗重点在疏肝。方用调肝汤，当归、白芍、阿胶补肝血，山药、巴戟天、山茱萸滋水涵木，甘草健脾、调和诸药，从养血、滋肾、健脾三个方面平调肝气，以达到转逆气、止郁疼的治疗目的。其剂量结构：山药：阿胶、当归、白芍、山

茱萸：巴戟天、甘草 =5 钱：3 钱：1 钱 =5：3：1。

调肝汤证八步分析见表 24。

表 24　行经后少腹疼痛调肝汤证八步法表

观其脉证	知犯何逆	辨识未病	策略选择
行经后少腹疼痛	肾气之涸，肝郁克脾，郁逆而痛	水足而肝气益安，肝气安而逆气自顺	以疏肝气为主，而益之以补肾之味

随证治之	治病求本	治疗未病	依法合方
巴戟天、当归、白芍止腹痛	当归、白芍、阿胶养血、平肝、降逆	（1）防传变：本病预后较好 （2）防药损：去熟地，防其滋腻滞脾；去川芎，防其辛散，耗气伤阴 （3）间接治疗：山药、山茱萸、巴戟天温肾滋阴，以滋水涵木；山药、甘草健脾，以升疏肝气	（1）调肝汤中 = 巴戟天—当归白芍阿胶—山茱萸山药/甘草）以疏肝气为主 （2）山药：阿胶、当归、白芍、山茱萸：巴戟天、甘草 = 5：3：1

【临证指要】

1. 调肝汤补肾益精，养血柔肝，调气止痛，主治肝肾不足、肝克脾土所致痛经。其现代常用剂量及化裁如下。

山药 15g（炒），阿胶 9g（白面炒），当归 9g（酒洗），白芍 9g（酒炒），山茱萸 9g（蒸熟），巴戟天 3g（盐水浸），甘草 3g。

服法：水煎，每日 1 剂，分早晚 2 次温服。

化裁

（1）本病主症为痛经，经期或经后 1～2 日内小腹绵绵作痛，喜按，经色暗淡，月经量少，质薄。若经量少者，酌加鹿角胶 10g，枸杞子 10g；腰骶酸痛甚者，酌加桑寄生 10g，杜仲 10g，狗脊 10g；小腹空冷者，加续断 10g，杜仲 10g。

（2）全身症状头晕耳鸣，眼花，腰骶酸痛，小腹空坠不温，或潮热，苔薄白或薄黄，脉细弱，或沉细。兼胸胁胀者，酌加川楝子 10g，郁金 10g；眼花、苔薄黄者，加菊花 10g，丹皮 10g，赤芍 10g；潮热者，酌加鳖甲 30g，青蒿 10g，地骨皮 10g。

2. 本方益肾养肝止痛，典型适用证为痛经、经后痛甚。本条认为本方通治经后病证，现在亦应用广泛，对于闭经、崩漏、经行乳房胀痛、阴痒等疾病，疗效也满意。

3. 原文眉批认为，"经前经后腹痛二方极妙，不可加减。若有别症亦宜此方为主，另加药味治之。原方不可减去一味"。

经前腹疼吐血（二十三）

【原文】

妇人有经未行之前一二日忽然腹疼而吐血，人以为火热之极也，谁知是肝气之逆乎？夫肝之性最急，宜顺而不宜逆，顺则气安，逆则气动；血随气为行止，气安则血安，气动则血动，亦勿怪其然也。或谓经逆在肾不在肝，何以随血妄行，竟至从口上出也，是肝不藏血之故乎？抑肾不纳气而然乎？殊不知少阴之火急如奔马，得肝火直冲而上，其势最捷，反经而为血，亦至便也，正不必肝不藏血，始成吐血之症，但此等吐血与各经之吐血有不同者。盖各经之吐血，由内伤而成，经逆而吐血，乃内溢而激之使然也，其症有绝异，而其气逆则一也。治法似宜平肝以顺气，而不必益精以补肾矣。虽然，经逆而吐血，虽不大损夫血，而反复颠倒，未免太伤肾气，必须于补肾之中，用顺气之法始为得当。

方用顺经汤。

当归（五钱，酒洗），大熟地（五钱，九蒸），白芍（二钱，酒

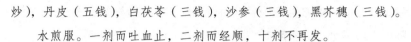
炒），丹皮（五钱），白茯苓（三钱），沙参（三钱），黑芥穗（三钱）。

水煎服。一剂而吐血止，二剂而经顺，十剂不再发。

此方于补肾调经之中，而用引血归经之品，是和血之法，实寓顺气之法也。肝不逆而肾气自顺，肾气既顺，又何经逆之有哉！

眉批：妇人年壮吐血往往有之，不可作劳症治。若认为劳症，必至肝气愈逆，非劳反成劳矣。方加茜草一钱，怀牛膝八分尤妙。

【提要】

肝气上逆所致经前腹疼吐血的证治。

【释义】

1.观其脉证　经前腹疼吐血。

经前腹疼吐血，即在经前 1～2 天忽然出现腹疼而吐血，可见于子宫内膜异位症，也可为代偿性月经，即与月经周期相似的周期性子宫外出血，临床以鼻黏膜出血多见，可伴有月经量少或闭经。

2.知犯何逆　肝气之逆，助少阴之火，迫血上行，非仅火热。

《妇科心法要诀》认为，本病为妇女经血逆行，上为吐血、衄血，错行于下则为崩漏，均由热盛引起。《女科》认为，经水出诸肾，肾司封藏、肝司疏泄，故经前腹疼、吐血，为肾中相火得肝气上逆所助，迫血上行而成。经前的女性生理活动以肝主疏泄为主导，而肝藏血，内寄相火，其性最急，宜顺而不宜逆。因此，本病的病机关键在肝气上逆，并非仅是血分有热。

3.治疗策略　平肝以顺气，益精以补肾。

肝气上逆，治宜养血平肝，辅以补肾填精，以滋水涵木而使肝气平顺。方用顺经汤，即用四物汤去川芎、加沙参，以养血、平肝；加茯苓交通心肾，丹皮、黑芥穗止血、引血归经。

4.间接治疗　和血以顺肝气，肝气顺而肾气自顺。

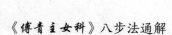

一方面，本方补肾调经、引血归经，和血以顺肝气；另一方面，肝气平顺不逆，肾气自顺，肾气既顺，经血自然平顺下行。

5. 随证治之　黑芥穗引血归经、和血、顺气；丹皮凉骨蒸之热，止吐血、衄血、呕血、咯血，兼消瘀血，定神志，止痛。

6. 治病求本　熟地、当归养肝血，白芍、沙参平肝以顺气。

7. 治疗未病

（1）**防传变**：经行吐血，久则损伤肾气。

（2）**防药损**：四物汤去川芎，顺肝气而不用柴胡等疏肝药物，均为防止这些药物升散气机，导致吐血加重。

（3）**间接治疗**：熟地滋肾，滋水涵木；茯苓安神，交通心肾；肝气顺而肾气自顺。

8. 依法合方　顺经汤＝丹皮黑芥穗—当归白芍沙参—熟地／茯苓）平肝以顺气，益精以补肾。

《妇科心法要诀》治疗本病从血热入手，经前吐血、衄血，为内热迫血妄行，宜用三黄四物汤泻火，即四物汤加大黄、黄芩、黄连；经后吐血、衄血，虽仍有热，亦不宜泻，但当用犀角地黄汤清热凉血、止血，即四物汤去当归、川芎，加犀角、丹皮。

本条从肝肾气逆入手，认为肝气冲逆为本病关键，治疗宜平肝以顺气，益精以补肾，而顺经汤也是四物汤化裁而成。其要点为四物汤去川芎、加沙参以养肝血、平肝逆，熟地滋肾阴，滋水涵木，茯苓交通心肾，而丹皮、黑芥穗止血、引血归经。其剂量结构：当归、熟地、丹皮：茯苓、沙参、黑芥穗：白芍＝5钱：3钱：2钱＝5：3：2。

顺经汤证八步分析见表25。

表 25　经前腹疼吐血顺经汤证八步法表

观其脉证	知犯何逆	辨识未病	策略选择
经前腹疼、吐血	肝气之逆，助少阴之火，迫血上行，非仅火热	和血以顺肝气，肝气顺而肾气自顺	平肝以顺气，益精以补肾

随证治之	治病求本	治疗未病	依法合方
（1）黑芥穗引血归经、和血、顺气 （2）丹皮止吐血、衄血、呕血、咯血，兼消瘀血，止痛	熟地、当归养肝血，白芍、沙参平肝以顺气	（1）防传变：经行吐血，久则损伤肾气 （2）防药损：四物汤去川芎，顺肝气而不用柴胡等疏肝药物，均为防止这些药物升散气机，导致吐血加重 （3）间接治疗：熟地滋肾、滋水涵木；茯苓交通心肾；肝气顺而肾气自顺	（1）顺经汤＝丹皮黑芥穗—当归白芍沙参—熟地/茯苓＝平肝以顺气，益精以补肾 （2）当归、熟地、丹皮：茯苓、沙参、黑芥穗：白芍＝5∶3∶2

【临证指要】

1.顺经汤滋少阴益厥阴，直折上冲肝火，疏肝顺气，达其缓急止痛之功。该方主治经期或经后吐衄，其现代常用剂量及化裁如下。

当归 15g（酒洗），熟地 15g（九蒸），白芍 6g（酒炒），丹皮 15g，茯苓 9g，沙参 9g，黑芥穗 9g。

服法：水煎，每日 1 剂，分 2 次温服。

化裁

（1）本病主症为经期或经净时吐血、咳血或衄血，量少，色鲜红，月经量少或提早。本条眉批认为，为加强化瘀止血、引血下行作用，宜"加茜草一钱，怀牛膝八分尤妙"；若咳血者，可加白茅根 15g，浙贝母 10g，杏仁 6g，以滋肺镇咳止血；血热者，加地榆 10g，茜草 10g，黄芩 6g，以清血中之热而止血；瘀血者加丹参 30g，桃仁 10g，以化瘀。

（2）本病全身症状头晕耳鸣，手足心热，颧红，潮热，干咳少痰，咽干口渴，舌红或绛，苔花剥或无苔，脉细数。本方可酌加麦冬15g，玄参15g，白茅根15g，旱莲草10g，以养阴止血；若燥咳甚，可去当归，加百合15g，马兜铃6g；吐衄较重，减当归，以生地15g易熟地，并酌加藕节10g，侧柏叶15g；烦热较重，可加地骨皮15g，银柴胡10g，知母10g；口干苔黄，大便干者，加熟大黄10g，焦栀子10g，以清热泻火；小腹绞痛，脉弦大者，加重白芍之量至30g，并加益母草15g，以活血止痛；心慌、寐不安者，加五味子10g，竹叶10g，麦冬15g，以安神定志；舌红脉细，阴亏者，加生地15g，知母10g，以滋阴清热。

2. 顺经汤滋肾润肺，引血下行，其典型适用证为经行吐衄，即代偿月经，或子宫内膜异位症引起的痛经、吐血；也可以拓展应用到鼻衄、咯血、更年期综合征及经期球结膜下出血等疾病。

3. 本病病程较长，一般需调治2～3个月经周期，才能巩固疗效。经行吐衄一证，以肝郁、血热者多，大抵气逆则上冲，血热则妄行，血热气道，吐衄之证由此而作。因此，治之之法，无非清血顺气、降逆止血之品，用药当忌辛散、升举，且不宜过用寒凉，以免助其逆气或血滞留瘀。此外，饮食上切忌辛辣、椒、姜之类。

经水将来脐下先疼痛（二十四）

【原文】

妇人有经水将来三五日前而脐下作疼，状如刀刺者；或寒热交作，所下如黑豆汁，人莫不以为血热之极，谁知是下焦寒湿相争之故乎？夫寒湿乃邪气也。妇人有冲任之脉，居于下焦；冲为血海，任主胞胎，为血室，均喜正气相通，最恶邪气相犯；经水由二经而外出，而寒湿满二经而内乱，两相争而作疼痛，邪愈盛而正气日衰。寒气生浊，而下如豆汁之黑者，见北方寒水之象也。治法利其湿而温其寒，使冲任无邪气之乱，脐下自无疼痛之疾矣。

方用温脐化湿汤。

白术（一两，土炒），白茯苓（三钱），山药（五钱，炒），巴戟肉（五钱，盐水浸），白扁豆（炒、捣，三钱），白果（十枚，捣碎），建莲子（三十枚，不去心）。

水煎服。然必须经未来前十日服之。四剂而邪气去，经水调，兼可种子。

此方君白术以利腰脐之气；用巴戟、白果以通任脉；白扁豆、山药、莲子以卫冲脉，所以寒湿扫除而经水自调，可受妊矣。倘疑腹疼为热疾，妄用寒凉，则冲任虚冷，血海变为冰海，血室反成冰室，无论难于生育，而疼痛之止，又安有日哉？

眉批：冲任之气宜通不宜降，故化湿不用苍术、薏仁。余宜类参。

【提要】

寒湿阻闭冲任所致经水将来脐下先疼痛的证治。

【释义】

1.观其脉证　经水将来三五日前而脐下作痛，状如刀刺。

经水将来三五日前而脐下作疼，状如刀刺，或伴有寒热交作，带下如黑豆汁，可见于盆腔炎性痛经。

2.知犯何逆　下焦寒湿，相争于冲任二脉。

下焦寒湿，经行之时，二邪相争于冲任二脉而腹痛；寒气生浊，带下见北方寒水之象，色如豆汁之黑。本病与黑带下不同。黑带下由火热煎熬而成，带下色黑、味腥臭而质地黏稠；本病为下焦寒湿，以

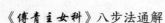

带下色黑而质地稀薄为特点。

3.治疗策略　利其湿而温其寒，和冲任。

本病治宜利湿、温阳、和冲任。方用温脐化湿汤，即参苓白术散去人参、薏苡仁、砂仁、甘草、桔梗，留白扁豆、白术、茯苓、莲子、山药以健脾利湿，加巴戟天温阳、散寒、止小腹牵痛，且巴戟天、白果可通畅任脉，白扁豆、山药、莲子可卫护冲脉。

4.间接治疗　利湿、散寒以止痛。

腹痛由寒湿相争引起，故利湿、散寒，使冲任二脉没有邪气的扰乱，脐下疼痛也就不再发作。

5.随证治之　巴戟天壮阳道，止小腹牵痛；白果治带下。

6.治病求本　减制参苓白术散利腰脐、"利其湿而温其寒"。

参苓白术散健脾利湿，白术与人参、茯苓与薏苡仁、山药与砂仁、白扁豆与桔梗、莲子与甘草各去一个，用大量白术，与茯苓、莲子、山药、白扁豆一同，健脾祛湿、利腰脐。

7.治疗未病

（1）防传变：失治误治，邪愈盛而正气日衰。

（2）防药损：不要误认为腹疼为热病，妄用寒凉药物，否则会导致冲任虚冷，痛经不能缓解，而且会导致不孕；冲任之气宜通不宜降，故化湿不用苍术、薏苡仁（眉批）。

《本草新编》载苍术"然善走大肠而祛湿，实其专功也。故与川乌同用，引湿邪下行"；载薏苡仁"凡湿感在下体者，最宜用之"。而砂仁行滞气，桔梗祛痰，人参、甘草补胃气，与本病主症与病机关系并不密切，故去之。

（3）间接治疗：巴戟天、白果以通任脉；白扁豆、山药、莲子以卫冲脉；巴戟天补火生土、交通心肾。

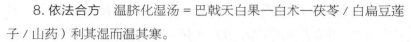

8. 依法合方　温脐化湿汤 = 巴戟天白果—白术—茯苓 / 白扁豆莲子 / 山药）利其湿而温其寒。

本病为下焦寒湿导致的痛经、黑带下，治宜利其湿而温其寒，方用温脐化湿汤，即用巴戟天温阳散寒、止腹痛；白术利腰脐，与白扁豆、山药、莲子同用，健脾利湿；又巴戟天与白果通任脉，合白扁豆、山药、莲子卫护冲脉，共奏散寒、祛湿、治带下、调冲任之效。其剂量结构：白术、莲子：山药、巴戟天、白果：茯苓、白扁豆 =10 钱：5钱：3 钱 =2：1：0.6（白果 10 枚相当于 5 钱，建莲子 30 枚作 1 两计）。

温脐化湿汤证八步分析见表 26。

表 26　经水将来脐下先疼痛温脐化湿汤证八步法表

观其脉证	知犯何逆	辨识未病	策略选择
妇人有经水将来三五日前而脐下作疼，状如刀刺者；或寒热交作，所下如黑豆汁	下焦寒湿，相争于冲任二脉	利湿、散寒以止痛	利其湿而温其寒，和冲任

随证治之	治病求本	治疗未病	依法合方
巴戟天壮阳道，止小腹牵痛；白果治带下	大量白术，与茯苓、莲子、山药、白扁豆一同，健脾祛湿、利腰脐	（1）防传变：失治误治，邪愈盛而正气日衰 （2）防药损：不要误认为腹疼为热病，妄用寒凉药物，否则会导致冲任虚冷，痛经不能缓解，而且会导致不孕；冲任之气宜通不宜降，故化湿不用苍术、薏苡仁 （3）间接治疗：巴戟天、白果以通任脉；白扁豆、山药、莲子以卫冲脉；巴戟天补火生土、交通心肾	（1）温脐化湿汤 = 巴戟天白果—白术—茯苓 / 白扁豆莲子 / 山药）利其湿而温其寒 （2）白术、莲子：山药、巴戟天、白果：茯苓、白扁豆 =2：1：0.6

【临证指要】

1. 温脐化湿汤散寒除湿，温经止痛，适用于寒湿性痛经，即由经期淋雨，涉水感寒，或久居湿地，或经水临行时误食生冷，寒湿之邪凝聚胞中，经血为寒湿所凝，运行不畅所致的痛经。其现代常用剂量及化裁如下。

白术 30g（土炒），茯苓 9g，山药 15g（炒），巴戟天 15g（盐水浸），白扁豆 9g（炒捣），白果 10 枚（捣碎），莲子 30 枚（不去心）。

服法：水煎，每日 1 剂，分 2 次温服。

化裁

（1）本病经前或经期小腹冷痛，得热则痛减，经量少，色暗红，或如黑豆汁，有瘀块，肢体畏寒，手足欠温，便溏，舌边紫，苔白润或腻，脉沉紧或弦或滑。此方加乌药 10g，沉香 3g，理气通经尤妙；膜样痛经，加三棱 10g，莪术 10g，血竭 3g；腹痛阵作，经血有较大的肉样血块，瘀血下则痛减者，加五灵脂 10g，炒蒲黄 10g，川芎 6g，细辛 3g；脐下畏寒者，加吴茱萸 10g，桂枝 10g，以温经散寒。

（2）本病全身状态表现为肢体畏寒，手足欠温，便溏，舌边紫，苔白润或腻，脉沉紧或弦或滑。纳差泛恶者，加砂仁 10g，木香 6g，以理气和胃；若肢冷汗出，加大肉桂、干姜的用量；恶心呕吐，加木香 6g，半夏 6g；腰痛，加续断 10g，桑寄生 10g；乳胀胁痛，加柴胡 10g，香附 10g；阳虚者，加党参 10g，淫羊藿 15g。

2. 值得注意的是，此方需在月经来潮前 10 日服用，效果更佳。

3. 白术在《名医别录》中谓其功效"利腰脐间血"，白术配巴戟天更能温脐利腰。《辨证录》载治腰痛方十二方，皆重用白术，其治跌打闪挫，以至腰折不能起床之续腰汤，更是重用白术半斤与熟地一斤成方。因此，温脐化湿汤略行加减也可用于各种腰痛。

经水过多（二十五）

【原文】

妇人有经水过多，行后复行[1]，面色萎黄，身体倦怠，而困乏愈甚者，人以为血热有余之故，谁知是血虚而不归经[2]乎？夫血旺始经多，血虚当经缩。今日血虚而反经多，是何言与？殊不知血归于经，虽旺而经亦不多；血不归经，虽衰而经亦不少，世之人见经水过多，谓是血之旺也，此治之所以多错耳。倘经多果是血旺，自是健壮之体，须当一行即止，精力如常，何至一行后而再行，而困乏无力耶！惟经多是血之虚，故再行而不胜其困乏，血损精散，骨中髓空，所以不能色华于面也。治法宜大补血而引之归经，又安有行后复行之病哉？

方用加减四物汤。

大熟地（一两，九蒸），白芍（三钱，酒炒），当归（五钱，酒洗），川芎（二钱，酒洗），白术（五钱，土炒），黑芥穗（三钱），山萸（三钱，蒸），续断（一钱），甘草（一钱）。

水煎服。四剂而血归经矣。十剂之后，加人参三钱，再服十剂，下月行经，适可而止矣。

夫四物汤乃补血之神品，加白术、荆芥，补中有利；加山萸、续断，止中有行；加甘草以调和诸品，使之各得其宜，所以血足而归经，归经而血自静矣。

眉批：荆芥穗炭能引血归经。方妙极，不可轻易加减。

【词解】

［1］行后复行：指月经干净后，又复出血。

［2］归经：本意是指某一药物根据它的性味、颜色归入某一经而发生疗效。推而广之，临床上任何药物，都可进入人体内某一部位引

达病所，借以更好地发挥其功能。此处指血不循经，血液溢出脉外，不循经脉运行。

【提要】

血虚所致月水过多的证治。

【释义】

1.观其脉证　经水过多，行后复行。

经水过多，行后复行，伴有面色萎黄，身体倦怠，而困乏愈甚，可见于功能失调性子宫出血等病。月经量明显增多，多出平时正常经量1倍以上，或超过80mL，周期及行经时间正常，可引起继发性贫血。

2.知犯何逆　血虚而不归经。

影响经量的有气血虚实与血是否归经两个因素。在血能归经的前提下，气血充实，月经量会偏多；而血虚不足，经量偏少。如果血不归经，无论虚实，经量都会增加。本病为血虚而血不归经，见经水过多，行后复行。其全身状态见"面色萎黄，身体倦怠，而困乏愈甚"等气血不足的表现，与血热导致的月经量多，见健壮、气血旺盛不同。

3.治疗策略　大补血而引之归经。

治宜大补血而引之归经，方用加减四物汤。即用四物汤补血，重用熟地，加山茱萸、续断补肾填精而生血，加白术、甘草健脾益气以生血，加黑芥穗引血归经。

4.间接治疗　补中有利、止中有行、调和诸药。

5.随证治之　黑芥穗引血归经。

6.治病求本　四物汤大补血。

7.治疗未病

（1）防传变：病久则发展为崩漏。

（2）防药损：误用寒凉，会加重病情。

（3）间接治疗：白术、甘草健脾生血，白术、黑芥穗补中有利；熟地、山茱萸滋肾水以生肝血；加山茱萸、续断，止中有行；加甘草以调和诸品，使之各得其宜。

8. 依法合方 加减四物汤 = 黑芥穗—四物汤—山茱萸续断/白术甘草）大补血而引之归经。

本病血虚、血不归经导致经水过多，行后复行，治宜大补血而引之归经，方用加减四物汤。四物汤大补血，加黑芥穗引血归经；加山茱萸、续断补肾填精，加白术、甘草健脾胃，此补益先后二天以生气血，又可改善全身状态。"十剂之后，加人参三钱"，增加补气作用，为急则治标、缓则治本的策略。其剂量结构：熟地：白术、当归：白芍、黑芥穗、山茱萸：川芎：续断、甘草 =10 钱：5 钱：3 钱：2 钱：1 钱 =2：1：0.6：0.4：0.2。

加减四物汤证八步分析见表 27。

表 27　经水过多加减四物汤证八步法表

观其脉证	知犯何逆	辨识未病	策略选择
经水过多，行后复行，伴有面色萎黄，身体倦怠，而困乏愈甚	血虚而不归经	补中有利、止中有行、调和诸药	大补血而引之归经

随证治之	治病求本	治疗未病	依法合方
黑芥穗引血归经	四物汤大补血	（1）防传变：病久则发展为崩漏 （2）防药损：误用寒凉，会加重病情 （3）间接治疗：白术、甘草健脾生血，白术、黑芥穗补中有利；熟地、山茱萸滋肾水以生肝血；山朱萸、续断，止中有行；甘草以调和诸品，使之各得其宜	（1）加减四物汤 = 黑芥穗—四物汤—山茱萸续断/白术甘草）大补血而引之归经 （2）熟地：白术、当归：白芍、黑芥穗、山茱萸：川芎：续断、甘草 =2：1：0.6：0.4：0.2

【临证指要】

本病月经过多，行后复行，为血虚，冲任不固，经血失于制约，归经不能，治以加减四物汤。其现代常用剂量及化裁如下。

熟地30g，白芍9g（酒炒），当归15g（酒洗），川芎6g（酒洗），白术15g（炒），黑芥穗9g，山茱萸9g，续断3g，甘草3g。

服法：水煎，每日1剂，分2次温服。

化裁：临证时慎用温燥动血之品，以免增加出血量。若月经量多，且痛经严重，还要考虑为瘀血内阻所致，在养血和血的基础上，加入活血化瘀之品，如蒲黄10g，五灵脂10g，以标本兼治。

经前泄水（二十六）

【原文】

妇人有经未来之前，泄水三日，而后行经者，人以为血旺之故，谁知是脾气之虚乎？夫脾统血，脾虚则不能摄血矣；且脾属湿土，脾虚则土不实，土不实而湿更甚，所以经水将动，而脾先不固；脾经所统之血，欲流注于血海，而湿气乘之，所以先泄水而后行经也。调经之法，不在先治其水，而在先治其血；抑不在先治其血，而在先补其气。盖气旺而血自能生，抑气旺而湿自能除，且气旺而经自能调矣。

方用健固汤。

人参（五钱），白茯苓（三钱），白术（一两，土炒），巴戟（五钱，盐水浸），薏苡仁（三钱，炒）。

水煎。连服十剂，经前不泄水矣。

此方补脾气以固脾血，则血摄于气之中，脾气日盛，自能运化其湿，湿既化为乌有，自然经水调和，又何至经前泄水哉？

眉批：与胖人不孕参看，自得立方之妙。

【提要】

脾虚所致经前泄水的证治。

【释义】

1. 观其脉证　经未来之前，泄水三日，而后行经。

本病亦称为"经行泄泻""经来泄泻"，属西医学经前期综合征范畴。

2. 知犯何逆　素体脾虚湿盛，经行之际湿气更盛。

经前先泄水而后行经，与脾气虚密切相关。脾统血、属湿土。脾虚，则脾不统血而湿更盛。经行之际，气血下注冲任，脾气更虚，湿气更盛，湿邪随气血下行，走于大肠，遂致经前泄泻。

3. 治疗策略　先补其气。

本病经前泄泻，病在水分、血分，治宜祛湿止泻、和血调经。然而，本病为脾虚不能统血、不能化湿导致，当以补气健脾为重点。先补其气，脾气健旺，就会"气旺而血自能生，抑气旺而湿自能除，且气旺而经自能调"。方用健固汤，即四君子汤补气健脾，去甘草、加薏苡仁以祛湿，加巴戟天补火生土、交通心肾。

4. 间接治疗　"气旺而血自能生，抑气旺而湿自能除，且气旺而经自能调"。

本方以补气为主，气旺则生血，且湿自能除、经自能调。

5. 随证治之　茯苓、薏苡仁健脾渗湿止泻。

6. 治病求本　人参、白术健脾益气。

7. 治疗未病

（1）防传变：本病一般预后良好。

（2）防药损：四君子汤去甘草，防其甘缓，有碍湿气的去除。

（3）间接治疗：气旺则生血，气旺则湿自能除、经自能调；巴戟天补肾助阳，补火生土、交通心肾。

8. **依法合方** 健固汤＝茯苓薏苡仁—白术人参—巴戟天）先补其气。

经前泄水总属于脾虚湿盛，治宜健脾祛湿。健固汤可以看作四君子汤去甘草、加薏苡仁与巴戟天，也可以看作减制的参苓白术散加补火生土的巴戟天。其剂量结构：白术：人参、巴戟天：茯苓、薏苡仁＝10钱：5钱：3钱＝2：1：0.6。

健固汤证八步分析见表28。

表28　经前泄水健固汤证八步法表

观其脉证	知犯何逆	辨识未病	策略选择
经未来之前，泄水三日，而后行经	素体脾虚湿盛，经行之际湿气更盛	盖气旺而血自能生，抑气旺而湿自能除，且气旺而经自能调	先补其气

随证治之	治病求本	治疗未病	依法合方
茯苓、薏苡仁健脾渗湿止泻	人参、白术健脾益气	（1）防传变：本病一般预后良好 （2）防药损：四君子汤去甘草，防其甘缓，有碍湿气的去除 （3）间接治疗：气旺则生血，气旺则湿自能除、经自能调；巴戟天补火生土、交通心肾	（1）健固汤＝茯苓薏苡仁—白术人参—巴戟天）先补其气 （2）白术：人参、巴戟天：茯苓、薏苡仁＝2：1：0.6

【临证指要】

1. 经前泄泻与脾胃有关，而经行与冲任、子宫的气血活动分不开。周期性泄泻与肾气的阴阳消长转化失常亦有关。治疗宜健脾益气，化湿调经，或补肾止泻，或疏肝理气，调经止泻。健固汤健脾除湿，主治经前或经期泄泻。其现代常用剂量及化裁如下：

人参 15g，茯苓 9g，白术 30g（土炒），巴戟天 15g（盐水浸），薏苡仁 9g（炒）。

服法：水煎，每日 1 剂，分早晚 2 次温服。

化裁

（1）月经量少者，加香附 10g，丹参 30g，泽兰 10g，生山楂 15g，益母草 15g；月经量多者，加炮姜 6g，陈棕榈炭 10g，仙鹤草 15g，以止血。肾虚偏重者，可在巴戟天基础上合四神丸温脾肾而涩肠止泻。如泄水淡黄，清稀且无邪味，腹部微冷，脾阳不足者，可加干姜 6g，肉桂 3g，以温阳散寒。

（2）本病脾经气血不足，可伴肾阳虚，见面色萎黄，精神疲倦，四肢乏力，浮肿腹胀，头昏目眩，或胸闷烦躁，口腻痰多，舌淡，苔白腻，脉细弦。若兼见小腹冷，腰骶酸坠，肾阳不足者，宜加菟丝子 10g，补骨脂 10g，以温肾暖土；如湿积成痰，痰湿壅聚胞宫，其人形体肥胖，泄水量多，状如痰涎，连绵如带，经量亦多者，可加半夏 10g，南星 10g，苍术 10g，以健脾燥湿化痰。

2. 如果湿邪久留，郁而化热，泄水色紫，状如赤豆汁，阴道灼痛，当先清热渗湿，方用龙胆泻肝汤，待热象解除，再用健脾利湿法善后。

3. 本病患者饮食宜清淡，经期应慎食生冷瓜果之类，以防食滞损伤脾阳。

经前大便下血（二十七）

【原文】

妇人有行经之前一日大便先出血者，人以为血崩之症，谁知是经流于大肠乎？夫大肠与行经之路，各有分别，何以能入乎其中？不知胞胎之系，上通心而下通肾，心肾不交，则胞胎之血，两无所归，而心肾二经之气，不来照摄，听其自便，所以血不走小肠而走大肠也。治法若单止大肠之血，则愈止而愈多；若击动三焦之气，则更拂乱而不可止。盖经水之妄行，原因心肾之不交；今不使水火之既济，而徒治其胞胎，则胞胎之气无所归，而血安有归经之日？故必大补其心与肾，使心肾之气交，而胞胎之气自不散，则大肠之血自不妄行，而经自顺矣。

方用顺经两安汤。

当归（五钱，酒洗），白芍（五钱，酒炒），大熟地（五钱，九蒸），山萸肉（二钱，蒸），人参（三钱），白术（五钱，土炒），麦冬（五钱，去心），黑芥穗（二钱），巴戟肉（一钱，盐水浸），升麻（四分）。

水煎服。二剂大肠血止，而经从前阴出矣，三剂经止，而兼可受妊矣。

此方乃大补心肝肾三经之药，全不去顾胞胎，而胞胎有所归者，以心肾之气交也。盖心肾虚则其气两分；心肾足则其气两合，心与肾不离，而胞胎之气听命于二经之摄，又安有妄动之形哉！然则心肾不交，补心肾可也，又何兼补夫肝木耶？不知肝乃肾之子、心之母也，补肝则肝气往来于心肾之间，自然上引心而下入于肾，下引肾而上入于心，不啻介绍之助也。此使心肾相交之一大法门，不特调经而然也，学人其深思诸。

眉批：若大便下血过多，精神短少，人愈消瘦，必系肝气不舒，久郁伤脾，脾伤不能统血又当分别治之。方用补血汤：嫩黄芪二两（生熟各半），归身四钱（酒洗，炒黑），杭芍炭二钱，焦白术五钱（土炒），杜仲二钱（炒断丝），荆芥炭二钱，姜炭二钱，引用贯众炭一钱冲入服之，四剂必获愈，愈后减半再服二剂。经入大肠必当行经之际而大便下血也，初病血虽错行，精神必照常，若脾不统血，精神即不能照常矣，用者辨之。

【提要】

心肾不交所致经前大便下血的证治。

【释义】

1. **观其脉证** 经前大便下血。

经前大便下血亦称"错经"，可见于经前期紧张综合征。经前期紧张综合征，在行经前和经期出现一系列症状，如头晕头痛、心烦失眠、乳房胀痛、浮肿腹泻、身痛发热、口舌糜烂、大便下血等，影响工作和生活。

2. **知犯何逆** 心肾不交，则胞胎之血两无所归，流于大肠。

心肾不交起于心肾不足，如肾阴虚、肾水不足，不能上济于心，则心阴虚，心火偏亢；心血久虚、心阴不足，不能下滋于肾，则肾阴亦亏，终致心肾不交。若心肾不交，月经将来之时，集聚到胞胎的血液则不能归于心肾，形成正常的月经，反而走于大肠，形成经前大便下血。

3. **治疗策略** 大补心肾。

治宜大补心与肾，使心肾相济，而胞胎之气自不散，则大肠之血自不妄行，而月经也就正常。方用顺经两安汤，人参、白术、麦冬补心气，熟地、山茱萸补肾阴，巴戟天温肾阳，升麻升提以沟通心肾，合四物汤去川芎以补肝调经，黑芥穗引血归经。

4. **间接治疗** 心肾之气交，而胞胎之气自不散，大肠之血自不妄行。

5. **随证治之** 黑芥穗止血、引血归经。

6. **治病求本** 人参、白术、麦冬补心气，熟地、山茱萸补肾阴，巴戟天沟通心肾。

7. **治疗未病**

（1）**防传变**：久则损伤气血。

（2）防药损：不用川芎、柴胡，防其动气血。

（3）间接治疗：补心、肝、肾三经，补肝气以交通心肾；当归养血；白芍平肝以解肝郁；升麻升提大肠之气。

8.依法合方　顺经两安汤＝黑芥穗—白术人参麦冬／熟地山茱萸巴戟天—当归白芍／升麻）大补心肾。

本病由心肾不交，胞胎之血两无所归所致，治宜大补心肝肾以交通心肾。方用顺经两安汤，即用四君子汤去甘草、茯苓，加麦冬以补心气，熟地、山茱萸、巴戟天补肾，四物汤去川芎以补肝血，使三脏气血充足，而心肾水火自能沟通，黑芥穗引血归经，升麻升提大肠之气。全方使胞胎之气正常，而经血通顺、两安。其剂量结构：当归、白芍、熟地、白术、麦冬：人参：山茱萸、黑芥穗：巴戟天：升麻＝5钱：3钱：2钱：1钱：4分＝2.5：1.5：1：0.5：0.2。

顺经两安汤证八步分析见表29。

表29　经前大便下血顺经两安汤证八步法表

观其脉证	知犯何逆	辨识未病	策略选择
经前大便下血，行经之前一日大便先出血	心肾不交，则胞胎之血，两无所归，流于大肠	心肾之气交，而胞胎之气自不散，大肠之血自不妄行	大补心肾

随证治之	治病求本	治疗未病	依法合方
黑芥穗止血、引血归经	人参、白术、麦冬补心气，熟地、山茱萸补肾阴，巴戟天交通心肾	（1）防传变：久则损伤气血 （2）防药损：不用川芎、柴胡，防其动气血 （3）间接治疗：补心肝肾三经，补肝气以交通心肾；当归养血，白芍平肝以解肝郁；升麻升提大肠之气	（1）顺经两安汤＝黑芥穗—白术人参麦冬／熟地山茱萸巴戟天—当归白芍／升麻）大补心肾 （2）当归、白芍、熟地、白术、麦冬：人参：山茱萸、黑芥穗：巴戟天：升麻＝2.5：1.5：1：0.5：0.2

【临证指要】

1. 顺经两安汤滋补心肾，益气养血，主治妇人有行经之前一日，大便先出血者。其现代常用剂量及化裁如下。

当归 15g（酒洗），白芍 15g（酒炒），熟地 15g（九蒸），山茱萸 6g（蒸），人参 9g，白术 15g（土炒），麦冬 15g，黑芥穗 6g，巴戟天 3g（盐水浸），升麻 1.2g。

服法：水煎服，每日 1 剂，分早晚 2 次温服。

化裁

（1）若小腹疼痛，加乌药 10g，延胡索 10g，以理气止痛；腹坠者，加生龙骨 30g，生牡蛎 30g，并加重升麻量至 5g。

（2）本病全身状态为心肾两虚，心肾不交，见心悸失眠，头晕耳鸣，腰膝酸软，气短乏力，舌红少苔，脉细数。腰困肾虚甚者，加生杜仲 10g，狗脊 10g，以壮腰益肾；寐差心慌者，加五味子 10g，远志 10g，以宁心安神。

2. 临证要除外痔疮、肛裂出血。

年未老经水断（二十八）

【原文】

经云：女子七七而天癸绝。有年未至七七而经水先断者，人以为血枯经闭[1]也，谁知是心肝脾之气郁乎？使其血枯，安能久延于人世。医见其经水不行，妄谓之血枯耳，其实非血之枯，乃经之闭也。且经原非血也，乃天一之水，出自肾中，是至阴之精而有至阳之气，故其色赤红似血，而实非血，所以谓之天癸。世人以经为血，此千古之误，牢不可破，倘果是血，何不名之曰血水，而曰经水乎？经水之名者，原以水

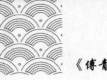

出于肾，乃癸干之化，故以名之。无如世人沿袭而不深思其旨，皆以血视之。然则经水早断[2]，似乎肾水衰涸。吾以为心肝脾气之郁者，盖以肾水之生，原不由于心肝脾，而肾水之化，实有关于心肝脾。使水位之下无土气以承之，则水溢灭火，肾气不能化；火位之下无水气以承之，则火炎铄金，肾气无所生；木位之下无金气以承之，则木妄破土[3]，肾气无以成。倘心肝脾有一经之郁，则其气不能入于肾中，肾之气即郁而不宣矣。况心肝脾俱郁，即肾气真足而无亏，尚有茹而难吐之势。矧肾气本虚，又何能盈满而化经水外泄耶！经曰：亢则害，此之谓也。此经之所以闭塞有似乎血枯，而实非血枯耳。治法必须散心肝脾之郁，而大补其肾水，仍大补其心肝脾之气，则精溢而经水自通矣。

方用益经汤。

大熟地（一两，九蒸），白术（一两，土炒），山药（五钱，炒），当归（五钱，酒洗），白芍（三钱，酒炒），生枣仁（三钱，捣碎），丹皮（二钱），沙参（三钱），柴胡（一钱），杜仲（一钱，炒黑），人参（二钱）。

水煎。连服八剂而经通矣，服三十剂而经不再闭，兼可受孕。

此方心肝脾肾四经同治药也。妙在补以通之，散以开之；倘徒补则郁不开而生火，徒散则气益衰而耗精；设或用攻坚之剂，辛热之品，则非徒无益，而又害之矣。

眉批：善医者，只用眼前纯和之品，而大病尽除；不善医者，立异矜奇，不惟无效，反致百病丛生。凡用药杂乱，假金石为上品者，戒之！戒之！

【词解】

[1] 血枯经闭：阴虚血燥，血海干涸而闭经。《兰室秘藏》云："夫经者，血脉津液所化，津液既绝，为热所燥，肌肉消瘦，时见渴

燥，血海枯竭，病名曰血枯经绝。"

［2］经水早断：指早绝经，现代认为 40 岁以前月经闭止者为早绝经，多诊断为卵巢早衰或卵巢功能低下。

［3］木妄破土：指肝火旺克伐脾土，破坏了脾的健运功能。

【提要】

心、肝、脾气机郁滞所致年未老经水断的证治。

【释义】

1. **观其脉证**　年未老经水断。

"女子七七而天癸绝"，年龄未至 49 岁者而经水先断，可见于卵巢早衰患者。

2. **知犯何逆**　心肝脾之气郁，气不能入于肾中，肾之气即郁而不宣。

经水出诸肾，而肾气之化有赖于他脏。尤其是心、肝、脾三脏，若有一经气郁，则其精气不能正常进入肾中，肾气不足，也就会郁而不宣，引起闭经，出现妇人年未老而经水断。

3. **治疗策略**　散心肝脾之郁，而大补其肾水。

经水出诸肾，故闭经的直接原因是肾气的不足与郁闭，治宜补肾、疏通肾气；"五脏盛，乃能泻"，该病间接的治疗应该是补益和疏通其他脏腑。故而，本条提出本病的治疗策略为"散心肝脾之郁，而大补其肾水，仍大补其心肝脾之气，则精溢而经水自通"。方用益经汤，即熟地、山药、杜仲补肾水，山药、白术、人参健脾气，合酸枣仁补心气，熟地、当归、白芍补肝血，而柴胡疏肝、酸枣仁通心、白术运脾、杜仲通肾气。

4. **间接治疗**　补以通之，散以开之。

本病治疗目的为开通肾气以使月经按时来潮。补以通之，补肾，

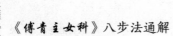

补益心、肝、脾，肾中精气充足才能恢复正常的运行节奏；散以开之，疏散心、肝、脾等脏器的气机，全身气机正常，肾气才能正常开阖。

5．随证治之　熟地、山药滋补肾阴，杜仲"补肾中之火，而有动肾气"（《本草新编》）。三药合用，补以通之。

6．治病求本　逍遥散加酸枣仁，解心肝脾之气郁。

益经汤中有当归、白芍、柴胡、白术，为逍遥散结构，可以养血、平肝而疏肝。其中，白术健脾而升提脾气。酸枣仁宁心志，安心而能安肾。

7．治疗未病

（1）**防传变**：正确治疗，预后较好。

（2）**防药损**：用药宜纯和，不可误用攻坚之剂、辛热之品，否则损伤气血，反而有害；丹皮、沙参凉血、泻肝，防止补益药物助火、动火。

（3）**间接治疗**：熟地、山药补肾水以补三脏；人参补心，白术健脾，当归、熟地、白芍补肝，补三脏以通三脏。

8．依法合方　益经汤＝熟地山药杜仲—白芍柴胡白术酸枣仁—人参当归／丹皮沙参）散心肝脾之郁，而大补其肾水。

本病年未老经水断，直接的原因为肾气闭而不能开启，而其基础为心、肝、脾气机郁遏，治疗宜散心肝脾之郁，以开肾气之郁；又精气充足是运行通畅的前提，当补益心、肝、脾、肾四脏。因此，益精汤以逍遥散为基础方剂，疏肝、健脾，加酸枣仁安心气，以及熟地、山药、杜仲补肾、开肾，人参补心，丹皮、沙参反佐。其剂量结构：熟地、白术：山药、当归：白芍、酸枣仁、沙参：丹皮、人参：柴胡、杜仲＝10钱：5钱：3钱：2钱：1钱＝2：1：0.6：0.4：0.1。

益经汤证八步分析见表30。

表30　年未老经水断益经汤证八步法表

观其脉证	知犯何逆	辨识未病	策略选择
年未老经水断	心肝脾之气郁，气不能入于肾中，肾之气即郁而不宣	补以通之，散以开之	散心肝脾之郁，而大补其肾水

随证治之	治病求本	治疗未病	依法合方
熟地、山药补肾，杜仲"补肾中之火，而有动肾气"	逍遥散加酸枣仁解心肝脾之气郁	（1）防传变：正确治疗，预后较好 （2）防药损：用药宜纯和，不可误用攻坚之剂、辛热之品，否则损伤气血，反而有害；丹皮、沙参凉血、泻肝，防止补益药物助火、动火 （3）间接治疗：熟地、山药补肾水以补三脏；人参补心，白术健脾，当归、熟地、白芍补肝，补三脏以通三脏	（1）益经汤＝熟地山药杜仲—白芍柴胡白术酸枣仁—人参当归/丹皮沙参）散心肝脾之郁，而大补其肾水 （2）熟地、白术：山药，当归：白芍、酸枣仁、沙参：丹皮、人参：柴胡、杜仲＝2：1：0.6：0.4：0.1

【临证指要】

1. 益经汤滋肾益精，解郁，主治闭经。其现代常用剂量及化裁如下。

熟地30g（九蒸），白术30g（土炒），山药15g（炒），当归15g（酒洗），白芍9g（酒炒），生酸枣仁9g（捣碎），丹皮6g，沙参9g，柴胡3g，杜仲3g（炒黑），人参6g。

服法：水煎服。每日1次，分早晚2次温服。

化裁

（1）本病主症为月经量渐少，周期不定而至停闭。偏于肾阴虚者，加龟甲30g，鳖甲30g，以滋阴通经；偏于肾阳虚者，酌加巴戟天10g，肉桂3g，以温阳通经；脉弦不利者，加沉香3g，香附10g，以理气通经。

（2）本病全身状态以肾虚为主，见腰膝酸软，头晕耳鸣，失眠健忘，心悸怔忡，或少腹胀满，食少便溏，心烦易怒，舌质淡，苔薄白，脉沉弱或沉弦。大便燥者，加肉苁蓉 30g，补而润之；脾虚血亏者，加黄芪 15g，白术 10g；肝经湿热血滞者，加龙胆草 6g，泽兰叶 10g；阳虚寒凝者，加肉桂 3g，小茴香 10g。

2. 益精汤是启迪后世标本兼治的典范。根据患者症状体征与现代医学内分泌检查结果，患者卵巢功能早衰会出现年未老经水断，在采用中西医结合诊治中，除补肾填精、养血调经以外，还可心肝脾肾四脏同治，疏散心肝脾三脏之郁，以大补其肾水，则精溢而经水自通。

身瘦不孕（二十九）

【原文】

妇人有瘦怯身躯，久不孕育[1]，一交男子，即卧病终朝。人以为气虚之故，谁知是血虚之故乎？或谓血藏于肝、精涵于肾，交感乃泄肾之精，与血虚何与？殊不知肝气不开，则精不能泄，肾精既泄，则肝气亦不能舒。以肾为肝之母，母既泄精，不能分润以养其子，则木燥乏水而火且暗动以铄精，则肾愈虚矣。况瘦人多火而又泄其精，则水益少而火益炽，水虽制火，而肾精空乏，无力以济，便成火在水上之卦，所以倦怠而卧也。此等之妇，偏易动火，然此火因贪欲而出于肝木之中，又是虚燥之火，绝非真火也。且不交合则已，交合又偏易走泄，此阴虚火旺，不能受孕。即偶尔受孕，必致逼干男子之精，随种而随消者有之。治法必须大补肾水而平肝木，水旺则血旺，血旺则火消，便成水在火上之卦。

方用养精种玉汤。

大熟地（一两，九蒸），当归（五钱，酒洗），白芍（五钱，酒炒），山萸肉（五钱，蒸熟）。

水煎服。三月便可身健受孕，才可种子。

此方之用，不特补血而纯于填精。精满则子宫易于摄精，血足则子宫易于容物，皆有子之道也。惟是贪欲者多，节欲者少，往往不验。服此者果能节欲三月。心静神清，自无不孕之理。否则，不过身体健壮而已，勿咎方之不灵也。

眉批：服药三月后不受孕，仍照原方加杜仲二钱炒断丝，续断二钱，白术五钱土炒焦，云苓三钱，服数剂后必受孕矣。

【词解】

［1］不孕育：指育龄妇女，配偶生殖功能正常，有正常性生活，未避孕同居1年而未孕者，为原发性不孕，古人称之为"全不产""无子"。曾经受孕而后1年未避孕未孕者，为继发性不孕，古人称之为"断绪"或"断续"。不育是指可以受孕且有过妊娠史，但因流产（包括习惯性流产）、异位妊娠、葡萄胎、早产、死胎或死产等而未获得活婴者。

【提要】

肝血不足所致身瘦不孕的证治。

【释义】

1. 观其脉证　瘦怯身躯，久不孕育，一交男子，即卧病终朝。

2. 知犯何逆　肝血亏虚，泄精之后，则肾水更亏虚而肝火更剧烈。

肝藏血，内寄相火；肾藏精，肾水可生肝木，故肝气开启，肝中相火才能推动肾精遗泄；肾精遗泄，若原本肾精不足，则不能生肝木，导致肝气不舒。肾水不生肝木，肝气不舒、相火暗动而铄伤肾精。若身瘦虚怯，肝血亏虚，泄精之后，则肾水更亏虚而肝火更剧烈，肾精空乏，故见倦怠而卧；阴虚火旺，肝中相火更易妄动，不但交合偏易走泄，而且导致不孕。

3. 治疗策略　大补肾水而平肝木。

血虚当补血，阴虚火旺当滋阴泻火，而肝血不足的治疗关键在于滋水涵木，故本病的治疗策略为大补肾水而平肝木，使水旺则血旺，血旺则火消。方用养精种玉汤，即六味地黄汤只留熟地、山茱萸大补肾水，合四物汤去川芎以补肝血、平肝泻火。

4. 间接治疗　水旺则血旺，血旺则火消。

5. 随证治之　熟地、山茱萸补肾填精。

肾精充足，则子宫易于摄纳男精。《辨证录》中本病应用的是养阴种玉汤和五美丹。养阴种玉汤为六味地黄汤去泽泻，加杜仲、菊花、牛膝，合四物汤去川芎；五美丹为六味地黄汤去茯苓、泽泻、丹皮，加当归、麦冬。因此，本方虽然仅有熟地、山茱萸两味药物，起到的依旧是六味地黄汤补肾的作用。

6. 治病求本　四物汤去川芎以补养肝血。

7. 治疗未病

（1）防传变：惟是世人贪欲者多，节欲者少，服此药果能节欲三月，定然坐孕，否止可身健，勿咎药品之未灵也。

（2）防药损：易误诊为气虚，会导致"水益少而火益炽"；防止耗伤阴血，故四物汤去川芎，六味地黄汤去茯苓、泽泻、丹皮。

（3）间接治疗：熟地、山茱萸补肾填精，精满则子宫易于摄精；四物汤补虚，血足则子宫易于容物；芍药平肝，不克脾胃而脏腑各安，火热自散。

8. 依法合方　养精种玉汤＝熟地山茱萸—当归白芍＝四物汤去川芎＋1/3 六味地黄汤）大补肾水而平肝木。

本病患者身瘦，主症为不孕，且一交男子，卧病终朝，为血亏虚，泄精之后，肾水更亏虚而肝火更剧烈引起，治宜大补肾水而平肝木。方用养精种玉汤，即用六味地黄中的熟地、山茱萸大补肾水，补益肾精不足，且滋水涵木，化生肝血；用四物汤去川芎以养肝血，使肝血充足而虚火自除，肝血充足，肝逆平复而肝郁自解。其剂量结构：熟地：当归、白芍、山茱萸＝10钱：5钱＝2：1。

养精种玉汤证八步分析见表 31。

表 31　身瘦不孕养精种玉汤证八步法表

观其脉证	知犯何逆	辨识未病	策略选择
瘦怯身躯，久不孕育，一交男子，即卧病终朝	肝血亏虚，泄精之后，则肾水更亏虚而肝火更剧烈	精满则子宫易于摄精，血足则子宫易于容物	大补肾水而平肝木，水旺则血旺，血旺则火消

随证治之	治病求本	治疗未病	依法合方
熟地、山茱萸补肾填精	四物汤去川芎补养肝血	（1）防传变：节欲三月，定然坐孕，否止可身健，勿咎药品之未灵也 （2）防药损：易误诊为气虚，会导致"水益少而火益炽"；防止耗伤阴血，故四物汤去川芎，六味地黄汤去茯苓、泽泻、丹皮 （3）间接治疗：熟地、山茱萸补肾填精；四物汤补虚；芍药平肝，不克脾胃而脏腑各安，火热自散	（1）养精种玉汤＝熟地山茱萸—当归芍药＝四物汤去川芎+1/3六味地黄汤）大补肾水而平肝木 （2）熟地：当归、白芍、山茱萸=2：1

【临证指要】

1. 养精种玉汤滋阴养血填精，典型适用证为阴血亏虚，肝亢火偏旺的不孕症。其现代常用剂量及化裁如下。

熟地 30g（九蒸），当归 15g（酒洗），白芍 15g（酒炒），山茱萸 15g（蒸熟）。

服法：经后期，水煎，每日 1 剂，分早晚 2 次温服。

化裁

（1）本病主症为婚久不孕，月经后期，量少色淡暗褐。服药三月后不受孕，仍照原方加杜仲二钱炒断丝，续断二钱，白术五钱土炒焦，云苓三钱，服数剂后必受孕。胞宫虚热者，加地骨皮 10g，以滋阴清热；血虚者，加女贞子 10g，阿胶 10g（烊化），党参 10g，黄芪 15g，以益气养血；如宫体发育较差，基础体温呈单相及黄体不足，行经少腹冷感隐痛，性欲淡薄者，加鹿角霜 9g，肉桂 6g，紫石英 15g；月经超前、延后，临经乳房及少腹胀痛，经来不畅，量少色紫，伴有血块者，加香附 10g，橘叶、橘核各 9g，逍遥丸 15g（吞服）；输卵管通而不畅或一侧阻塞者，加穿山甲 10g，皂角刺、路路通各 15g。

（2）本病全身状态为形体瘦弱，头晕目眩，口燥咽干，心中烦热，舌质淡红，少苔或苔薄，脉虚细或细数。气血两虚者，加党参、山药各 15g；血虚未复，营阴不足者，合两地汤，药用玄参、麦冬、阿胶、地骨皮、龟甲、枸杞子各 10 ～ 12g。

2. 患者身瘦多火，性情烦躁，欲火易炽，故治疗期间须清心宁虑，节欲寡愁，可配以饮食调补（羊肉 500g，当归 25g，党参 25g，山药 25g，佛手片 15g，用砂锅熬汤），方能种玉成孕。

3. 养精种玉汤的现代应用范围包括不孕症、月经过少、多囊卵巢综合征、体外受精等。

胸满不思食不孕（三十）

【原文】

妇人有饮食少思，胸膈满闷，终日倦怠思睡，一经房事，呻吟不已。人以为脾胃之气虚也，谁知是肾气不足乎？夫气宜升腾，不宜消降。升腾于上焦则脾胃易于分运，降陷于下焦则脾胃难于运化。人乏水谷之养，则精神自尔倦怠，脾胃之气，可升而不可降也，明甚。然则，脾胃之气，虽充于脾胃之中，实生于两肾之内。无肾中之水气，则胃之气不能腾；无肾中之火气，则脾之气不能化。惟有肾之水火二气，而脾胃之气始能升腾而不降也。然则补脾胃之气，可不急补肾中水火之气乎？治法必以补肾气为主，但补肾而不兼补脾胃之品，则肾之水火二气，不能提于至阳之上也。

方用并提汤。

大熟地（一两，九蒸），巴戟（一两，盐水浸），白术（一两，土炒），人参（五钱），黄芪（五钱，生用），山萸肉（三钱，蒸），枸杞（二钱），柴胡（五分）。

水煎服。三月而肾气大旺，再服一月，未有不能受孕者。

此方补气之药，多于补精，似乎以补脾胃为主矣。孰知脾胃健而生精自易，是补脾胃之气与血，正所以补肾之精与水也。又益以补精之味，则阴气自足，阳气易升，自尔升腾于上焦矣。阳气不下临，则无非大地阳春，随遇皆是化生之机，安有不受孕之理与？

眉批：胸满不孕，人每以为脾胃虚寒，不能克食，用扶脾消导之药，胃气愈虚，何能受孕？妙在立方不峻补肾火，所以不用桂、附等药，但专补肾气，使脾胃之气不复下陷，则带脉气充，胞胎气暖，自然受孕无难矣。

【提要】

肾气不足所致胸满不思食不孕的证治。

【释义】

1. 观其脉证　胸满不思食不孕。

不孕，饮食少思，胸膈满闷，终日倦怠思睡，一经房事，呻吟不已。

2. 知犯何逆　肾气不足，火不生土，肾气虚则脾胃之气不升反陷。

肾在下焦，其中水火升腾于上焦，可助中焦脾胃运化水谷精微。如果肾气不足，升腾无力，脾胃运化就会受到影响，出现类似脾胃虚损的表现。二者的区别：火不生土的脾胃功能虚弱，不是真的虚损，

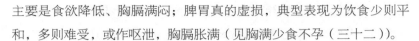

主要是食欲降低、胸膈满闷；脾胃真的虚损，典型表现为饮食少则平和，多则难受，或作呕泄，胸膈胀满（见胸满少食不孕（三十二））。

3. **治疗策略** 补肾气为主，而兼补脾胃。

火不生土，治宜补肾气为主；而先天水火依赖后天水谷滋养，故当兼补脾胃，方用并提汤，即减制的杞菊地黄汤大补肾气，合减制补中益气汤健脾升阳。

4. **间接治疗** 急补肾中水火之气以补脾胃之气；补脾胃之品，助肾之水火二气提于至阳之上。

5. **随证治之** 熟地、山茱萸、枸杞子、巴戟天补肾填精助孕。

6. **治病求本** 熟地、山茱萸、枸杞子补肾填精、补肾水；巴戟天壮阳道、补肾火。

巴戟天之甘温，补肾火而不烁肾水。《本草新编》载："夫命门火衰，则脾胃寒虚，即不能大进饮食。用附子、肉桂，以温命门，未免过于太热，何如用巴戟天之甘温，补其火，而又不烁其水之为妙耶。"即巴戟天尤其适合火不生土。

7. **治疗未病**

（1）**防传变**：失治误治，发展为脾肾两虚。

（2）**防药损**：误用扶脾消导药，胃气愈虚，更难受孕；不峻补肾火，不用桂、附等药，以防温燥损伤。

（3）**间接治疗**：白术、人参、黄芪、柴胡，为补中益气汤去当归、陈皮、升麻，健脾胃以生肾精、升提肾中水火二气；熟地、山茱萸、枸杞子补肾阴以生肾气；巴戟天阳中求阴，沟通心肾。

8. **依法合方** 并提汤 = 熟地山茱萸枸杞子 / 巴戟天—白术人参黄芪 / 柴胡）补肾气为主，而兼补脾胃。

胸满不思食不孕，为肾气不足，火不生土，脾胃之气下陷导致，治宜以补肾气为主，兼补脾胃之品。并提汤补益、升提先后二天精气，用熟地、山茱萸、枸杞子、巴戟天补肾、补后天水火，且可助孕，为杞菊地黄汤去菊花、山药、茯苓、泽泻、丹皮，加巴戟天交通心肾；用白术、人参、黄芪、柴胡以健脾升提，即补中益气汤去当归、陈皮、升麻。其剂量结构：熟地、巴戟天、白术：人参、黄芪：山茱萸：枸杞子：柴胡 =10 钱：5 钱：3 钱：2 钱：5 分 =2：1：0.6：0.4：0.1。

　　并提汤证八步分析见表 32。

表 32　胸满不思食不孕并提汤证八步法表

观其脉证	知犯何逆	辨识未病	策略选择
胸满不思食不孕，饮食少思，胸膈满闷，终日倦怠思睡，一经房事，呻吟不已	肾气不足，火不生土，肾气虚则脾胃之气不升反陷	急补肾中水火之气以补脾胃之气；补脾胃之品，助肾之水火二气提于至阳之上	补肾气为主，而兼补脾胃

随证治之	治病求本	治疗未病	依法合方
熟地、山茱萸、枸杞子、巴戟天补肾填精助孕	熟地、山茱萸、枸杞子补肾填精、补肾水；巴戟天壮阳道、补肾火	（1）防传变：失治误治，发展为脾肾两虚 （2）防药损：误用扶脾消导药，胃气愈虚，不峻补肾火，不用桂、附等药 （3）间接治疗：白术、人参、黄芪、柴胡，为补中益气汤去当归、陈皮、升麻，健脾胃以生肾精，升提肾中水火二气；熟地、山茱萸、枸杞子补肾阴以生肾气；巴戟天阳中求阴，沟通心肾	（1）并提汤 =熟地山茱萸枸杞子 /巴戟天—白术人参黄芪 /柴胡）补肾气为主，而兼补脾胃 （2）熟地、巴戟天、白术：人参、黄芪：山茱萸：枸杞子：柴胡 =2：1：0.6：0.4：0.1

【临证指要】略。

150

下部冰冷不孕（三十一）

【原文】

妇人有下体冰冷，非火不暖。交感之际，阴中绝无温热之气。人以为天分之薄也，谁知是胞胎[1]寒之极乎？夫寒冰之地，不生草木；重阴之渊，不长鱼龙。今胞胎既寒，何能受孕？虽男子鼓勇力战，其精甚热，直射于子宫之内，而寒冰之气相逼，亦不过茹之于暂，而不能不吐之于久也，夫犹是人也。此妇之胞胎，何以寒凉至此，岂非天分之薄乎？非也！盖胞胎居于心肾之间，上系于心，而下系于肾，胞胎之寒凉，乃心肾二火[2]之衰微也。故治胞胎者，必须补心肾二火而后可。

方用温胞饮。

白术（一两，土炒），巴戟（一两，盐水浸），人参（三钱），杜仲（三钱，炒黑），菟丝子（三钱，酒浸炒），山药（三钱，炒），芡实（三钱，炒），肉桂（二钱，去粗，研），附子（三分，制），补骨脂（二钱，盐水炒）。

水煎服。一月而胞胎热。此方之妙，补心而即补肾，温肾而即温心。心肾之气旺，则心肾之火自生。心肾之火生，则胞胎之寒自散。原因胞胎之寒以至茹而即吐，而今胞胎自热矣，尚有施而不受者乎？若改汤为丸，朝夕吞服，尤能摄精，断不至有伯道无儿之叹也。

眉批：今之种子者多喜服热药，不知此方特为胞胎寒者设。若胞胎有热，则不宜服，审之。

【词解】

[1]胞胎：《外经微言》认为胞胎为脏，上系心，下连肾，往来心肾，接续于水火。

[2]心肾二火：指君火与命火。心主君火，肾主命火，二者相得

益彰。

【提要】

心肾火衰、胞胎寒极所致下部冰冷不孕的证治。

【释义】

1. 观其脉证 下体冰冷，非火不暖，尤其是交感之际，阴中寒冷，绝无温热之气。

2. 知犯何逆 胞胎寒凉之极，即心肾二火虚衰。

患者下体冰冷、阴中冷，胞胎寒凉之极，影响受孕。胞胎居于心肾之间，上系于心，而下系于肾，胞胎寒凉，即心肾二火虚衰。肾阳不足，命门火衰，阳虚气弱，肾失温煦，不能触发氤氲乐育之气；君火不足，人体五脏六腑正常功能失常，胞宫得不到君火、命火温煦，难以摄精成孕。

3. 治疗策略 补心肾二火。

补心肾二火，即补胞胎阳气，散虚寒。方用温胞饮，即白术、人参、山药，加巴戟天、菟丝子补心火，加肉桂、附子及杜仲、补骨脂、芡实补肾火。其中，盐水浸巴戟天、盐水炒补骨脂、杜仲炒黑、酒浸后炒菟丝子、炒肉桂温补命门，助肾阳益精；制附子补益君火益命门，温肾助阳以化阴；人参、山药、白术益气健脾、益生化之源并除寒湿，芡实补肾涩精。全方共奏温君火与命火而不燥、助阳暖宫、填精助孕之效。

4. 间接治疗 心肾之气旺，心肾之火自生，则胞胎之寒自散。

5. 随证治之 肉桂疗下焦虚寒，附子祛五脏阴寒、温脾胃而通腰肾。

妇人下体冰冷，尤其是交感之际，阴中绝无温热之气，需要用附子、肉桂大辛大热之品，温阳散寒。《本草新编》载肉桂味辛、甘、

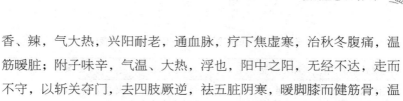

香、辣，气大热，兴阳耐老，通血脉，疗下焦虚寒，治秋冬腹痛，温筋暖脏；附子味辛，气温、大热，浮也，阳中之阳，无经不达，走而不守，以斩关夺门，去四肢厥逆，祛五脏阴寒，暖脚膝而健筋骨，温脾胃而通腰肾。

6. 治病求本 白术、人参、山药补心气，加巴戟天、菟丝子补心火，且交通心肾；山药、巴戟天、菟丝子补肾温阳，合杜仲、补骨脂、芡实及肉桂、附子补肾火。

7. 治疗未病

（1）**防传变**：阳虚寒盛演化为阴阳两虚。

（2）**防药损**：眉批谓"今之种子者多喜服热药，不知此方特为胞胎寒者设。若胞胎有热，则不宜服，审之"。

（3）**间接治疗**：白术、人参、山药补气以温阳，巴戟天、菟丝子、杜仲、补骨脂温阳以散寒，附子、肉桂散寒，胞胎寒散自能受孕。

8. 依法合方 温胞饮＝肉桂附子—人参白术山药—杜仲补骨脂芡实／巴戟天菟丝子）补心肾二火。

本病下体冰冷，尤其是交感之际，阴中寒冷，为胞胎寒凉，心肾二火虚衰，治宜补心肾二火。方用温胞饮，即白术、人参、山药，加巴戟天、菟丝子补心火，交通心肾；肉桂、附子及杜仲、补骨脂、芡实补肾火，而肉桂、附子祛寒通阳，尤为对症之药。其剂量结构：白术、巴戟天：人参、杜仲、菟丝子、山药、芡实：肉桂、补骨脂：附子＝10钱：3钱：2钱：3分＝3.3：1：0.7：0.1。

温胞饮证八步分析见表33。

表33　下部冰冷不孕温胞饮证八步法表

观其脉证	知犯何逆	辨识未病	策略选择
下体冰冷，交感之际，阴中绝无温热之气	胞胎寒凉之极，即心肾二火虚衰	心肾之气旺，心肾之火自生，则胞胎之寒自散	补心肾二火

随证治之	治病求本	治疗未病	依法合方
（1）肉桂疗下焦虚寒 （2）附子祛五脏阴寒、温脾胃而通腰肾	（1）白术、人参、山药，加巴戟天、菟丝子补心火 （2）杜仲、补骨脂、芡实补肾火	（1）防传变：阳虚寒盛演化为阴阳两虚 （2）防药损：眉批谓"今之种子者多喜服热药，不知此方特为胞胎寒者设。若胞胎有热，则不宜服，审之" （3）间接治疗：白术、人参、山药补气以温阳，巴戟天、菟丝子、杜仲、补骨脂温阳以散寒，附子、肉桂散寒，胞胎寒散自能受孕	（1）温胞饮＝肉桂附子—人参白术山药—杜仲补骨脂芡实/巴戟天菟丝子）补心肾二火 （2）白术、巴戟天：人参、杜仲、菟丝子、山药、芡实：肉桂、补骨脂：附子＝3.3：1：0.7：0.1

【临证指要】

1. 温胞饮温补心肾，暖胞祛寒，主治心肾阳虚，下身冰冷不孕。其现代常用剂量及化裁如下。

白术30g（炒），巴戟天30g（水浸），人参9g，杜仲（炒黑）9g，菟丝子9g（酒浸，炒），山药9g（炒），芡实9g（炒），肉桂0.4g（去粗，研），制附子0.6g，补骨脂6g（水炒）。

服法：水煎，每日1剂，分早晚2次温服。

化裁

（1）本病主症为心肾阳虚，下身冰冷不孕，可见性欲淡漠。若畏寒腹冷，腰骶酸楚，苔薄白，质淡，脉沉迟者，倍用肉桂、附子剂量，加紫石英15g，以助阳补肾壮火；若子宫发育不良，应积极早治，加入血肉有情之品，如紫河车、鹿角片（或鹿茸）、桃仁、丹参、茺蔚子各 10g；性欲淡漠者，加淫羊藿、仙茅、石楠藤、肉苁蓉各 10g。

（2）若兼月经稀发，量少色淡，经期多后延，头晕目眩，面色萎黄，精神倦怠，舌淡苔薄，脉沉细者，加紫河车 12g，枸杞子 15g，女贞子 15g，旱莲草 10g，以调肝补肾填精；痛经夹瘀，经行小腹胀痛，经血块多，色暗，面部有褐色斑，舌紫暗或瘀点，脉弦不畅，加血竭 3g，红花 5g，香附 10g，川芎 5g，以行气活血行瘀。

2. 本方可于黄体期连服 10 剂，其余时间口服中成药鹿胎颗粒补气养血。

3. 温胞饮常用于治疗不孕症，亦有治疗男子少精症的报道。

胸满少食不孕（三十二）

【原文】

妇人有素性恬淡，饮食少则平和，多则难受，或作呕泄，胸膈胀满，久不受孕。人以为赋禀之薄也，谁知是脾胃虚寒乎？夫脾胃之虚寒，原因心肾之虚寒耳。盖胃土非心火不能生，脾土非肾火不能化。心肾之火衰，则脾胃失生化之权，即不能消水谷以化精微矣。既不能化水谷之精微，自无津液以灌溉于胞胎之中。欲胞胎有温暖之气，以养胚胎，必不可得。纵然受胎而带脉无力，亦必堕落。此脾胃虚寒之咎，故无玉麟之毓也。治法可不急温补其脾胃乎？然脾之母原在肾之命门[1]，胃之母原在心之包络[2]。欲温补脾胃，必须补二经之火。盖母旺子必不弱，母热子必不寒，此子病治母[3]之义也。

方用温土毓麟[4]汤。

巴戟（一两，去心酒浸），覆盆子（一两，酒浸蒸），白术（五钱，土炒），人参（三钱），怀山药（五钱，炒），神曲（一钱，炒）。

水煎服，一月可以种子矣。

此方之妙，温补脾胃而又兼补命门与心包络之火。药味不多而四经并治。命门心包之火旺，则脾与胃无寒冷之虞，子母相顾，一家和合，自然饮食多而善化，气血旺而能任，带脉有力，不虞落胎，安有不玉麟之有哉！

眉批：少食不孕与胸满不思饮食有间，一补肾中之气，一补命门与心包络之火，药味不多，其君、臣、佐、使之妙，宜细参之。

【词解】

[1] 脾之母原在肾之命门：按照五行相生的次序为火生土，即"心生脾"，心功能正常，能够帮助脾行使正常功能，故心为脾之母。本节所述"脾之母原在肾之命门"指脾阳虚衰，是肾阳不能温养而致；脾主运化水谷精微，须借助肾阳的温煦，肾脏精气亦有赖于水谷精微的不断补充与化生，脾与肾是相互资生、相互影响的。

[2] 胃之母原在心之包络：脾胃与心为相生关系、母子关系。脾失健运和胃气虚弱，源于心阳虚衰，不能温濡脾胃，使中焦积寒运化不利，称其为"火不生土"。另外，胃络通心，胃失心阳濡养，出现腹满食少纳呆、运化滞塞等症。

[3] 子病治母：主要适用于母子关系失调的证，基本原则是补母或泻子，即"虚则补其母，实则泻其子"。

[4] 毓麟：毓同育，麟，麒麟。此为育子之意。

【提要】

心肾火衰、脾胃虚寒所致胸满少食不孕的证治。

【释义】

1. 观其脉证　胸满少食不孕。

素性恬淡，饮食少则平和，多则难受，或作呕泄，胸膈胀满，久不受孕。

2.**知犯何逆**　心肾火衰，火不生土而脾胃虚寒，水谷不化，胞胎失养。

脾胃虚弱，运化无力，胞胎失于气血濡养，无温暖之气以养胚胎，故出现不孕，或怀孕后堕胎。而脾胃虚弱的原因，则为心肾火衰，火不生土的因素，即"心肾之火衰，则脾胃失生化之权"。

3.**治疗策略**　急温补其脾胃，佐补火生土。

脾胃虚弱，当急温补其脾胃；火不生土，宜补火生土。方用温土毓麟汤，即用白术、人参、山药健脾胃，巴戟天、覆盆子补火生土，神曲消食和胃。

4.**间接治疗**　补火生土。

傅青主、陈士铎学派认为，脾土之母为肾、命门之火，胃土之母为心包络之火。补火生土，即补心包络、命门二经之火。

5.**随证治之**　覆盆子入五脏命门，温中补虚，女人多服结孕。

6.**治病求本**　人参、白术、山药健脾胃。

7.**治疗未病**

（1）**防传变：**略。

（2）**防药损：**神曲消食，防止补益药物碍滞脾胃。

（3）**间接治疗：**此方之妙，温补脾胃而又兼补命门与心包络之火。巴戟天入心、肾二经，覆盆子入五脏命门，二药为补火生土之要药。

8.**依法合方**　温土毓麟汤＝覆盆子—白术人参山药—神曲／巴戟天）急温补其脾胃，补火生土。

本病为心肾火衰，火不生土导致的脾胃虚弱，治宜补益脾胃，佐补心肾阳气、以补火生土。方用温土毓麟汤，以白术、人参、山药健脾胃为主，亦加神曲消食和胃，而覆盆子、巴戟天温心肾、补火生土

为辅。其剂量结构：巴戟天、覆盆子：白术、山药：人参：神曲 =10
钱：5 钱：3 钱：1 钱 =2：1：0.6：0.2。

温土毓麟汤证八步分析见表 34。

表 34　胸满少食不孕温土毓麟汤证八步法表

观其脉证	知犯何逆	辨识未病	策略选择
素性恬淡，饮食少则平和，多则难受，或作呕泄，胸膈胀满，久不受孕	心肾火衰，火不生土而脾胃虚寒，水谷不化，胞胎失养	补火生土	急温补其脾胃，佐补火生土

随证治之	治病求本	治疗未病	依法合方
覆盆子入五脏命门，温中补虚，女人多服结孕	人参、白术、山药健脾胃	（1）防传变：略 （2）防药损：神曲消食，防止补益药物碍滞脾胃 （3）间接治疗：巴戟天入心、肾二经，覆盆子入五脏命门，二药为补火生土之要药	（1）温土毓麟汤 = 覆盆子—白术人参山药—神曲／巴戟天）急温补其脾胃，补火生土 （2）巴戟天、覆盆子：白术、山药：人参：神曲 =2：1：0.6：0.2

【临证指要】

温土毓麟汤温补先天命门、肾气以化生肾精，又能培补后天脾胃
以化生气血，主治脾胃虚寒的不孕症。其现代常用剂量如下。

巴戟天 30g（水浸），白术 15g（土炒），人参 9g，覆盆子 30g，怀
山药 15g，神曲 3g。

少腹急迫不孕（三十三）

【原文】

妇人有少腹之间，自觉有紧迫之状，急而不舒，不能生育。此人人

之所不识也，谁知是带脉之拘急乎？夫带脉系于腰脐之间，宜弛而不宜急。今带脉之急者，由于腰脐之气不利也。而腰脐之气不利者，由于脾胃之气不足也。脾胃气虚，则腰脐之气闭；腰脐之气闭，则带脉拘急，遂致牵动胞胎。精即直射于胞胎，胞胎亦暂能茹纳[1]，而力难负载，必不能免小产之虞。况人多不能节欲，安得保其不坠乎？此带脉之急，所以不能生子也。治法宜宽其带脉之急，而带脉之急，不能遽宽[2]也，宜利其腰脐之气。而腰脐之气，不能遽利也，必须大补其脾胃之气与血，而腰脐可利，带脉可宽，自不难于孕育矣。

方用宽带汤。

白术（一两，土炒），巴戟肉（五钱，酒浸），补骨脂（一钱，盐水炒），人参（三钱），麦冬（三钱，去心），杜仲（三钱，炒黑），大熟地（五钱，九蒸），肉苁蓉（三钱，洗净），白芍（三钱，酒炒），当归（一钱，酒洗），五味（三分，炒），建莲子（二十粒，不去心）。

水煎服。四剂少腹无紧迫之状，服一月即受胎。

此方之妙，脾胃两补，而又利其腰脐之气，自然带脉宽舒，可以载物而胜任矣。或疑方中用五味、白芍之酸收，不增带脉之急，而反得带脉之宽，殊不可解。岂知带脉之急，由于气血之虚。盖血虚，则缩而不伸；气虚，则挛而不达。用芍药之酸以平肝木，则肝不克脾。用五味之酸以生肾水，则肾能益带，似相碍而实相济也，何疑之有？

眉批：凡种子治法，不出带脉、胞胎二经，数言已泄造化之秘矣。

【词解】

[1]暂能茹纳：茹为忍也，纳为受纳。此处应为子宫暂时忍受接纳。

[2]遽（jù）宽：遽急，仓促，此处应为不能急于缓解拘急之意。

【提要】

带脉之拘急，脾肾气血虚弱所致少腹急迫不孕的证治。

【释义】

1. **观其脉证** 少腹急迫，少腹之间自觉有紧迫之状，急而不舒，不能生育。

2. **知犯何逆** 脾胃不足，腰脐不利，导致带脉拘急，牵动胞胎。

脾胃之气不足、腰脐之气不利，导致带脉拘急，少腹急迫；带脉拘急，牵动胞胎，不能茹纳男精、承载胚胎，出现不孕、小产。

3. **治疗策略** 大补其脾胃之气与血。

治宜大补其脾胃之气与血，而腰脐可利，带脉可宽，自不难怀孕。方用宽带汤，即重用白术、人参（四君子汤去茯苓、甘草），莲子健脾益气，熟地、白芍、当归（四物汤去川芎）补血，加巴戟天、补骨脂、杜仲、肉苁蓉利腰腹、宽带脉，并补火生土、交通心肾而助孕，五味子、白芍酸收反佐。

4. **间接治疗** 大补其脾胃之气与血，而腰脐可利，带脉可宽，自不难怀孕。

5. **随证治之** 白术利腰脐，巴戟天、补骨脂、杜仲、肉苁蓉利腰腹、宽带脉，交通心肾而助孕。

6. **治病求本** 四君子汤去茯苓、甘草，加莲子以健脾益气；四物汤去川芎、加麦冬以补血。

本方重用白术、人参（四君子汤去茯苓、甘草），莲子健脾益气，熟地、白芍、当归（四物汤去川芎）补血。

7. **治疗未病**

（1）**防传变**：略。

（2）**防药损**：去茯苓、甘草，防其渗利、壅遏；去川芎，防其温燥伤血。

（3）**间接治疗**：脾胃两补，利其腰脐之气；五味子生肾水，白芍

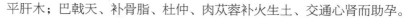

平肝木；巴戟天、补骨脂、杜仲、肉苁蓉补火生土、交通心肾而助孕。

8. 依法合方　宽带汤＝巴戟天补骨脂杜仲肉苁蓉—白术人参建莲子／当归白芍熟地麦冬—五味子）大补其脾胃之气与血。

本病主症为少腹急迫不孕，由脾胃不足、腰脐不利、带脉拘急引起，治宜大补其脾胃之气与血。方用宽带汤，即四君子汤加莲子，去茯苓、甘草健脾益气；四物汤加麦冬、去川芎以补血；而白术加巴戟天、补骨脂、杜仲、肉苁蓉利腰腹、宽带脉；五味子酸以生肾水，则肾能益带，似相碍而实相济；白芍之酸以平肝木，则肝不克脾。其剂量结构：白术、莲子：巴戟天、熟地：人参、麦冬、杜仲、肉苁蓉、白芍：补骨脂、当归：五味子 ＝10 钱：5 钱：3 钱：1 钱：3 分 ＝2：1：0.6：0.2：0.06。

宽带汤证八步分析见表 35。

表 35　少腹急迫不孕宽带汤证八步法表

观其脉证	知犯何逆	辨识未病	策略选择
少腹急迫，少腹之间自觉有紧迫之状，急而不舒，不能生育	脾胃不足，腰脐不利，导致带脉拘急，牵动胞胎	补脾胃气血，而腰脐可利，带脉可宽，自不难怀孕	大补其脾胃之气与血

随证治之	治病求本	治疗未病	依法合方
白术加巴戟天、补骨脂、杜仲、肉苁蓉利腰腹、宽带脉	（1）四君子汤去茯苓、甘草，加莲子以健脾益气（2）四物汤加麦冬、去川芎以补血	（1）防传变：略。（2）防药损：去茯苓、甘草，防其渗利、壅遏；去川芎，防其温燥伤血（3）间接治疗：脾胃两补，利其腰脐之气；五味子生肾水，白芍平肝木；巴戟天、补骨脂、杜仲、肉苁蓉补火生土、交通心肾而助孕	（1）宽带汤＝巴戟天补骨脂杜仲肉苁蓉—白术人参建莲子／当归白芍熟地麦冬—五味子）大补其脾胃之气与血（2）白术、莲子：巴戟天、熟地：人参、麦冬、杜仲、肉苁蓉、白芍：补骨脂、当归：五味子＝2：1：0.6：0.2：0.06

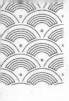
【临证指要】

1.宽带汤双补脾胃，兼补肾益带，胜载受胎，主治带脉拘急、少腹之间自觉有紧迫的不孕症。其现代常用剂量及化裁如下。

白术 30g（土炒），巴戟天 15g（酒浸），补骨脂 3g（水炒），人参 9g，麦冬 9g（去心），杜仲 9g（炒黑），熟地 9g（九蒸），肉苁蓉 9g（洗净），白芍 9g（酒炒），当归 6g（酒洗），五味子 0.9g（炒），莲子 20粒（不去心）。

服法：水煎，每日 1 剂，分早晚 2 次温服。

化裁：本方滋腻之品偏多，必须加减灵活使用，可酌情加木香 6g，砂仁 10g。

2.此方乃大补脾胃之剂，临床上少腹拘急不孕者，排除器质性病变，辨证属肝郁脾虚，带脉拘急，可以应用本方，往往会收到意料之外的效果。本方亦可治疗神经官能症。

嫉妒不孕（三十四）

【原文】

妇人有怀抱素恶，不能生育者。人以为天心厌之也，谁知是肝气郁结乎？夫妇人之有子也，必然心脉流利而滑，脾脉舒徐而和，肾脉旺大而鼓指，始称喜脉[1]。未有三部脉郁而能生子者也。若三部脉郁，肝气必因之而更郁。肝气郁，则心肾之脉必致郁之急而莫解。盖子母相依，郁必不喜，喜必不郁[2]也。其郁而不能成胎者，以肝木不舒，必下克脾土而致塞，则腰脐之气必不利。腰脐之气不利，必不能通任脉而达带脉，则带脉之气亦塞矣。带脉之气既塞，则胞胎之门必闭，精即到门[3]，亦不得其门而入矣。其奈之何哉？治法必解四经之郁，以开胞胎之门，则庶几矣。

方用开郁种玉汤。

白芍（一两，酒洗），香附（三钱，酒炒），当归（五钱，酒洗），白术（五钱，土炒），丹皮（三钱，酒洗），茯苓（三钱，去皮），花粉（三钱）。

水煎服。一月则郁结之气开，郁开则无非喜气之盈腹，而嫉妒之心亦可以一易，自然两相合好，结胎于顷刻之间矣。

此方之妙，解肝气之郁，宣脾气之困，而心肾之气亦因之俱舒，所以腰脐利而带任通达，不必启胞胎之门，而胞胎自启，不特治嫉妒者也。

眉批：方似平平无奇，然却能解妒种子，不可忽视。若怀娠而仍然嫉妒，必致血郁堕胎，即幸不堕胎，生子多不能成。方加解妒饮合煎之，可保无虞。必须变其性情始效。解妒饮：黍、稷、谷各九十粒，麦（生用）、小黑豆各四十九粒，豆炒熟，高粱五十五粒。

【词解】

［1］喜脉：本节言之妊娠脉象。

［2］郁必不喜，喜必不郁：喜乃妊娠之意。"妇人之病，多起于郁，诸郁不离于肝"；"女子以肝为先天"。妇女孕育以血为用，肝为血脏，冲任相连，肝又为风木之脏，将军之官，喜条达恶抑郁，情志不遂则肝失条达，肝经气血不能畅达则气血不和，冲任不能相资，故"郁必不喜"。《妇科切要》云："妇人无子皆由经水不调，经水所以不调者，皆由内有七情伤，外有六淫之感，或气血偏盛，阴阳相乘所致。"朱丹溪谓："求子之道，莫如调经。"临床上也有"不孕先调经，调经先理气"之说，故肝气条畅，气血和调，冲任得养，胎孕乃成。

［3］精即到门：门指子宫颈口，一解是精子无法通过子宫颈口；二解是受精卵无法在子宫内种植。

【提要】

肝气郁结所致嫉妒不孕的证治。

【释义】

1. 观其脉证　怀抱素恶，性格封闭，心胸狭隘，不能生育。

2. 知犯何逆　肝气郁结，则心、肾、脾郁，腰脐不利，任脉、带脉阻塞。

嫉妒不孕，由肝气郁结，导致心、脾、肾三脏郁结，腰脐之气不利而任脉、带脉阻塞，最终胞胎关闭而成。

3. 治疗策略　解四经之郁，以开胞胎之门。

本病成于肝郁导致的肝、脾、心、肾四脏的郁滞，治宜解四经之郁，以开胞胎之门。方用开郁种玉汤，即逍遥散去柴胡，加香附、天花粉、丹皮。

4. 间接治疗　解四经之郁，以开胞胎之门。

5. 随证治之　本方无直接开启胞胎、治疗不孕的药物。

6. 治病求本　香附疏肝解郁，丹皮泻肝火，天花粉祛痰火。

患者怀抱素恶，肝郁化热，炼液为痰，灼血为瘀，故以香附疏肝解郁，丹皮泻肝火，天花粉祛痰火，为治标之药。

7. 治疗未病

（1）防传变："若怀娠而仍然嫉妒，必致血郁堕胎，即幸不堕胎，生子多不能成"。

（2）防药损：柴胡疏肝而劫肝阴，阴血亏虚而肝郁者不宜。

（3）间接治疗：当归养血、白芍平肝、白术健脾、茯苓祛痰且交通心肾，与香附一同组成逍遥散结构，以疏肝、健脾。而解肝气之郁，宣脾气之困，则心肾之气亦因之俱舒。

8. 依法合方　开郁种玉汤＝香附／天花粉／丹皮—白芍当归—白

术／茯苓）解四经之郁。

本病嫉妒不孕，由肝郁化火、痰瘀互结导致肝、心、脾、肾四经郁遏，治宜解四经之郁。方用逍遥散去柴胡，加香附疏肝、健脾，加丹皮、天花粉祛痰瘀化火。其中，除茯苓交通心肾以外，无开心肾郁结的专药，系该方开肝脾之郁以开心肾之郁的治疗策略使然。其剂量结构：白芍：当归、白术：香附、丹皮、茯苓、天花粉 =10 钱：5 钱：3 钱 =2：1：0.6。

开郁种玉汤证八步分析见表 36。

表 36　嫉妒不孕开郁种玉汤证八步法表

观其脉证	知犯何逆	辨识未病	策略选择
怀抱素恶，性格封闭，心胸狭隘，不能生育	肝气郁结，则心、肾、脾郁，腰脐不利，任脉、带脉阻塞	解肝郁，宣脾困，而心肾之气亦舒，腰脐利而带任通达，胞胎自启	解四经之郁

随证治之	治病求本	治疗未病	依法合方
无	香附解肝郁，丹皮泻肝火，天花粉祛痰火	（1）防传变："若怀娠而仍然嫉妒，必致血郁堕胎，即幸不堕胎，生子多不能成" （2）防药损：柴胡疏肝而劫肝阴，阴血亏虚而肝郁者不宜 （3）间接治疗：当归养血、白芍平肝、白术健脾、茯苓祛痰且交通心肾，与香附一同组成逍遥散结构，以疏肝、健脾。而解肝气之郁，宣脾气之困，则心肾之气亦因之俱舒	（1）开郁种玉汤＝香附／天花粉／丹皮—白芍当归—白术／茯苓）解四经之郁 （2）白芍：当归、白术：香附、丹皮、茯苓、天花粉＝2：1：0.6

【临证指要】

开郁种玉汤疏肝解郁，养血调经，主治肝气郁结所致嫉妒不孕症。其现代常用剂量及化裁如下。

当归、白芍、白术各 10g，茯苓、丹皮、香附各 12g，天花粉 8g。

服法：水煎，每日 1 剂，分早晚 2 次温服。

化裁

（1）本病主症婚久不育，症见月经后期，量时多时少，行经腹痛。可适当加入青皮、柴胡、红花各 6g，郁金 12g，川楝子 6g，以调气行滞解郁；丹参、川芎、泽兰各 10g，以活血调经。

（2）本病肝气郁结，烦躁多怒，时欲叹息，胸胁或乳房胀痛，舌正常，苔薄白，脉沉弦。若腰酸明显者，加入川续断、桑寄生各 10g；若胸胁、乳房胀满甚有结块，去白术，加郁金 10g，王不留行 15g，路路通 15g，橘核 15g；梦多难眠者，加炒酸枣仁 12g，柏子仁 10g，夜交藤 12g。

肥胖不孕（三十五）

【原文】

妇人有身体肥胖，痰涎甚多，不能受孕者，人以为气虚之故，谁知是湿盛之故乎？夫湿从下受，乃言外邪之湿也。而肥胖之湿，实非外邪，乃脾土之内病也。然脾土既病，不能分化水谷以养四肢，宜其身体瘦弱，何以能肥胖乎？不知湿盛者，多肥胖；肥胖者，多气虚；气虚者，多痰涎，外似健壮而内实虚损也。内虚则气必衰，气衰则不能行水，而湿停于肠胃之间，不能化精而化涎矣。夫脾本湿土，又因痰多愈加其湿，脾不能受热，必津润于胞胎，日积月累，则胞胎竟变为汪洋之水窟矣。且肥胖之妇，内肉必满，遮隔子宫，不能受精，此必然之势也。况又加以水湿之盛，即男子甚健，阳精直达子宫，而其水势滔滔，泛滥可畏，亦遂化精成水矣，又何能成妊哉？治法必须以泄水化痰为主。然徒泄水化痰，而不急补脾胃之气，则阳气不旺，湿痰不去，人先病矣，乌望其茹而不吐乎？

方用加味补中益气汤。

人参（三钱），黄芪（三钱，生用），柴胡（一钱），甘草（一钱），当归（三钱，酒洗），白术（一两，土炒），升麻（四分），陈皮（五分），茯苓（五钱），半夏（三钱，制）。

水煎服。八剂痰涎尽消，再十剂水湿利，子宫涸出[1]，易于受精而成孕矣。其在于昔，则如望洋观海，而至于今，则是马到成功也。快哉！此方之妙，妙在提脾气而升于上，作云作雨，则水湿反利于下行；助胃气而消于下，为津为液，则痰涎转易于上化。不必用消化之品以损其肥，而肥自无碍；不必用浚决之味以开其窍，而窍自能通。阳气充足，自能摄精，湿邪散除，自可受种，何肥胖不孕之足虑乎？

眉批：再十剂后方加杜仲一钱半，炒断丝，续断钱半，炒，必受孕矣。

【词解】

［1］子宫涸出：涸出，为枯竭后露出之意。本节指水湿退去后子宫显露。

【提要】

气虚不能运化水湿所致肥胖不孕的证治。

【释义】

1.观其脉证　肥胖不孕，痰涎甚多，不能受孕。

2.知犯何逆　气虚不能运化水湿。

肥胖，形有余而气不足。脾弱气虚，不能运化水液，水液停滞而痰湿壅盛，在外表现为肥胖多痰，在内遮隔子宫，不能受孕。

3.治疗策略　泄水化痰为主，佐以补脾胃之气。

本病本虚标实，治宜泄水化痰，治标为主；佐以补脾胃之气，使水液运化正常，痰湿自然消退。方用加味补中益气汤，即补中益气汤健脾补气，加茯苓、半夏祛痰湿。

4. **间接治疗** 升提脾气，有利于水湿下行；助胃气、化生津液，则痰涎易化。

5. **随证治之** 陈皮、半夏、茯苓泄水化痰；眉批云十剂后加杜仲、续断以补火生土，且能温肾助孕。

6. **治病求本** 补中益气汤升提脾气，有利于水湿下行。

7. **治疗未病**

（1）**防传变**：略。

（2）**防药损**：陈皮行气和胃，使补而不滞。

（3）**间接治疗**：补中益气汤中当归养血以补气，柴胡、升麻疏肝升阳以健脾、沟通心肾。升提脾气，有利于水湿下行；助胃气、化生津液，则痰涎易化。

8. **依法合方** 加味补中益气汤＝半夏茯苓（杜仲续断）一人参黄芪白术甘草一当归／柴胡升麻／陈皮）健脾胃、泄水化痰。

肥胖不孕，气虚而痰湿壅盛，治宜泄水化痰、健脾胃，方用加味补中益气汤，即补中益气汤健脾补气，加茯苓、半夏祛痰湿，亦可加杜仲、续断补火生土。其剂量结构：白术：茯苓：人参、黄芪、当归、半夏：柴胡、甘草：升麻、陈皮＝10钱：5钱：3钱：1钱：4～5分＝2：1：0.6：0.2：0.1。

加味补中益气汤证八步分析见表37。

表37 肥胖不孕加味补中益气汤证八步法表

观其脉证	知犯何逆	辨识未病	策略选择
肥胖不孕，痰涎甚多，不能受孕	形有余而气不足。脾弱气虚，不能运化水液	升提脾气，有利于水湿下行；助胃气、化生津液，则痰涎易化	泄水化痰为主，佐以补脾胃之气

续表

随证治之	治病求本	治疗未病	依法合方
（1）陈皮、半夏、茯苓泄水化痰 （2）眉批云十剂后加杜仲、续断以补火生土，且能温肾助孕	补中益气汤补益、升提脾气	（1）防传变：略 （2）防药损：陈皮行气和胃，使补而不滞 （3）间接治疗：补中益气汤中当归养血以补气，柴胡、升麻疏肝升阳以健脾、沟通心肾。升提脾气，有利于水湿下行；助胃气、化生津液，则痰涎易化	（1）加味补中益气汤＝半夏茯苓（杜仲续断）－人参黄芪白术甘草－当归/柴胡升麻/陈皮）健脾胃、泄水化痰 （2）白术：茯苓：人参、黄芪、当归、半夏：柴胡、甘草：升麻、陈皮＝2：1：0.6：0.2：0.1

【临证指要】

1.加味补中益气汤补脾运，助胃气，化水湿，主治素体脾虚痰湿肥胖性不孕。其现代常用剂量及化裁如下。

党参、黄芪各12g，制半夏10g，茯苓10g，陈皮各10g，当归10g，白术10g，升麻6g，柴胡6g，甘草3g。

服法：水煎，每日1剂，分早晚2次温服。

化裁

（1）本病主症婚久不孕，经行后期，月经量少或闭经，带下量多质稠。经量过多者，黄芪加量至30g，加续断10g；月经后期或经闭者，加鹿角胶、淫羊藿、巴戟天各10g；痰瘀互结成癥者，加昆布15g，海藻、石菖蒲、三棱、莪术各10g。

（2）本病形体肥胖，头晕心悸，胸闷呕恶，苔白腻，脉滑。可适当选加苍术、香附各10g以行气燥痰，神曲10g消导，川芎6g活血；呕恶胸满甚者，加厚朴6g，枳壳、竹茹各10g；心悸甚者，加远志10g；痰湿内盛，胸闷气短者，加瓜蒌、南星、石菖蒲各10g；心悸者，加远志10g。

2. 本方服 10 剂后，加杜仲（炒断丝）、续断（炒），补生殖之本，为受孕做好充分准备。

骨蒸夜热不孕（三十六）

【原文】

妇人有骨蒸夜热[1]，遍体火焦，口干舌燥，咳嗽吐沫，难于生子者。人以为阴虚火动也，谁知是骨髓内热[2]乎？夫寒阴之地，固不生物，而干旱之田，岂能长养。然而骨髓与胞胎何相关切，而骨髓之热，即能使人不嗣，此前贤未言者也。山一旦创言之，不几为世俗所骇乎？而要知不必骇也，此中实有其理焉。盖胞胎，为五脏外之一脏耳。以其不阴不阳，所以不列于五脏之中。所谓不阴不阳者，以胞胎上系于心包，下系于命门。系心包者通于心，心者，阳也；系命门者通于肾，肾者，阴也。是阴之中有阳，阳之中有阴，所以通于变化，或生男或生女，俱从此出。然必阴阳协和，不偏不枯，始能变化生人，否则否矣。况胞胎既通于肾，而骨髓亦肾之所化也。骨髓热，由于肾之热，肾热而胞胎亦不能不热。且胞胎非骨髓之养，则婴儿无以生骨。骨髓过热，则骨中空虚，惟存火烈之气，又何能成胎？治法必须清骨中之热，然骨热由于水亏，必补肾之阴，则骨热除，珠露有滴濡之喜矣。壮水之主，以制阳光，此之谓也。

方用清骨滋肾汤。

地骨皮（一两，酒洗），丹皮（五钱），沙参（五钱），麦冬（五钱，去心），元参（五钱，酒洗），五味子（五分，炒研），白术（三钱，土炒），石斛（二钱）。

水煎，连服三十剂而骨热解。再服六十剂自受孕。

此方之妙，补肾中之精，凉骨中之热，不清胞胎，而胞胎自无大热之患。然阴虚内热之人，原易受孕，今因骨髓过热，所以受精而变燥，以致难于育子，本非胞胎之不能受精，所以稍补其肾，以杀其火之有余，而益其水之不足，便易种子耳。

眉批：治骨髓热，所以不用熟地，方极善，用者万勿加减。凡峻药，病去七分即止，不必拘泥三十剂、六十剂之数，三元生人不一，余类推。

【词解】

[1] 骨蒸夜热：骨蒸，病名也，五蒸之一，因形容其发热自骨髓蒸发而出，故名。本病多由阴虚内热所致，夜晚发热是其特征。

[2] 骨髓内热：其发热自骨髓蒸发而出。

【提要】

骨髓内热所致骨蒸夜热不孕的证治。

【释义】

1. 观其脉证　骨蒸夜热不孕。骨蒸夜热，遍体火焦，口干舌燥，咳嗽吐沫，难于生子。

2. 知犯何逆　肾阴虚火旺，骨髓内热。

这是一派阴虚火旺的表现，而本条创论为"骨髓内热"。胞胎沟通心肾，骨髓为肾所化，肾阴虚火旺会导致骨髓、胞胎均热；骨髓过热，不能正常生化胎儿骨骼，最终导致不孕。

3. 治疗策略　清骨中之热，补肾之阴。

治宜清骨中之热，补肾之阴。方用清骨滋肾汤，即麦冬、五味子、玄参、石斛、沙参补肾之阴，地骨皮、丹皮清骨中之热，白术健脾、护脾胃，防诸药滋阴、寒凉损伤脾胃。

4. 间接治疗　补肾之阴，则骨热除，壮水之主，以制阳光。

5. **随证治之** 地骨皮、丹皮清骨中之热。

6. **治病求本** 麦冬、五味子、玄参、石斛、沙参补肾之阴。

7. **治疗未病**

（1）**防传变**：阴虚内热之人，易受孕，难以育子。

（2）**防药损**：不用熟地，眉批谓"治骨髓热，所以不用熟地，方极善，用者万勿加减"。《本草新编》载熟地味甘，性温，入肝、肾二经，生血益精，长骨中、脑中之髓。据此推测，本方不用熟地，是防其温补助热。

另外，本方应中病即止。眉批云："凡峻药，病去七分即止，不必拘泥三十剂、六十剂之数，三元生人不一，余类推。"

（3）**间接治疗**：白术健脾，补后天以养先天，且可防诸药滋腻、寒凉损伤脾胃。

8. **依法合方** 清骨滋肾汤＝地骨皮丹皮—玄参石斛五味子沙参麦冬—白术）清骨中之热，补肾之阴。

本病骨蒸夜热不孕，由肾阴虚火旺，骨髓内热引起，治宜清骨中之热，补肾之阴。方用清骨滋肾汤，即麦冬、五味子、玄参、石斛、沙参补肾之阴，地骨皮、丹皮清骨中之热，白术健脾、护脾胃，防诸药滋阴、寒凉损伤脾胃。其剂量结构：地骨皮：丹皮、沙参、麦冬、玄参：白术：石斛：五味子＝10钱：5钱：3钱：2钱：5分＝2：1：0.6：0.4：0.1。

清骨滋肾汤证八步分析见表38。

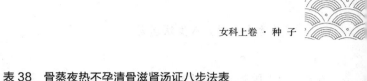

表 38　骨蒸夜热不孕清骨滋肾汤证八步法表

观其脉证	知犯何逆	辨识未病	策略选择
骨蒸夜热，遍体火焦，口干舌燥，咳嗽吐沫，难以生子	肾阴虚火旺，骨髓内热	补肾之阴，则骨热除，壮水之主，以制阳光	清骨中之热，补肾之阴

随证治之	治病求本	治疗未病	依法合方
地骨皮、丹皮清骨中之热	麦冬、五味子、玄参、石斛、沙参补肾之阴	（1）防传变：阴虚内热之人，易受孕，难以育子 （2）防药损：不用熟地；中病即止 （3）间接治疗：白术健脾，补后天以养先天，且可防诸药滋腻、寒凉损伤脾胃	（1）清骨滋肾汤＝地骨皮丹皮—玄参石斛五味子沙参麦冬—白术）清骨中之热，补肾之阴 （2）地骨皮：丹皮、沙参、麦冬、玄参：白术：石斛：五味子＝2：1：0.6：0.4：0.1

【临证指要】略。

腰酸腹胀不孕（三十七）

【原文】

妇人有腰酸背楚，胸满腹胀，倦怠欲卧，百计求嗣不能如愿。人以为腰肾之虚[1]也，谁知是任督之困[2]乎？夫任脉行于前，督脉行于后，然皆从带脉之上下而行也。故任脉虚，则带脉坠于前；督脉虚，则带脉坠于后。虽胞胎受精，亦必小产。况任督之脉既虚，而疝瘕[3]之症必起。疝瘕碍胞胎而外障，则胞胎缩于疝瘕之内，往往精施而不能受，虽饵以玉燕，亦何益哉？治法必须先去其疝瘕之病，而补其任督之脉，则提挈天地，把握阴阳，呼吸精气，包裹成形，力足以胜任而无虞矣。外无所障，内有所容，安有不能生育之理？

方用升带汤。

白术（一两，土炒），人参（三钱），沙参（五钱），肉桂（一钱，去粗研），荸荠粉（三钱），鳖甲（三钱，炒），茯苓（三钱），半夏（一钱，制），神曲（一钱，炒）。

水煎，连服三十剂，而任督之气旺。再服三十剂，而疝瘕之症除。

此方利腰脐之气，正升补任督之气也。任督之气升而疝瘕自有难容之势，况方中有肉桂以散寒，荸荠以去积，鳖甲之攻坚，茯苓之利湿，有形自化于无形，而满腹皆升腾之气矣，何至受精而再坠乎哉？

眉批：此方为有疝瘕而设，故用沙参、荸荠粉、鳖甲以破坚理气。若无疝瘕，去上三味，加杜仲一钱半，炒黑，泽泻一钱半炒，甘枸杞二钱，三味服之，腰酸腹胀自除矣。鳖甲破气，不可误服，惟有疝瘕与肝郁者服之。

【词解】

［1］腰肾之虚：腰为肾之府，《素问·脉要精微论》云："腰者，肾之府，转摇不能，肾将惫矣。"本条腰酸为肾虚使然。

［2］任督之困：困，为陷在艰难痛苦里面，引申为"包围住"。任，指任脉，奇经八脉之一，王冰注《素问·上古天真论》云其主女子的胞宫与胎孕。《素问·骨空论》云："任脉为病……女子带下瘕聚。"督，指督脉，奇经八脉之一。《素问·骨空论》云："督脉为病……其女子不孕。"本条指任督二脉陷在病痛里面。

［3］疝瘕：病名，《素问·玉机真脏论》云："脾传之肾，病名曰疝瘕。"本病又名瘕疝、蛊，因风邪化热传于下焦，与湿相合而致。

【提要】

腰肾虚弱所致腰酸腹胀不孕的证治。

【释义】

1. **观其脉证** 腰酸腹胀不孕。腰酸背楚，胸满腹胀，倦怠欲卧而不孕。

2. **知犯何逆** 任督虚损，痰结疝瘕困阻。

任脉行于身前，督脉行于身后。二脉虚损，近期的表现为腰酸背楚，胸满腹胀，倦怠欲卧，以及带脉下坠，引起不孕和小产；远期的表现为气虚、不能运化津液形成的痰结疝瘕。痰结疝瘕困阻任督二脉，碍胞胎，也会导致不孕。

3. **治疗策略** 先去其疝瘕之病，而补其任督之脉。

本病本虚标实，治宜先去其疝瘕之病，而补其任督之脉。方用升带汤，即用沙参、荸荠粉、鳖甲、肉桂散痰结疝瘕；六君子汤加神曲，去甘草、陈皮，补气祛痰，健脾、利腰脐之气，正升补任督之气。

4. **间接治疗** 此方利腰脐之气，正升补任督之气；任督之气升而疝瘕自有难容之势。

5. **随证治之** 沙参、荸荠粉、鳖甲以破坚理气，肉桂以散寒。

6. **治病求本** 六君子汤去甘草、陈皮，补气祛痰，健脾、利腰脐之气，正升补任督之气。

7. **治疗未病**

（1）**防传变**：略。

（2）**防药损**：神曲消食，防补药壅滞；鳖甲破气，不可误服。

（3）**间接治疗**：白术利腰脐之气，正升补任督之气；茯苓利水、半夏祛痰，助消疝瘕。

8. **依法合方** 升带汤＝沙参荸荠粉鳖甲肉桂—白术人参—茯苓半夏／神曲）先去其疝瘕之病，而补其任督之脉。

腰酸腹胀不孕，为任督二脉虚损，为痰结疝瘕困阻，治宜先去其疝瘕之病，而补其任督之脉。方用升带汤，即六君子汤加神曲，去甘草、陈皮，补气祛痰，健脾、利腰脐之气，正升补任督之气；加沙参、荸荠粉、鳖甲、肉桂散痰结疝瘕。其剂量结构：白术：沙参：人参、荸荠粉、鳖甲、茯苓：肉桂、半夏、神曲=10钱：5钱：3钱：1钱=2：1：0.6：0.2。

升带汤证八步分析见表39。

表39　腰酸腹胀不孕升带汤证八步法表

观其脉证	知犯何逆	辨识未病	策略选择
腰酸背楚，胸满腹胀，倦怠欲卧而不孕	任督虚损，痰结疝瘕困阻	此方利腰脐之气，正升补任督之气；任督之气升而疝瘕自有难容之势	先去其疝瘕之病，而补其任督之脉

随证治之	治病求本	治疗未病	依法合方
沙参、荸荠粉、鳖甲以破坚理气，肉桂以散寒	六君子汤去甘草、陈皮，补气祛痰，健脾、利腰脐之气，正升补任督之气	（1）防传变：略。 （2）防药损：神曲消食，防补药壅滞；鳖甲破气，不可误服。 （3）间接治疗：白术利腰脐之气，正升补任督之气；茯苓利水、半夏祛痰，助消疝瘕	（1）升带汤=沙参荸荠粉鳖甲肉桂—白术人参—茯苓半夏/神曲）先去其疝瘕之病，而补其任督之脉 （2）白术：沙参：人参、荸荠粉、鳖甲、茯苓：肉桂、半夏、神曲=2：1：0.6：0.2

【临证指要】略。

便涩腹胀足浮肿不孕（三十八）

【原文】

妇人有经水艰涩，腹胀脚肿不能受孕者，人以为小肠之热也，谁知是膀胱之气不化乎？夫膀胱原与胞胎相近，膀胱病而胞胎亦病矣。然水湿之气，必走膀胱，而膀胱不能自化，必得肾气相通，而始能化水[1]以出阴气。倘膀胱无肾气之通，则膀胱之气化不行，水湿之气，必且渗入胞胎之中而成汪洋之势矣。汪洋之田，又何能生物也哉？治法必须壮肾气以分消胞胎之湿，益肾火以达化膀胱之水，使先天之本壮，则膀胱之气化，胞胎之湿除，而汪洋之田，化成雨露之壤矣。水化则膀胱利，火旺则胞胎暖，安有布种而不发生者哉？

方用化水种子汤。

巴戟天（一两，盐水浸），白术（一两，土炒），茯苓（五钱），人参（三钱），菟丝子（五钱，酒炒），芡实（五钱，炒），车前（二钱，酒炒），肉桂（一钱，去粗研）。

水煎服。二剂而膀胱之气化，四剂而艰涩之症除。又十剂而虚胀脚肿之形消。再服六十剂肾气大旺，胞胎温暖，易于受胎而生育矣。

此方利膀胱之水，全在补肾中之气；暖胞胎之气，全在壮肾中之火。至于补肾之药，多是濡润之品，不以湿而易助其湿乎？然方中之药，妙于补肾之火，而非补肾之水。尤妙于补火而无燥烈之虞，利水而非荡涤之猛。所以膀胱气化，胞胎不湿，而发荣长养无穷与。

眉批：便涩腹胀足浮肿，此症极多，不惟不能受孕，抑且渐添杂症，久而不愈，甚有成劳瘵不治者。此方补水而不助湿，补火而使归元，善极，不可加减一味。若无好肉桂，以破故纸一钱炒代之，用核桃仁二个连皮烧黑，去皮用仁作引。若用好肉桂，即可不用核桃引。

【词解】

[1] 化水：亦化气利水，此处指阳气被水寒阻遏而致得小便艰涩、腹胀脚肿。

【提要】

肾气虚、膀胱气化不利所致便涩腹胀足浮肿不孕的证治。

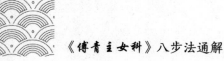

【释义】

1. **观其脉证** 经水、小便艰涩，腹胀脚肿不能受孕。

2. **知犯何逆** 膀胱气化不利，水湿渗入胞胎。

小便艰涩，腹胀脚肿，为膀胱气化不利导致；膀胱水湿渗入胞胎，导致不孕。

3. **治疗策略** 壮肾气以分消胞胎之湿，益肾火以达化膀胱之水。

膀胱与肾相表里，必得肾气相通，始能气化正常。因此，本病治宜壮肾气以分消胞胎之湿，益肾火以达化膀胱之水。方用化水种子汤，即苓桂术甘汤去甘草、加车前草，通阳气、化膀胱之水；加巴戟天、菟丝子、芡实、人参壮肾气以分消胞胎之湿，且能沟通心肾以助孕。

4. **间接治疗** 此方利膀胱之水，全在补肾中之气；暖胞胎之气，全在壮肾中之火。

5. **随证治之** 人参、白术、芡实补益心肾，巴戟天、菟丝子交通心肾以助孕。

6. **治病求本** 苓桂术甘汤去甘草、加车前草，通阳气、化膀胱之水。

7. **治疗未病**

（1）**防传变**：此症"不惟不能受孕，抑且渐添杂症，久而不愈，甚有成劳瘵不治者"。

（2）**防药损**：补肾，不用濡润之品，防其助湿；补火，不用燥烈之品，防其伤阴；利水，不用峻猛之品，防其伤正气。

（3）**间接治疗**：人参、白术、芡实补肾中之气以利膀胱之水；巴戟天、菟丝子、肉桂壮肾中之火以暖胞胎之气。

8. **依法合方** 化水种子汤 = 巴戟天菟丝子—茯苓肉桂白术／车前子—人参／芡实）壮肾气以分消胞胎之湿，益肾火以达化膀胱之水。

本病便涩腹胀足浮肿不孕，由膀胱气化不利，水湿渗入胞胎导致，治宜壮肾气以分消胞胎之湿，益肾火以达化膀胱之水。方用化水种子汤，即苓桂术甘汤去甘草、加车前草，通阳气、化膀胱之水；加巴戟天、菟丝子、芡实、人参壮肾气以分消胞胎之湿，且能沟通心肾以助孕。其剂量结构：巴戟天、白术：茯苓、菟丝子、芡实：人参：车前草：肉桂 =10 钱：5 钱：3 钱：2 钱：1 钱 =2：1：0.6：0.4：0.2。

化水种子汤证八步分析见表 40。

表 40　便涩腹胀足浮肿不孕化水种子汤证八步法表

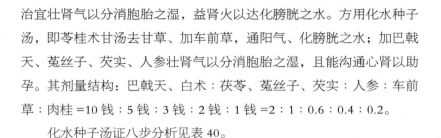

观其脉证	知犯何逆	辨识未病	策略选择
经水、小便艰涩，腹胀脚肿不能受孕	膀胱气化不利，水湿渗入胞胎	此方利膀胱之水，全在补肾中之气；暖胞胎之气，全在壮肾中之火	壮肾气以分消胞胎之湿，益肾火以达化膀胱之水
随证治之	治病求本	治疗未病	依法合方
人参、白术、芡实补益心肾，巴戟天、菟丝子交通心肾以助孕	苓桂术甘汤去甘草、加车前草，通阳气、化膀胱之水	（1）防传变：此症"不惟不能受孕，抑且渐添杂症，久而不愈，甚有成劳瘵不治者"（2）防药损：补肾，不用濡润之品，防其助湿；补火，不用燥烈之品，防其伤阴；利水，不用峻猛之品，防其伤正气（3）间接治疗：人参、白术、芡实补肾中之气以利膀胱之水；巴戟天、菟丝子、肉桂壮肾中之火以暖胞胎之气	（1）化水种子汤 = 巴戟天菟丝子—茯苓肉桂白术 / 车前子—人参 / 芡实）壮肾气以分消胞胎之湿，益肾火以达化膀胱之水（2）巴戟天、白术：茯苓、菟丝子、芡实：人参：车前草：肉桂 =2：1：0.6：0.4：0.2

【临证指要】略。

女科下卷

妊娠

妊娠恶阻（三十九）

【原文】

妇人怀娠之后，恶心呕吐，思酸解渴，见食憎恶，困倦欲卧，人皆曰妊娠恶阻也，谁知是肝血太燥乎？夫妇人受妊，本于肾气之旺也，肾旺是以摄精，然肾一受精而完娠，则肾水生胎，不暇化润于五脏；而肝为肾之子，日食母气以舒，一日无津液之养，则肝气迫索，而肾水不能应，则肝益急，肝急则火动而逆也；肝气既逆，是以呕吐恶心之症生焉。呕吐纵不至太甚，而其伤气则一也。气既受伤，则肝血愈耗，世人用四物汤治胎前诸症者，正以其能生肝之血也。然补肝以生血，未为不佳，但生血而不知生气，则脾胃衰微，不胜频呕，犹恐气虚则血不易生也。故于平肝补血之中，加以健脾开胃之品，以生阳气，则气能生血，尤益胎耳。或疑气逆而用补气之药，不益助其逆乎？不知妊娠恶阻，其逆不甚，且逆是因虚而逆，非因邪而逆也。因邪而逆者，助其气则逆增；因虚而逆者，补其气则逆转。况补气于补血之中，则阴足以制阳，又何虑其增逆乎？

宜用顺肝益气汤。

人参（一两），当归（一两，酒洗），苏子（一两，炒，研），白术（三钱，土炒），茯苓（二钱），熟地（五钱，九蒸），白芍（三钱，酒

180

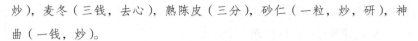

炒），麦冬（三钱，去心），熟陈皮（三分），砂仁（一粒，炒，研），神曲（一钱，炒）。

水煎。服一剂轻，二剂平，三剂全愈。

此方平肝则肝逆除，补肾则肝燥息，补气则血易生。凡胎病而少带恶阻者，俱以此方投之无不安，最有益于胎妇，其功更胜于四物焉。

眉批：方极效，但苏子一两，疑是一钱之误。然国初上元生人，禀赋最壮，或非用一两不效。今当下元，用一钱可也，万不可用一两。亦有肝郁气滞，胸膈膨闷，见食不恶，不能多食，虽系妊娠，而非恶阻。宜分别治之，后另有方。

疏肝化滞汤：全当归（酒洗，六钱），杭芍（酒炒，三钱），党参（去芦，三钱），白扁豆（去皮，四钱），云苓（二钱），香附（炒焦，二钱），砂仁（炒研，钱半），条芩（炒焦，八分），神曲（炒焦，钱半），广皮（八分），薄荷（六分），甘草（五分），水煎服。

【提要】

肝血太燥，肝气既逆所致妊娠恶阻的证治。

【释义】

1.观其脉证　妊娠恶阻。怀娠之后，恶心呕吐，思酸解渴，见食憎恶，困倦欲卧。

若仅见头晕厌食，恶心泛泛，嗜酸择食，或晨起呕吐痰涎者，则属妊娠早期常有的现象，可不作疾病论治，一般至妊娠3个月后可自行消失。

2.知犯何逆　肝血太燥，肾水滋养不足，故肝气急而火动、气逆。

妊娠恶阻多由胎元夹肝气冲逆于上，因脾胃虚弱而见胃失和降之象。若呕吐日久，浆水不入，伤及气阴，可继发气阴两虚的恶阻重症。本病为素体肝血太燥，妊娠以后肾水滋养胎儿，肝血失于肾水滋养，故肝气急，火动而冲逆，引起胃气上逆。

3.治疗策略 平肝补血，健脾开胃。

肝血太燥，治宜补肝以生血；呕吐损伤脾胃，气虚则血不易生，故又宜补气、健脾开胃。病属气虚而逆，补其气则逆转，不必担心补气药益助其逆。宜用顺肝益气汤，方中人参、白术、茯苓健脾养胃，益气和中；当归身、白芍、熟地养血平肝以降逆；麦冬滋阴清热，益胃生津；苏子降气；陈皮、砂仁调中理气；炒神曲消食和胃。全方养血平肝，降逆和胃，呕吐自平而胎安。

4.间接治疗 健脾开胃之品，以生阳气，则气能生血，尤益胎气。

5.随证治之 苏子、砂仁止呕、安胎。

苏子、砂仁有控制呕吐、理气安胎的作用，对于妊娠期更为合适。

6.治病求本 熟地、当归补血，芍药平肝，苏子疏肝、顺降逆气。

肝血虚，用四物汤补养肝血。其中，熟地、当归补血，芍药更能平肝，去川芎、加麦冬，以养血润燥，加苏子疏肝、顺降逆气。《本草新编》载"紫苏乃风药也，善能平肝"。

7.治疗未病

（1）防传变：呕吐损伤气血，甚则损伤胎元。

（2）防药损：神曲可消食和胃，防诸药碍胃；"补气于补血之中，则阴足以制阳，又何虑其增逆乎"；去川芎、半夏、木香，防其躁动伤胎。尤其是半夏为妊娠禁药，非必要者不可用。

（3）间接治疗：香砂六君子汤去半夏、木香健脾开胃；熟地滋肾养肝，麦冬润肺滋肾。

8.依法合方 顺肝益气汤＝苏子—白芍当归熟地麦冬—人参白术茯苓陈皮砂仁／神曲）平肝补血，健脾开胃。

　　妊娠恶阻，为肝血太燥，肾水滋养不足，故肝气急则火动、气逆引起，治宜平肝补血，健脾开胃，方用顺肝益气汤。即顺肝用四物汤去川芎、加麦冬以养肝血、平肝阳，加苏子疏肝降逆；益气用香砂六君子汤去半夏、木香以健脾开胃，加神曲消食和胃。其剂量结构：人参、当归、苏子：熟地：白术、白芍、麦冬：茯苓：神曲、砂仁：陈皮 =10 钱：5 钱：3 钱：2 钱：1 钱：3 分 =2：1：0.6：0.4：0.2：0.06。

　　顺肝益气汤证八步分析见表 41。

表 41　妊娠恶阻顺肝益气汤证八步法表

观其脉证	知犯何逆	辨识未病	策略选择
怀娠之后，恶心呕吐，思酸解渴，见食憎恶，困倦欲卧	肝血太燥，肾水滋养不足，故肝气急则火动而气逆	健脾开胃之品，以生阳气，则气能生血，尤益胎气	平肝补血，健脾开胃

随证治之	治病求本	治疗未病	依法合方
苏子、砂仁止呕、安胎	熟地、当归补血，芍药平肝，苏子疏肝、顺降逆气	（1）防传变：呕吐损伤气血，甚则损伤胎元 （2）防药损：神曲消食和胃，防诸药碍胃；"补气于补血之中，则阴足以制阳，又何虑其增逆乎"；去川芎、半夏、木香，防其躁动伤胎；尤其是半夏为妊娠禁药，非必要者不可用 （3）间接治疗：香砂六君子汤去茯苓、半夏、木香健脾开胃；熟地滋肾养肝，麦冬润肺滋肾	（1）顺肝益气汤 = 苏子—白芍当归熟地麦冬—人参白术茯苓陈皮砂仁 / 神曲）平肝补血，健脾开胃 （2）人参、当归、苏子：熟地：白术、白芍、麦冬：茯苓：神曲、砂仁：陈皮 =2：1：0.6：0.4：0.2：0.06

【临证指要】

　　1. 顺肝益气汤平肝和胃，降逆止呕，典型适用证为肝血太燥，肝气既逆所致的妊娠恶阻。临床现代常用剂量及化裁如下。

人参 30g，当归 30g（酒洗），苏子 30g（炒，研），白术 9g（土炒），茯苓 6g，熟地 15g（九蒸），白芍 9g（酒炒），麦冬 9g（去心），陈皮 0.9g，砂仁 1 粒（炒，研），神曲 3g（炒）。

服法：水煎，每日 1 剂，分早晚 2 次温服。

化裁

（1）本病主症为恶心、呕吐。若偏于胃虚者，原方减麦冬，加生姜 3 片、炒白术 2～4g；偏于肝热者，减人参，加竹茹 10～12g、枳壳 6～9g、黄连 1～2g、麦冬 3～5g；偏于痰滞者减麦冬、熟地，加半夏 6～9g、生姜汁 20～30 滴；呕吐甚剧者，加炙乌梅 3g，芦根 15g，藕节炭 10g，炙枇杷叶 9g；吐出痰涎颇多者，加川朴花 5g。

（2）本病全身状态为肝血太燥，肝气既逆。若大便干结者，加瓜蒌仁 15g，麻仁 10g，以润肠通便；如呕吐甚、头晕、嗜睡者，去神曲、苏子，加伏龙肝 10g，法半夏 5g，以温中止呕；如肾气虚明显而见腰酸耳鸣、小便频多者，加杜仲 6g，续断 6g，芡实 10g，以补肾安胎。

2. 本方可用于妊娠早期恶阻、顽固性恶阻，以及小儿肠胃炎、肾盂积水、尿毒证呕吐等。

妊娠浮肿（四十）

【原文】

妊妇有至五个月，肢体倦怠，饮食无味，先两足肿，渐至遍身头面俱肿，人以为湿气使然也，谁知是脾肺气虚乎？夫妊娠虽有按月养胎之分，其实不可拘于月数，总以健脾补肺为大纲。盖脾统血，肺主气，胎非血不荫，非气不生，脾健则血旺而荫胎，肺清则气旺而生子。苟肺衰则气馁，气馁则不能运气于皮肤矣；脾虚则血少，血少则不能运血于肢体矣。气与血两虚，脾与肺失职，所以饮食难消，精微不化，势必至气血下陷，不能升举，而湿邪即乘其所虚之处，积而成浮肿症，非由脾肺之气血虚而然耶。治法当补其脾之血与肺之气，不必祛湿，而湿自无不去之理。

方用加减补中益气汤。

人参（五钱），黄芪（三钱，生用），柴胡（一钱），甘草（一分），当归（三钱，酒洗），白术（五钱，土炒），茯苓（一两），升麻（三分），陈皮（三分）。

水煎服。四剂即愈，十剂不再犯。

夫补中益气汤之立法也，原是升提脾肺之气，似乎益气而不补血，然而血非气不生，是补气即所以生血。观当归补血汤用黄芪为君，则效著彰明矣。况湿气乘脾肺之虚而相犯，未便大补其血，恐阴太盛而招阴也。只补气而助以利湿之品，则气升而水尤易散，血亦随之而生矣。然则何以重用茯苓而至一两，不几以利湿为君乎？嗟！嗟！湿症而不以此药为君，将以何者为君乎！况重用茯苓于补气之中，虽曰渗湿，而仍是健脾清肺之意。且凡利水之品，多是耗气之药，而茯苓与参术合，实补多于利，所以重用之以分湿邪，即以补气血耳。

眉批：白术一味，今多以苍术充之，于白术伪者更多。白术补胎，苍术打胎，用者宜审。若恐其伪，以白扁豆、山药代之较妥。

【提要】

脾肺气虚所致妊娠浮肿的证治。

【释义】

1.观其脉证　妊娠浮肿，妊妇有至五个月，肢体倦怠，饮食无味，先两足肿，渐至遍身头面俱肿。

孕妇在妊娠 3～4 个月以后出现面目肿胀渐及下肢，有的甚至遍及全身，亦称"子肿"。古人根据肿胀部位或程度不同，分别称为"子气""皱脚""脆脚"。西医学认为，妊娠水肿往往是妊娠高血压综合征的早期症状，其主要机制是水钠潴留。重症患者组织间隙或细胞内超越正常的扩张，血容量减少，出现血液浓缩；轻症病人只是血容量轻度增加。

2. **知犯何逆** 脾肺气虚，水液不化，水湿停聚。

本病由脾肺气虚，不能运化水液，导致水湿停聚而成。脾统血，肺主气。肺气不能运于皮肤，脾血不能运于四肢，气血下陷，而湿邪即乘其所虚之处，积而成浮肿症。

3. **治疗策略** 补其脾之血与肺之气。

"治法当补其脾之血与肺之气，不必祛湿，而湿自无不去之理"。方用加减补中益气汤，即补中益气汤加茯苓，不可用峻利之品。

4. **间接治疗** 补脾肺气血，不必祛湿，而湿自无不去之理。

5. **随证治之** 重用茯苓而至一两以利湿，为君药。

6. **治病求本** 人参、甘草、白术、黄芪补脾肺之气，当归补养脾血。

7. **治疗未病**

（1）**防传变**：重者，可发展为子痫。

（2）**防药损**：不大补其血，恐阴太盛而招阴，加重水湿；不峻利水湿，茯苓与参术合用，渗湿而不耗气；陈皮行气，使补气血药补而不滞。眉批云白扁豆、山药替代白术，以防白术为假药。

（3）**间接治疗**：柴胡、升麻升提肝气以升提脾胃之气；补中益气汤补气即所以生血、利湿；茯苓渗湿以补气。

8. **依法合方** 加减补中益气汤 = 茯苓—人参黄芪白术甘草/当归—升麻柴胡/陈皮）补其脾之血与肺之气，湿自去。

妊娠浮肿称子肿，由脾肺气虚，水液不化导致，病情有轻有重，先两足肿，渐至遍身头面俱肿。治宜补其脾之血与肺之气。方用加减补中益气汤，即补中益气汤补脾肺气血，加茯苓渗湿利水。其剂量结构：茯苓：人参、白术：黄芪、当归：柴胡、升麻、陈皮：甘草 =10 钱：5 钱：3 钱：3 分：1 分 =2：1：0.6：0.06：0.02。

加减补中益气汤证八步分析见表 42。

表 42 妊娠浮肿加减补中益气汤证八步法表

观其脉证	知犯何逆	辨识未病	策略选择
妊妇有至五个月，肢体倦怠，饮食无味，先两足肿，渐至遍身头面俱肿	脾肺气虚，水液不化，水湿停聚	补脾肺气血，不必祛湿，而湿自无不去之理	补其脾之血与肺之气

随证治之	治病求本	治疗未病	依法合方
重用茯苓而至一两以利湿，为君药	（1）人参、甘草、白术、黄芪补脾肺之气（2）当归补养脾血	（1）防传变：重者，可发展为子痫（2）防药损：不大补其血，恐阴太盛而招阴，加重水湿；不峻利水湿，茯苓与参术合用，渗湿而不耗气；陈皮行气，使补气血药补而不滞。眉批云白扁豆、山药替代白术，以防白术为假药（3）间接治疗：柴胡、升麻升提肝气以升提脾胃之气；补中益气汤补气即所以生血、利湿；茯苓渗湿以补气	（1）加减补中益气汤 = 茯苓—人参黄芪白术甘草/当归—升麻柴胡/陈皮）补其脾之血与肺之气，湿自去（2）茯苓：人参、白术：黄芪、当归：柴胡、升麻、陈皮：甘草 =2：1：0.6：0.06：0.02

【临证指要】略。

妊娠少腹疼（四十一）

【原文】

妊娠少腹作疼，胎动不安，如有下堕之状，人只知带脉无力也，谁知是脾肾之亏乎？夫胞胎虽系于带脉，而带脉实关于脾肾。脾肾亏损，则带脉无力，胞胎即无以胜任矣。况人之脾肾亏损者，非饮食之过伤，即色欲之太甚。脾肾亏则带脉急，胞胎所以有下坠之状也。然则胞胎之系，通于心与肾，而不通于脾，补肾可也，何故补脾？然脾为后天，肾为先天，脾非先天之气不能化，肾非后天之气不能生，补肾而不补脾，则肾之精何以遽生也？是补后天之脾，正所以补先天之肾也；补先后二天之脾与肾，正所以固胞胎之气与血，脾肾可不均补乎？

方用安奠[1]二天汤。

人参（一两，去芦），熟地（一两，九蒸），白术（一两，土炒），山药（五钱，炒），炙草（一钱），山萸（五钱，蒸，去核），杜仲（三钱，炒黑），枸杞（二钱），白扁豆（五钱，炒，去皮）。

水煎。服一剂而疼止，二剂而胎安矣。

夫胎动乃脾肾双亏之症，非大用参、术、熟地补阴补阳之品，断不能挽回于顷刻。世人往往畏用参术或少用，以冀建功，所以寡效。此方正妙在多用也。

眉批：人参一两，无力者以党参代之。无上党参者，以嫩黄芪代之。古之人参，即今之上党参也。得真台党即是，不必以黄芪代之，亦不必拘泥谓人参即是辽参、丽参，则误矣。

【词解】

[1] 安奠：安稳之意。

【提要】

脾肾亏虚所致妊娠少腹疼的证治。

【释义】

1. 观其脉证　妊娠少腹疼，胎动不安，如有下堕之状。

胎动不安相当于西医学之"先兆流产"，一般与胚胎因素、母体因素、免疫因素、创伤与精神刺激等有关。

2. 知犯何逆　脾肾亏虚，带脉无力。

本病由脾肾亏虚，带脉无力引起。饮食、房事不节，损伤脾肾，脾肾亏虚则带脉无力，胞胎无力维系胎儿，出现少腹作疼，胎动不安，如有下堕之状。

3. 治疗策略　补益脾肾，安奠二天。

治宜补益脾肾，安奠二天，方用安奠二天汤，即六味地黄汤去茯苓、泽泻、丹皮，加杜仲、枸杞子以补先天之肾，合四君子汤去茯苓、加白扁豆以补后天之脾。

4. 治疗未病　补先天之肾以生脾土，补后天之脾胃以生肾精；"补先后二天之脾与肾，正所以固胞胎之气与血"。

5. 随证治之　杜仲补肾、治腰腹痛；白扁豆补脾肾、安胎。

《本草新编》载白扁豆善理任、督，又入脾、胃二经，"同人参、白术用之，引入任、督之路"，使三经彼此调和，而子宫胞胎自易容物，可种子、安胎。

6. 治病求本　熟地、山药、山茱萸补肾，加枸杞子滋阴，杜仲温阳、阳中求阴；人参、白术、炙甘草、白扁豆补气健脾。

7. 治疗未病

（1）防传变：失治误治，发展为流产、小产。

（2）防药损：六味地黄汤去茯苓、泽泻、丹皮，防其渗利、动血伤胎；人参、白术不可少用。

（3）间接治疗：四君子汤去茯苓、加白扁豆，健脾以生肾精；熟地、杜仲阴中求阳、阳中求阴。

8.依法合方　安奠二天汤＝白扁豆杜仲—熟地山茱萸山药枸杞子／人参白术炙甘草）补益脾肾，安奠二天。

妊娠少腹疼，为脾肾亏虚，带脉无力引起，治宜补脾肾，方用安奠二天汤，即六味地黄汤去茯苓、泽泻、丹皮，加杜仲、枸杞子以补先天之肾，合四君子汤去茯苓、加白扁豆以补后天之脾，且杜仲补肾、治腰腹痛，白扁豆"同人参、白术用之，引入任、督之路"，可种子、安胎。其剂量结构：人参、熟地、白术：山药、山茱萸、白扁豆：杜仲：枸杞子：炙甘草＝10钱：5钱：3钱：2钱：1钱＝2：1：0.6：0.4：0.2。

安奠二天汤证八步分析见表43。

表43　妊娠少腹疼安奠二天汤证八步法表

观其脉证	知犯何逆	辨识未病	策略选择
妊娠少腹疼，胎动不安，如有下堕之状	脾肾亏虚，带脉无力	补先天之肾以生脾土，补后天之脾胃以生肾精；补先后二天之脾与肾，正所以固胞胎之气与血	补益脾肾，安奠二天

随证治之	治病求本	治疗未病	依法合方
杜仲补肾、治腰腹痛；白扁豆补脾肾、安胎	（1）熟地、山药、山茱萸补肾，加枸杞子滋阴，杜仲温阳、阳中求阴（2）人参、白术、炙甘草、白扁豆补气健脾	（1）防传变：失治误治，发展为流产、小产（2）防药损：六味地黄汤去茯苓、泽泻、丹皮，防其渗利、动血伤胎；人参、白术不可少用（3）间接治疗：四君子汤去茯苓、加白扁豆，健脾以生肾精；熟地、杜仲阴中求阳、阳中求阴	（1）安奠二天汤＝白扁豆杜仲—熟地山茱萸山药枸杞子／人参白术炙甘草）补益脾肾，安奠二天（2）人参、熟地、白术：山药、山茱萸、白扁豆：杜仲：枸杞子：炙甘草＝2：1：0.6：0.4：0.2

【临证指要】

1.安奠二天汤补脾益肾，阴阳双补，主治妊娠期小腹绵绵作痛。其现代常用剂量及化裁如下。

人参 30g（去芦），熟地 30g（九蒸），白术 30g（土炒），山药 15g（炒），炙甘草 3g，山茱萸 15g（蒸，去核），杜仲 9g（炒黑），枸杞子 6g，白扁豆 15g（炒，去皮）。

服法：水煎，每日 1 剂，分早晚 2 次温服。

化裁

（1）本病主症为妊娠期小腹绵绵作痛，且有下坠之感。如倦怠乏力，小腹冷痛者，可加艾叶 6g，以暖宫止痛；如肾阳虚而见肢冷畏寒、小腹冷痛者，加鹿角胶 15g，巴戟天 6g，补骨脂 10g，以温肾安胎。

（2）本病全身见面色萎黄，少寐心悸，头晕目眩，舌淡苔薄白，脉滑无力。如伴心烦少寐者，加夜交藤 30g，合欢花 30g，以宁心安神；如腹胀纳差者，去熟地、枸杞子，加砂仁 10g，神曲 10g，以行气消食；如中虚脾湿而见食少泛恶、便溏者，加藿香 6g，茯苓 10g，陈皮 10g，以健脾祛湿。

2.本方现代常用于先兆流产、习惯性流产等疾病的治疗。

3.临床所遇妊娠少腹痛，必须结合病史、体征等，详加辨析。如西医学中异位妊娠、妊娠合并急性阑尾炎或卵巢囊肿蒂扭转等病，均可出现少腹疼痛，必须借助有关检查结论，作出正确诊断，不能只凭现象，造成误诊，贻误病情。

妊娠口干咽疼（四十二）

【原文】

妊妇至三四个月，自觉口干舌燥，咽喉微痛，无津以润，以至胎动不安，甚则血流如经水，人以为火动之极也，谁知是水亏之甚乎？夫胎也者，本精与血之相结而成，逐月养胎，古人每分经络，其实均不离肾水之养，故肾水足而胎安，肾水亏而胎动。虽然，肾水亏又何能动胎？必肾经之火动，而胎始不安耳。然而火之有余，仍是水之不足，所以火炎而胎必动，补水则胎自安，亦既济[1]之义也。惟是肾水不能遽生，必须滋补肺金，金润则能生水，而水有逢源之乐矣。水既有本，则源泉混混矣，而火又何难制乎？再少加以清热之品，则胎自无不安矣。

方用润燥安胎汤。

熟地（一两，九蒸），生地（三钱，酒炒），山萸肉（五钱，蒸），麦冬（五钱，去心），五味（三钱，炒），阿胶（二钱，蛤粉炒），黄芩（二钱，酒炒），益母（二钱）。

水煎服。二剂而燥息，再二剂而胎安。连服十剂，而胎不再动矣。

此方专填肾中之精，而兼补肺。然补肺仍是补肾之意，故肾经不干燥，则火不能灼，胎焉有不安之理乎？

眉批：方极妙，用之立应。万不可因咽痛而加豆根、射干等药，亦不可因过润而加云苓。

【词解】

[1] 既济：合也，阴阳配合之象。"水火既济"是指心火必须下降于肾，肾水必须上济于心，这样心肾之间的生理功能才能协调，而称为"心肾相交"。

【提要】

肾水不足，火性炎上所致妊娠口干咽疼的证治。

【释义】

1. 观其脉证　妊娠口干咽疼。

妊妇至三四个月，自觉口干舌燥，咽喉微痛，无津以润，以至胎动不安，甚则血流如经水。

2. **知犯何逆**　肾水亏虚，肾经火动，而胎动不安。

口干咽疼，若属风热外感实证，多为肺热；若属阴虚火旺的虚证，则在肾水亏虚，虚火上炎。肾水亏而肾经火动，胎失肾水滋养，又为肾火扰动，故见胎动不安，甚者漏红、血流如经水。

3. **治疗策略**　补肾水、润肺金，少加以清热。

病在肺肾，治宜滋补肺肾，少加以清热，方用润燥安胎汤，即麦味地黄汤去山药、茯苓、泽泻、丹皮，加阿胶以滋补肺肾，黄芩清热、利咽、安胎，益母草行瘀滞。

4. **间接治疗**　火炎而胎必动，补水则胎自安；金润则能生水。

5. **随证治之**　黄芩清肺热、利咽喉、安胎；生地清热、润燥。

6. **治病求本**　熟地、山茱萸、阿胶，即六味地黄汤加阿胶、去茯苓、泽泻、丹皮，以补肾水不足。

7. **治疗未病**

（1）**防传变**：失治误治，发展为流产、小产；益母草行瘀生新。

《本草新编》载益母草胎前、产后，皆可用之，行瘀生新，前人言其胎前无滞，产后无虚，谓其行中有补也。

（2）**防药损**：不可因咽痛而加豆根、射干等药；亦不可因过润而加云苓；益母草"实非补物，只能佐补药以收功，故不宜多用，大约入诸补剂之中，以三钱为率，可从中再减，断不可此外更增"。（《本草新编》）

（3）**间接治疗**：麦冬、五味子及阿胶，补肺阴以补肾阴；麦味地黄汤补阴以降火，肾经不干燥，则火不能灼。

8. **依法合方**　润燥安胎汤＝黄芩生地—熟地山茱萸阿胶—麦冬五味子／益母草）补肾水、润肺金，少加以清热。

本病妊娠口干咽疼，甚则胎动不安，血流如经水，由肾水亏虚，肾经火动引起，治宜滋补肺肾，少加以清热，方用润燥安胎汤，即麦味地黄汤去山药、茯苓、泽泻、丹皮，加阿胶以滋补肺肾，黄芩清热、利咽、安胎，益母草行瘀滞。其剂量结构：熟地：山茱萸、麦冬：生地、五味子：阿胶、黄芩、益母草 =10 钱：5 钱：3 钱：2 钱 =2：1：0.6：0.4。

润燥安胎汤证八步分析见表 44。

表 44　妊娠口干咽疼润燥安胎汤证八步法表

观其脉证	知犯何逆	辨识未病	策略选择
妊妇至三四个月，自觉口干舌燥，咽喉微痛，无津以润，以至胎动不安，甚则血流如经水	肾水亏虚，肾经火动，而胎始不安	补肺仍是补肾；肾经不干燥，则火不能灼	补水则胎自安；金润则能生水，少加以清热

随证治之	治病求本	治疗未病	依法合方
黄芩清肺热、利咽喉、安胎；生地清热、润燥	熟地、山茱萸、阿胶，即六味地黄汤加阿胶，去茯苓、泽泻、丹皮，以补肾水不足	（1）防传变：失治误治，发展为流产、小产；益母草行瘀生新 （2）防药损：不用山豆根、射干等药，亦不可因过润而加云苓；益母草实非补物，故不宜多用 （3）间接治疗：麦冬、五味子及阿胶补肺阴以补肾阴；麦味地黄汤补肾阴以降火	（1）润燥安胎汤 = 黄芩生地—熟地山茱萸阿胶—麦冬五味子/益母草）补肾水、润肺金，少加以清热 （2）熟地：山茱萸、麦冬：生地、五味子：阿胶、黄芩、益母草=2：1：0.6：0.4

【临证指要】

1.润燥安胎汤滋阴益肾，清热安胎，主治妊娠期口干舌燥，咽喉

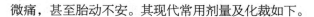

微痛，甚至胎动不安。其现代常用剂量及化裁如下。

熟地 30g（九蒸），生地 9g（酒炒），山茱萸 15g（蒸），麦冬 15g（去心），五味子 3g（炒），阿胶 6g（蛤粉炒），黄芩 6g（酒炒），益母草 6g。

服法：水煎，每日 1 剂，分早晚 2 次温服。

化裁

（1）本病严重者可致胎动不安，阴道出血。如下血较多，胎动不安者，去益母草，加当归、艾叶炭各 10g，以养血止血安胎。

（2）如肺夹痰热，咳吐脓痰，则于方中去山茱萸，加芦根 30g，贝母 6g，以清热化痰，润肺生津。

2. "胎动不安，甚则血流如经水"，西医学称为"先兆性流产"。临床可根据阴道下血及腰腹疼痛的轻重程度，并结合孕妇的体质情况，作为判断是否维持妊娠的依据。本症需与激经（垢胎）、尿血、葡萄胎、异位妊娠等相鉴别。

妊娠吐泻腹疼（四十三）

【原文】

妊妇上吐下泻，胎动欲堕，腹疼难忍，急不可缓，此脾胃虚极而然也。夫脾胃之气虚，则胞胎无力，必有崩坠之虞。况又上吐下泻，则脾与胃之气，因吐泻而愈虚，欲胞胎之无恙也，得乎？然胞胎疼痛而究不至下坠者，何也？全赖肾气之固也。胞胎系于肾而连于心，肾气固则交于心，其气通于胞胎，此胞胎之所以欲坠而不得也。且肾气能固，则阴火[1]必来生脾；心气能通，则心火必来援胃，脾胃虽虚而未绝，则胞胎虽动而不堕，可不急救其脾胃乎？然脾胃当将绝而未绝之时，只救脾

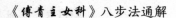

胃而难遽生，更宜补其心肾之火，使之生土，则两相接续，胎自固而安矣。

方用援土固胎汤。

人参（一两），白术（二两，土炒），山药（一两，炒），肉桂（二钱，去粗，研），制附子（五分），续断（三钱），杜仲（三钱，炒黑），山萸（一两，蒸，去核），枸杞（三钱），菟丝子（三钱，酒炒），砂仁（三粒，炒，研），炙草（一钱）。

水煎服。一剂而泄止，二剂而诸病尽愈矣。

此方救脾胃之土十之八，救心肾之火十之二也。救火轻于救土者，岂以土欲绝而火未甚衰乎？非也。盖土崩非重剂不能援，火衰虽小剂而可助，热药多用，必有太燥之虞，不比温甘之品也。况胎动系土衰而非火弱，何用太热？妊娠忌桂附，是恐伤胎，岂可多用？小热之品，计之以钱，大热之品，计之以分者，不过用以引火，而非用以壮火也。其深思哉！

眉批：白术多伪，肉桂更无佳者。用者若有真药固妙，如无真药，白术以白扁豆代之，肉桂以破故纸代之。

【词解】

[1] 阴火：关于"阴火"理论历代医家有不同解释。综合分析认为，"阴火"是指饮食不节、劳逸过度、精神刺激三因素综合作用引起脾胃气虚而导致的内伤发热。

【提要】

脾胃气虚所致妊娠吐泻腹疼的证治。

【释义】

1. 观其脉证　妊娠吐泻腹疼，上吐下泻，胎动欲堕，腹疼难忍，急不可缓。

2. 知犯何逆　脾胃虚极，而心肾不虚。

上吐下泻，由脾胃气虚，升降失常引起；脾胃气虚，胞胎无力，故见胎动欲堕，腹疼难忍，急不可缓。胞胎通于心肾，心肾不虚，故胎动，仅为欲堕，不至于真的堕胎。

3. **治疗策略**　急救其脾胃。

脾胃气虚，治宜补益脾胃；补火生土，以补益心肾之火，以生脾胃之土。方用援土固胎汤，即四君子汤去茯苓、加砂仁，补脾胃、止吐泻、安胎；合金匮肾气丸去熟地、茯苓、泽泻、丹皮，加续断、杜仲、枸杞子、菟丝子，温补心肾，补火生土。

4. **间接治疗**　补其心肾之火，使之生土。

5. **随证治之**　砂仁止吐泻、安胎。

《本草新编》载砂仁止哕定吐，安腹痛，温脾胃，治虚劳冷泻，消宿食，止休息痢，安胎颇良，能辅诸补药，行气血于不滞也。

6. **治病求本**　四君子汤去茯苓，即人参、白术、炙甘草，加山药以补脾胃。

7. **治疗未病**

（1）**防传变**：失治误治，导致流产、小产。

（2）**防药损**：不可过于燥热，温补心肾药物，宜少用；白术多伪，白扁豆可代之；肉桂更无佳者，破故纸可代之。

（3）**间接治疗**：肾气丸去熟地、茯苓、泽泻、牡丹皮，即山茱萸、附子、肉桂、山药，加续断、杜仲、枸杞子、菟丝子，温补心肾，以补火生土。

8. **依法合方**　援土固胎汤＝砂仁—四君子汤去茯苓—肾气丸去熟地茯苓泽泻丹皮／续断杜仲枸杞子菟丝子）急救其脾胃。

本病妊娠吐泻腹疼，其脾胃虚极，而心肾不虚，故治宜急救其脾胃，兼补其心肾之火，使之生土。方用援土固胎汤，即四君子汤去茯苓、加砂仁，补脾胃、止吐泻、安胎；合金匮肾气丸去熟地、茯苓、泽泻、丹皮，加续断、杜仲、枸杞子、菟丝子，温补心肾，补火生土。本方剂量结构最为关键。"盖土崩非重剂不能援，火衰虽小剂而可助"，甘温补脾药物，可以多用，而温补心肾药物，宜少用，即"小热之品，计之以钱，大热之品，计之以分者，不过用以引火，而非用以壮火也"。其剂量结构：白术∶人参、山药、山茱萸∶续断、杜仲、枸杞子、菟丝子∶肉桂、砂仁∶炙甘草∶制附子 =20 钱∶10 钱∶3 钱∶1 钱∶5 分 =2∶1∶0.3∶0.1∶0.5（砂仁 3 粒，相当于 2 钱）。

援土固胎汤证八步分析见表 45。

表 45 妊娠吐泻腹疼援土固胎汤证八步法表

观其脉证	知犯何逆	辨识未病	策略选择
妊妇上吐下泻，胎动欲堕，腹疼难忍，急不可缓	脾胃虚极，而心肾不虚	补其心肾之火，使之生土	急救其脾胃

随证治之	治病求本	治疗未病	依法合方
砂仁止吐泻、安胎	四君子汤去茯苓，即人参、白术、炙甘草，加山药以补脾胃	（1）防传变：失治误治，导致流产、小产 （2）防药损：不可过于燥热；白术多伪，肉桂更无佳者，白术以白扁豆代之，肉桂以破故纸代之 （3）间接治疗：肾气丸去茯苓、泽泻、丹皮，加续断、杜仲、枸杞子、菟丝子，补火生土	（1）援土固胎汤 = 砂仁－四君子汤去茯苓－肾气丸去熟地茯苓泽泻丹皮 / 续断杜仲枸杞子菟丝子）急救其脾胃 （2）白术∶人参、山药、山茱萸∶续断、杜仲、枸杞子、菟丝子∶肉桂、砂仁∶炙甘草；制附子 =2∶1∶0.3∶0.1∶0.5

【临证指要】

1. 援土固胎汤滋阴益肾，清热安胎，主治妊娠期上吐下泻。其现代常用剂量及化裁如下。

人参 30g，白术 60g（土炒），山药 30g（炒），肉桂 6g（去粗，研），制附子 1.5g，续断 9g，杜仲 9g（炒黑），山茱萸 30g（蒸，去核），枸杞子 9g，菟丝子 9g（酒炒），砂仁 3 粒（炒，研），炙甘草 3g。

服法：水煎，每日 1 剂，分早晚 2 次温服。

化裁

（1）本病主症妊娠期上吐下泻，频频不止，手足清冷，口不渴，喜热饮，小便清，胎动不安，小腹坠胀，疼痛难忍。久泻不止，中气下陷而致脱肛者，可酌加黄芪 30g，升麻 5g，以益气升提；如呕吐不消化食物，泻后痛减，嗳腐酸臭者，加焦三仙各 10g，炒莱菔子 10g，以消导食滞；如有胸胁胀闷、嗳气食少者，则应去桂枝、附子，加黄芩、钩藤、白芍各 10g；如呕泻不止者，加灶心黄土 30g，藿香、生姜、肉豆蔻各 6g，以止呕止泻；如兼见胎漏下血者，加黄芪 30g，苎麻根、阿胶各 10g，以益气止漏。

（2）本病全身见面色萎黄，肢倦乏力，舌红苔黄，脉细数。

2. 傅青主长于应用益气养精之品，对于大苦大寒、大辛大热之药，从不轻易使用，故知此方中所用肉桂、附子，并非胆大妄为的鲁莽之举。但妊娠吐泻临床亦可见因饮食不节所致者，宜辨证论治。

妊娠子悬胁疼（四十四）

【原文】

妊妇有怀抱忧郁，以致胎动不安，两胁闷而疼痛，如弓上弦，人只知是子悬[1]之病也，谁知是肝气不通乎？夫养胎半系于肾水，然非肝血相助，则肾水实有独力难支之势。故保胎必滋肾水，而肝血断不可弗顾。使肝气不郁，则肝之气不闭，而肝之血必旺，自然灌溉胞胎，合肾水而并协养胎之力。今肝气因忧郁而闭塞，则胎无血荫，肾难独任，而胎安得不上升以觅食？此乃郁气使然也。莫认为子之欲自悬，而妄用泄子之品，则得矣。治法宜开肝气之郁结，补肝血之燥干，则子悬自定矣。

方用解郁汤。

人参（一钱），白术（五钱，土炒），白茯苓（三钱），当归（一两，酒洗），白芍（一两，酒炒），枳壳（五分，炒），砂仁（三粒，炒，研），山栀子（三钱，炒），薄荷（二钱）。

水煎服。一剂而闷痛除，二剂而子悬定，至三剂而全安。去栀子，再多服数剂不复发。

此乃平肝解郁之圣药，郁开则木不克土，肝平则火不妄动。方中又有健脾开胃之品，自然水精四布，而肝与肾有润泽之机，则胞胎自无干燥之患，又何虑上悬之不愈哉？

眉批：方加薏仁三四钱尤妙。

【词解】

[1] 子悬：亦名"胎上逼心"。妊娠胸胁胀满，甚或喘急，烦躁不安者，称为"子悬"。

【提要】

肝气闭郁不通所致妊娠子悬胁疼的证治。

【释义】

1. 观其脉证　妊娠子悬胁疼。

怀抱忧郁，以致胎动不安，两胁闷而疼痛，如弓上弦。

2. 知犯何逆　肝气不通，肝血不能助肾水以养胎。

妊娠子悬胁疼，怀抱忧郁，为肝气郁结不通的表现；肝气郁结不通，肝血不能助肾水以养胎，肾难以独自承担，胎气上逆，导致肝气不通更甚。

3. 治疗策略 开肝气之郁结，补肝血之燥干。

本病治宜开肝气之郁结，补肝血之燥干，则子悬自定。方用解郁汤，即当归养血、白芍平肝、薄荷疏肝、白术与茯苓健脾、栀子泻肝清热，构成减制丹栀逍遥散结构，以开肝气之郁结而泻火。加枳壳宽胸，合四君子汤去甘草，健脾补气以养血，砂仁行气安胎。

4. 间接治疗 补肝血之燥干，助肾水以养胎。

5. 随证治之 枳壳流通破结，治在胸膈；栀子泻肝火，止心胁疼痛；砂仁行气安胎。

6. 治病求本 薄荷疏肝。

《本草新编》载薄荷入肝、胆之经，善解半表半里之邪，较柴胡更为轻清；薄荷不特善解风邪，尤善解忧郁。用香附以解郁，不若用薄荷解郁更神。

7. 治疗未病

（1）**防传变**：失治误治，导致流产、小产。

（2）**防药损**：勿妄用泄子之品；不用柴胡、丹皮，防其辛散、动血、伤胎。

（3）**间接治疗**：当归、白芍补肝血，助肾水以养胎；四君子汤去甘草健脾开胃，使水精四布，肝肾、胞胎得到润泽；逍遥散使肝郁开则木不克土，肝平则火不妄动。

当归养血、白芍平肝、薄荷疏肝、白术与茯苓健脾、栀子泻肝清热，即丹栀逍遥散去柴胡、丹皮、甘草，开肝气之郁结，养肝血而泻火。

8. 依法合方 解郁汤 = 枳壳栀子砂仁—薄荷—白芍当归／白术白茯苓人参）开肝气之郁结，补肝血之燥干。

妊娠子悬胁疼，由肝气不通，肝血不能助肾水以养胎、胎气上逆而成，治宜开肝气之郁结，补肝血之燥干。方用解郁汤，即丹栀逍遥散去柴胡、丹皮、甘草，开肝气之郁结，养肝血而泻火，加枳壳流通破结，合四君子汤去甘草，健脾补气以养血，砂仁行气安胎。其剂量结构：当归、白芍：白术：茯苓、栀子：砂仁、薄荷：人参：枳壳=10钱：5钱：3钱：2钱：1钱：5分=2：1：0.6：0.4：0.2：0.1（砂仁3粒相当于2钱）。

解郁汤证八步分析见表46。

表46　妊娠子悬胁疼解郁汤证八步法表

观其脉证	知犯何逆	辨识未病	策略选择
妊娠子悬胁疼。妊娠以后，怀抱忧郁，以致胎动不安，两胁闷而疼痛，如弓上弦	肝气不通，肝血不能助肾水以养胎	肝郁开则木不克土，肝平则火不妄动；健脾开胃，则肝肾、胞胎润泽	开肝气之郁结，补肝血之燥干

随证治之	治病求本	治疗未病	依法合方
（1）枳壳流通破结，治在胸膈 （2）栀子泻肝火，止心胁疼痛 （3）砂仁行气安胎	薄荷疏肝	（1）防传变：失治误治，导致流产、小产 （2）防药损：勿妄用泄子之品；去柴胡、丹皮，防其辛散、动血、伤胎 （3）间接治疗：当归、白芍补肝血，助肾水以养胎；四君子汤去甘草健脾开胃，使水精四布，肝肾、胞胎得到润泽；逍遥散使肝郁开则木不克土，肝平则火不妄动	（1）解郁汤=枳壳栀子砂仁—薄荷—白芍当归／白术白茯苓人参）开肝气之郁结，补肝血之燥干 （2）当归、白芍：白术：茯苓、栀子：砂仁、薄荷：人参：枳壳=2：1：0.6：0.4：0.2：0.1

【临证指要】

1.解郁汤疏肝解郁，补气养血，主治妊妇有怀抱忧郁，以致胎动不安，两胁闷而疼痛。其现代常用剂量及化裁如下。

人参3g，白术15g（土炒），茯苓9g，当归30g（酒洗），白芍30g（酒炒），枳壳1.5g（炒），砂仁3粒（炒，研），栀子9g（炒），薄荷 6g。

服法：水煎，每日 1 剂，分 2 次温服。

化裁

（1）本病主症为胎动不安，可酌加黄芩 10g，桑寄生 10g，以清热安胎。

（2）本病全身见妊娠胸腹胀满，两胁胀闷，坐卧不舒，呼吸迫促，舌红苔薄黄，脉弦数或弦细。烦躁不安者，加阿胶 10g（烊化），沙参 10g，以滋阴养血、培其本；伴食少腹胀者，加薏苡仁 10g，以清热利湿健脾；如兼胃气上逆而见呕吐者，加陈皮 10g，紫苏梗 6g，法半夏 6g，以降逆止呕；如肝郁化火而见口苦咽干、烦躁不安者，加柴胡 6g，丹皮 6g，合欢花 15g，以疏肝清热。

2. 本病临床可有寒、热、虚、实之分，轻重之别，症状轻者可不药而愈。此外，本病需与胎水肿满而引起的胸腹胀满相鉴别。

3. 解郁汤还可用于治疗抑郁症、经前期紧张综合征等疾病。

妊娠跌损（四十五）

【原文】

妊妇有失足跌损，致伤胎元，腹中疼痛，势如将堕者，人只知是外伤之为病也，谁知有内伤之故乎？凡人内无他症，胎元坚固。即或跌扑闪挫，依然无恙。惟内之气血素亏，故略有闪挫，胎便不安。若只作闪挫外伤治，断难奏功，且恐有因治而反堕者，可不慎与[1]？必须大补气血，而少加以行瘀之品，则瘀散胎安矣。但大补气血之中，又宜补血之品多于补气之药，则无不得之。

方用救损安胎汤。

当归（一两，酒洗），白芍（三钱，酒炒），生地（一两，酒炒），白术（五钱，土炒），炙草（一钱），人参（一钱），苏木（三钱，捣碎），乳香（一钱，去油），没药（一钱，去油）。

水煎服。一剂而疼痛止，二剂而势不下坠矣，不必三剂也。

此方之妙，妙在既能去瘀而不伤胎，又能补气补血，而不凝滞，固无通利之害，亦痊跌闪之伤，有益无损，大建奇功，即此方与。然不特治怀孕之闪挫也，即无娠闪挫，亦可用之。

眉批：即用寻常白术，土炒焦最妙，以其能理气行血也。于白术味过甘，不能理气行血，用者知之。

【词解】

［1］可不慎与：即"能不谨慎吗"之意。

【提要】

妊娠跌损的证治。

【释义】

1.观其脉证　妊娠跌损，损伤胎元，腹中疼痛，病势如将堕胎。

2.知犯何逆　气血素亏，易于跌损；跌损以后，胎元损伤，瘀血阻闭。

患者素体内伤不足，气血素亏，易于跌损，是妊娠跌损的内在因素；失足跌损，腹中疼痛，为胎元损伤，瘀血阻闭之象。

3.治疗策略　大补气血，而少加以行瘀之品。

本病亦为本虚标实，治宜大补气血，少加以行瘀之品，则瘀散胎安。方用救损安胎汤，即八珍汤去川芎、茯苓，重用当归养血，稍加苏木、乳香、没药活血化瘀。

4.间接治疗　瘀散则胎安。

5.随证治之　苏木、乳香、没药活血化瘀、止痛。

苏木活血祛瘀、消肿定痛，治妇人血滞经闭、痛经、产后瘀阻心腹痛、产后血晕、痛肿、跌打损伤。乳香"大约内治止痛，实为圣药，研末调服尤神"。没药"破血止痛如神，疗坠堕跌打损伤尤效"。

6. 治病求本　当归、白芍、生地补血，白术、炙甘草、人参补气，八珍汤去川芎、茯苓补气血；重用当归，补血多于补气。

7. 治疗未病

（1）**防传变**：病情严重，或失治误治，会导致流产、小产。

（2）**防药损**：若只作闪挫外伤治，断难奏功，且恐有因治而反堕者；安胎宜静，去川芎、茯苓；须祛瘀而不伤胎，补气补血而不凝滞。

（3）**间接治疗**：补气血以祛瘀血、安胎。

8. 依法合方　救损安胎汤＝苏木乳香没药—当归白芍生地／白术炙甘草人参）大补气血，少加以行瘀之品。

妊娠跌损，多因患者素体气血不足，易于跌损，而跌损以后，胎元损伤，瘀血阻闭。治宜大补气血，偏于补血而少加以行瘀之品，则瘀散胎安。方用救损安胎汤，即八珍汤去川芎、茯苓，重用当归养血，稍加苏木、乳香、没药活血化瘀。其剂量结构：当归、生地：白术：白芍、苏木：炙甘草、人参、乳香、没药＝10钱：5钱：3钱：1钱＝2：1：0.6：0.2。

救损安胎汤证八步分析见表47。

表47　妊娠跌损救损安胎汤证八步法表

观其脉证	知犯何逆	辨识未病	策略选择
妊娠以后，失足跌损，损伤胎元，腹中疼痛，病势如将堕胎	（1）失足跌损，腹中疼痛，为胎元损伤，瘀血阻闭之象 （2）患者素体内伤不足，气血素亏，易于跌损	瘀散则胎安	大补气血，而少加以行瘀之品

续表

随证治之	治病求本	治疗未病	依法合方
苏木、乳香、没药活血化瘀、止痛	（1）八珍汤去川芎、茯苓补气血 （2）重用当归，补血多于补气	（1）防传变：病情严重，或失治误治，会导致流产、小产 （2）防药损：若只作闪挫外伤治，断难奏功，且恐有因治而反堕者；安胎宜静，去川芎、茯苓；须祛瘀而不伤胎，补气补血而不凝滞 （3）间接治疗：补气血以祛瘀血、安胎	（1）救损安胎汤＝苏木乳香没药—当归白芍生地／白术炙甘草人参）大补气血，少加以行瘀之品 （2）当归、生地：白术：白芍、苏木：炙甘草、人参、乳香、没药＝2：1：0.6：0.2

【临证指要】

救损安胎汤补气养血，活血祛瘀，主治妊娠期跌伤闪挫。其现代常用剂量及化裁如下。

当归30g（酒洗），白芍9g（酒炒），生地30g（酒炒），白术15g（土炒），炙甘草3g，人参3g，苏木9g（捣碎），乳香3g（去油），没药3g（去油）。

服法：水煎，每日1剂，分2次温服。

化裁

（1）本病主症为妊娠期跌伤闪挫，胎动不安，甚则其胎欲坠。如下血较多者，去苏木、乳香、没药，加阿胶10g，艾叶炭10g，以养血止血安胎。

（2）本病全身见腰腹疼痛，舌暗淡，苔薄白或薄黄，脉细涩或滑细无力。如兼肾虚而见腰酸者，加菟丝子10g，桑寄生10g，以固肾安胎；如气血较虚者，改生地为熟地30g，加黄芪30g，怀山药15g，以补益气血。

妊娠小便下血（病名胎漏）（四十六）

【原文】

妊妇有胎不动腹不疼，而小便中时常有血流出者，人以为血虚胎漏也，谁知是气虚不能摄血乎？夫血只能荫胎[1]，而胎中之荫血，必赖气以卫之，气虚下陷，则荫胎之血亦随气而陷矣。然则气虚下陷，而血未尝虚，似不应与气同陷也。不知气乃血之卫，血赖气以固，气虚则血无凭依，无凭依必燥急，燥急必生邪热；血寒则静，血热则动，动则外出而莫能遏，又安得不下流乎？倘气不虚而血热，则必大崩，而不止些微之漏矣。治法宜补其气之不足，而泄其火之有余，则血不必止而自无不止矣。

方用助气补漏汤。

人参（一两），白芍（五钱，酒炒），黄芩（三钱，酒炒黑），生地（二钱，酒炒黑），益母草（一钱），续断（二钱），甘草（一钱）。

水煎服。一剂而血止，二剂再不漏矣。

此方用人参以补阳气，用黄芩以泄阴火。火泄则血不热而无欲动之机，气旺则血有根据而无可漏之窍，气血俱旺而和协，自然归经而各安其所矣，又安有漏泄之患哉！

眉批：补血不用当归妙，以当归之香燥也。

【词解】

［1］荫胎：滋养胚胎。荫，此处为保护之意。

【提要】

气虚不能摄血所致妊娠小便下血的证治。

【释义】

1.观其脉证　胎漏，妊娠小便下血。

妊娠以后胎不动、腹不疼，而小便中时常有血流出。

2.**知犯何逆** 气虚不能摄血。

胎漏为气虚不能摄血所致。其特点为气血不摄，小便中时常有血流出，与血热导致大出血不同。

3.**治疗策略** 补其气之不足，而泻其火之有余。

方用助气补漏汤，即重用人参补气，白芍平肝，甘草、黄芩泻火；加生地凉血，续断温肾，益母草祛瘀血，三药均可止血。

4.**间接治疗** 火泻则血不热而无欲动之机，气旺则血有根据而无可漏之窍。

5.**随证治之** 生地凉血，续断温肾，益母草祛瘀血，三药均可止血。

6.**治病求本** 重用人参，补其气之不足。

7.**治疗未病**

（1）**防传变**：病情严重，或失治误治，会导致流产、小产。

（2）**防药损**：补血不用当归妙，以当归香燥。

（3）**间接治疗**：白芍平肝，黄芩泻火，火泻则血不热而无欲动之机；人参补气，气旺则血有根据而无可漏之窍。

8.**依法合方** 助气补漏汤＝益母草／续断生地一人参甘草一白芍／黄芩）补其气之不足，而泻其火之有余。

胎漏为气虚不能摄血引起，治宜补其气之不足，而泻其火之有余，方用助气补漏汤，即重用人参补气，白芍平肝，甘草、黄芩泻火；加生地凉血，续断温肾，益母草祛瘀血，三药均可止血。其剂量结构：人参：白芍：黄芩：生地、续断：益母草、甘草＝10钱：5钱：3钱：2钱：1钱＝2：1：0.6：0.4：0.2。

助气补漏汤证八步分析见表48。

表 48　妊娠小便下血助气补漏汤证八步法表

观其脉证	知犯何逆	辨识未病	策略选择
胎漏，即妊娠小便下血，为妊娠以后胎不动、腹不疼，而小便中时常有血流出	气虚不能摄血	火泻则血不热而无欲动之机，气旺则血有根据而无可漏之窍	补其气之不足，而泻其火之有余

随证治之	治病求本	治疗未病	依法合方
生地凉血，续断温肾，益母草祛瘀血，三药均可止血	重用人参，补其气之不足	（1）防传变：病情严重，或失治误治，会导致流产、小产 （2）防药损：补血不用当归妙，以当归香燥 （3）间接治疗：白芍平肝，黄芩泻火，火泻则血不热而无欲动之机；人参补气，气旺则血有根据而无可漏之窍	（1）助气补漏汤＝益母草/续断生地—人参甘草—白芍/黄芩）补其气之不足，而泻其火之有余 （2）人参：白芍：黄芩：生地、续断：益母草、甘草＝2：1：0.6：0.4：0.2

【临证指要】

1. 助气补漏汤补气养血，泄热止漏，主治妊娠小便下血。其现代常用剂量及化裁如下。

人参 30g，白芍 15g（酒炒），黄芩 9g（酒炒黑），生地 9g（酒炒黑），益母草 3g，续断 6g，甘草 3g。

服法：水煎，每日 1 剂，分 2 次温服。

化裁

（1）本病主症为妊娠期阴道少量出血，时下时止而无腰酸腹痛。若下血较多者，加阿胶 10g（烊化），旱莲草 10g，以养阴止血；如炽热偏甚而见口苦咽干、下血鲜红者，加玄参 15g，栀子 10g，以清热凉血。

（2）本病全身见面色㿠白，神疲气短，舌淡苔薄白或薄黄，脉细数。若阴虚发热者，加知母 6g，青蒿 30g，以清虚热；胃纳不佳者，加陈皮 10g，砂仁 10g，以理气；如气虚甚而见食少、气短、懒言者，加黄芪 15g，白术 10g，以补气健脾。

2. 本方还可以用于功能失调性子宫出血、带下病、人工流产手术后出血的治疗。

妊娠子鸣（四十七）

【原文】

妊妇怀胎至七八个月，忽然儿啼腹中，腰间隐隐作痛，人以为胎热之过也，谁知是气虚之故乎？夫儿在胞胎也，全凭母气以化成，母呼儿亦呼，母吸儿亦吸，未尝有一刻之间断。至七八个月则母气必虚矣，儿不能随母之气以为呼吸，必有迫不及待之势。母子原相依为命，子失母之气，则拂子之意，而啼于腹中，似可异而究不必异，病名子鸣，气虚甚也。治宜大补其气，使母之气与子气和合，则子之意安而啼亦息矣。

方用扶气止啼汤。

人参（一两），黄芪（一两，生用），麦冬（一两，去心），当归（五钱，酒洗），橘红（五分），甘草（一钱），花粉（一钱）。

水煎服。一剂而啼即止，二剂不再啼。

此方用人参、黄芪、麦冬以补肺气，使肺气旺，则胞胎之气亦旺，胞胎之气旺，则胞中之子气有不随母之气以为呼吸者，未之有也。

眉批：黄芪用嫩黄芪，不可用箭芪，箭芪系北口外苜蓿根。

【提要】

气虚所致妊娠子鸣的证治。

【释义】

1. 观其脉证　妊娠子鸣。怀胎至七八个月，忽然儿啼腹中，腰间隐隐作痛。

2. **知犯何逆**　气虚。

子鸣由气虚引起，至七八个月时，母气虚，不能足量供给胎儿呼吸导致。

3. **治疗策略**　大补其气。

治宜大补其气，方用扶气止啼汤，即保元汤大补其气，加当归、麦冬润燥、补血以补气，加陈皮、天花粉利气、祛痰。

4. **间接治疗**　母之气与子气和合，则子之意安而啼亦息。

5. **随证治之**　陈皮利气、天花粉祛痰、甘草清热。

气虚则痰阻而鸣。陈皮利气、天花粉祛痰、甘草清热，为治标药。

6. **治病求本**　人参、黄芪、麦冬补肺气。

人参、黄芪、甘草为保元汤。"保元者，保守此元气之谓。是方用黄芪保在外一切之气，甘草保在中一切之气，人参保上、中、下、内、外一切之气，诸气治而元气足矣"（《删补名医方论》）。

7. **治疗未病**

（1）**防传变**：略。

（2）**防药损**：保元汤中，"四君中不用白术，避其燥；不用茯苓，恐其渗也。用桂而不用四物者，以芎之辛散，归之湿润，芍之酸寒，地黄之泥滞故耳"。（《删补名医方论》）

（3）**间接治疗**：人参、黄芪、麦冬补肺气，使肺气旺，则胞胎之气亦旺；当归补血以助黄芪补气。

8. **依法合方**　扶气止啼汤＝陈皮天花粉甘草—人参黄芪麦冬—当归）大补其气。

子鸣由气虚引起，治宜大补其气，方用扶气止啼汤，即保元汤加麦冬、当归大补其气，陈皮、天花粉利气、祛痰、止啼。其剂量结构：

人参、黄芪、麦冬：当归：甘草、天花粉：陈皮 =10 钱：5 钱：1 钱：5 分 =2：1：0.2：0.1。

扶气止啼汤证八步分析见表 49。

表 49　妊娠子鸣扶气止啼汤证八步法表

观其脉证	知犯何逆	辨识未病	策略选择
妊娠子鸣，即怀胎至七八个月，忽然儿啼腹中，腰间隐隐作痛	母气虚，不能足量供给胎儿导致	母之气与子气和合，则子之意安而啼亦息	大补其气

随证治之	治病求本	治疗未病	依法合方
陈皮利气、天花粉祛痰、甘草清热	人参、黄芪、麦冬补肺气	（1）防传变：略 （2）防药损：保元汤中，"四君中不用白术，避其燥；不用茯苓，恐其渗也。用桂而不用四物者，以芎之辛散，归之湿润，芍之酸寒，地黄之泥滞故耳" （3）间接治疗：人参、黄芪、麦冬补肺气，使肺气旺，则胞胎之气亦旺；当归补血以助黄芪补气	（1）扶气止啼汤 =陈皮天花粉甘草—人参黄芪麦冬—当归）大补其气 （2）人参、黄芪、麦冬：当归：甘草、天花粉：陈皮 =2：1：0.2：0.1

【临证指要】

1. 扶气止啼汤补气养血，主治妊娠子鸣。其现代常用剂量及化裁如下。

人参 30g，黄芪 30g（生用），麦冬 30g（去心），当归 15g（酒洗），橘红 1.5g，甘草 3g，天花粉 3g。

服法：水煎，每日 1 剂，分 2 次温服。

化裁

（1）本病主症为妊娠七八个月，儿啼腹中。

（2）本病还可见腰间隐隐作痛。如兼大便秘结者，加瓜蒌仁 30g，以润肠通便；不寐者，加酸枣仁 15g，以宁心安神；饮食减少者，加焦三仙各 10g，芦根 15g，以开胃消滞。

2. 傅青主认为"子啼"一症，为气虚之故。其言"至七八个月则母气必虚矣……子失母之气，则拂子之意，而啼于腹中，似可异而究不必异，病名子鸣，气虚甚也"。本病前人亦有论述，如《妇人大全良方》名为"孕妇腹内钟鸣"，《经效产宝》名为"孕妇腹中儿哭"。本病临床甚为罕见。

妊娠腰腹疼渴汗躁狂（即子狂）（四十八）

【原文】

妇人怀妊有口渴汗出，大饮冷水，而烦躁发狂，腰腹疼痛，以致胎欲堕者，人莫不谓火盛之极也，抑知是何经之火盛乎？此乃胃火炎炽，熬煎胞胎之水，以致胞胎之水涸，胎失所养，故动而不安耳。夫胃为水谷之海，多气多血之经，所以养五脏六腑者，盖万物皆生于土，土气厚而物始生，土气薄而物必死。然土气之所以能厚者，全赖火气之来生也；胃之能化水谷者，亦赖火气之能化也。今胃中有火，宜乎生土，何以火盛而反致害乎？不知无火难以生土，而火多又能烁水。虽土中有火土不死，然亦必有水方不燥；使胃火太旺，必致烁干肾水，土中无水，则自润不足，又何以分润胞胎？土烁之极，火势炎蒸，犯心越神，儿胎受逼，安得不下坠乎？经所谓二阳之病发心脾[1]者，正此义也。治法必须泄火滋水，使水气得旺，则火气自平，火平则汗、狂、躁、渴自除矣。

方用息焚安胎汤。

生地（一两，酒炒），青蒿（五钱），白术（五钱，土炒），茯苓

（三钱），人参（三钱），知母（二钱），花粉（二钱）。

水煎服。一剂而狂少平，二剂而狂大定，三剂而火尽解，胎亦安矣。

此方药料颇重，恐人虑不胜，而不敢全用，又不得不再为嘱之。怀胎而火胜若此，非大剂何以能蠲？火不息则狂不止，而胎能安耶？况药料虽多，均是滋水之味，益而无损，勿过虑也。

眉批：原方不可加减。妊娠躁狂，每误为别症，不曰痰甚，即云时疾传经，而置妊娠于不问，误服多药，数月不愈。甚有打去胎而以顾大人性命为名者，更属糊涂之极。

【词解】

[1] 二阳之病发心脾：见于《素问·阴阳别论》，是指足阳明胃与手阳明大肠之病是因为心脾有病而影响到胃肠而发病。因隐曲而肝郁，因肝郁影响到心脾气郁不舒，即木克土、母病及子；脾胃相表里，以致二阳胃病。此处是因心脾先病影响到胃病，因胃火太旺而烁水。

【提要】

胃火炽盛，熬煎胞胎所致妊娠腰腹疼渴汗躁狂的证治。

【释义】

1. 观其脉证　妊娠腰腹疼渴汗躁狂，即子狂。

妊娠期间烦躁发狂，伴口渴汗出，大饮冷水，腰腹疼痛，以致胎欲堕者。

2. 知犯何逆　胃火炎炽、烁伤肾水，犯心越神，熬煎胞胎。

3. 治疗策略　泻火滋水。

胃火宜苦寒直折，肾火宜滋阴降火。二者相和，治宜泻火滋水，方用息焚安胎汤，即知母、青蒿清泻胃火，生地滋阴降火，天花粉逐瘀定狂，合入四君子汤（去甘草），健胃、护中、安胎。

4. 间接治疗 水气得旺，则火气自平，火平则汗、狂、躁、渴自除。

5. 随证治之 天花粉消痰降气，润渴生津，逐瘀定狂。

6. 治病求本 知母、青蒿清胃泄热。

《本草新编》载知母最善泻胃、肾二经之火，解渴止热；青蒿味苦，气寒，入胃、肝、心、肾四经，专解骨蒸劳热，尤能泻暑热之火，开胃，泻火热，又不耗伤气血。

7. 治疗未病

（1）**防传变**：病情严重，或失治误治，会导致流产、小产。

（2）**防药损**：四君子汤（去甘草），健胃、护中、安胎。

（3）**间接治疗**：大量生地，滋肾水；用茯苓，给邪出路。

8. 依法合方 息焚安胎汤＝天花粉—知母青蒿—生地／人参白术／茯苓）泻火滋水。

子狂乃胃火炎炽、烁伤肾水，治宜泻火滋水，方用息焚安胎汤，即四君子汤去甘草以在健胃、护中、安胎基础上，加知母、青蒿清泻胃火，生地滋阴降火，天花粉逐瘀定狂。其剂量结构：生地：青蒿、白术：茯苓、人参：知母、天花粉＝10钱：5钱：3钱：2钱＝2：1：0.6：0.4。

息焚安胎汤证八步分析见表50。

表50 妊娠子狂息焚安胎汤证八步法表

观其脉证	知犯何逆	辨识未病	策略选择
子狂，即妊娠期间烦躁发狂，伴口渴汗出，大饮冷水，腰腹疼痛，以致胎欲堕者	胃火炎炽、烁伤肾水，犯心越神，熬煎胞胎	水气得旺，则火气自平，火平则汗、狂、躁、渴自除	泻火滋水

续表

随证治之	治病求本	治疗未病	依法合方
天花粉消痰降气，润渴生津，逐瘀定狂	知母、青蒿清胃泄热	（1）防传变：病情严重，或失治误治，会导致流产、小产 （2）防药损：四君子汤（去甘草），健胃、护中、安胎 （3）间接治疗：大量生地，滋肾水；用茯苓，给邪出路	（1）息焚安胎汤 = 天花粉 — 知母青蒿 — 生地 / 人参白术 / 茯苓）泻火滋水 （2）生地：青蒿、白术：茯苓、人参：知母、天花粉 = 2∶1∶0.6∶0.4

【临证指要】

1. 息焚安胎汤滋水清火，主治妊娠胎动不安，汗出烦躁，甚则发狂。其现代常用剂量及化裁如下。

生地 30g（酒炒），青蒿 15g，白术 15g（土炒），茯苓 9g，人参 9g，知母 6g，天花粉 6g。

服法：水煎，每日 1 剂，分 2 次温服。

化裁

（1）伴阴道下血者，加阿胶 10g，艾叶炭 10g，以养阴止血。

（2）本病全身见腰腹疼痛，喜饮冷水，汗出烦躁，甚则发狂，舌质红，苔黄而燥，脉细滑数。如胸闷心烦较甚者，加黄芩 10g，竹茹 10g，以清热除烦安胎；如肾水偏亏而见腰酸、咽干、五心烦热者，加旱莲草、女贞子、麦冬各 10g，并改生地为熟地 15g，以滋养肾阴；如胃热偏盛而见烦渴引饮、躁动不安者，加黄连、黄芩各 10g，以清热安胎；如虚火偏盛者，加黄柏 6g，地骨皮 15g，以降火退热。

2. 妊娠烦闷不安，郁郁不乐，或烦躁易怒，称为"子烦"，亦称"妊娠心烦"。"子烦"一症相当于西医学之先兆子痫，临症之时应根据症状、体征，慎重治之。

妊娠中恶（四十九）

【原文】

妇人怀子在身，痰多吐涎，偶遇鬼神祟恶，忽然腹中疼痛，胎向上顶。人疑为子悬之病也，谁知是中恶[1]而胎不安乎？大凡不正之气，最易伤胎，故有孕之妇，断不宜入庙烧香，与避静阴寒之地。如古洞幽岩，皆不可登。盖神祟多在神宇，潜踪幽阴岩洞，亦其往来游戏之所，触之最易相犯，不可不深戒也。况孕妇又多痰涎，眼目易眩。目一眩，如有妄见，此招祟之因痰而起也。人云怪病每起于痰，其信然与。治法似宜以治痰为主。然治痰必至耗气，气虚而痰难消化，胎必动摇。必须补气以生血，补血以活痰，再加以清痰之品，则气血不亏，痰亦易化矣。

方用消恶安胎汤。

当归（一两，酒洗），白芍（一两，酒炒），白术（五钱，土炒），茯苓（五钱，）人参（三钱），甘草（一钱），陈皮（五分），花粉（三钱），苏叶（一钱），沉香（一钱，研末）。

此方大补气血，辅正邪自除之义也。

眉批：辅正逐邪，方极平正，如此可知用金石之药以化痰者，皆矜奇立异，欲速取效，不知暗耗人之真气，戒之！

【词解】

[1]中恶：病名，又称客忤、卒忤。因触冒感受秽毒或不正之气或卒见怪异而大惊恐，突然呈现手足逆冷、面色发青、精神恍惚、头目昏晕，或错言妄语，甚则口噤、昏厥等症。

【提要】

妊娠中恶，触冒感受秽毒或不正之气而致胎动不安的证治。

【释义】

1. **观其脉证** 妊娠中恶，痰多吐涎，自述偶遇鬼神崇恶，忽然腹中疼痛，胎向上顶。

2. **知犯何逆** 妊娠中恶。

本病为感受不正之气，邪气与痰涎搏结引起。痰涎蒙蔽，见目眩，如有妄见；损伤胎元，胎动不安，见腹中疼痛，胎向上顶。

3. **治疗策略** 治痰为主。

本病治宜治痰祛秽，佐补益气血以祛痰、安胎，因痰涎耗气、胎动须补气。方用消恶安胎汤，即四君子汤加当归、白芍补益气血，陈皮、天花粉祛痰浊，苏叶、沉香祛邪气、交通心肾。

4. **间接治疗** 补气以生血，补血以活痰；扶正邪自除。

5. **随证治之** 苏叶通心气、散邪气、止呕；沉香养诸气，通天彻地，治吐泻。

苏叶通心气，散邪气，止呕。《本草新编》载沉香入命门，补相火，抑阴助阳，养诸气，通天彻地，治吐泻，引龙雷之火下藏肾宫，安呕逆之气，上通于心脏，乃心肾交接之妙品。

6. **治病求本** 陈皮、天花粉及茯苓祛痰浊。

7. **治疗未病**

（1）**防传变**：病情严重，或失治误治，会导致流产、小产。

（2）**防药损**：不用金石类药物化痰，防其暗耗真气。

（3）**间接治疗**：四君子汤补气以生血，当归、白芍补血以治痰。

8. **依法合方** 消恶安胎汤＝苏叶沉香—茯苓陈皮天花粉—人参白术甘草／当归白芍）治痰为主。

妊娠中恶，为感受不正之气，与痰涎搏结、损伤胎元而成，治宜治痰祛秽，佐补益气血以祛痰、安胎。方用消恶安胎汤，即四君子汤加当归、白芍补益气血，陈皮、天花粉祛痰浊，苏叶、沉香祛邪气、交通心肾。其剂量结构：当归、白芍：白术、茯苓：人参、天花粉：甘草、苏叶、沉香：陈皮 =10钱：5钱：3钱：1钱：5分 =2：1：0.6：0.2：0.1。

消恶安胎汤证八步分析见表51。

表51　妊娠中恶消恶安胎汤证八步法表

观其脉证	知犯何逆	辨识未病	策略选择
妊娠中恶，即妊娠以后痰多吐涎，自述偶遇鬼神祟恶，忽然腹中疼痛，胎向上顶	感受不正之气，与痰涎搏结，损伤胎元，胎动不安	补气以生血，补血以治痰；扶正邪自除	治痰为主，佐补益气血以祛痰、安胎

随证治之	治病求本	治疗未病	依法合方
苏叶通心气、散邪气、止呕；沉香养诸气，通天彻地，治吐泻	陈皮、天花粉及茯苓祛痰浊	（1）防传变：病情严重，或失治误治，会导致流产、小产（2）防药损：不用金石类药物化痰，防其暗耗真气（3）间接治疗：四君子汤补气以生血，当归、白芍补血以治痰	（1）消恶安胎汤 = 苏叶沉香—茯苓陈皮天花粉—人参白术甘草/当归白芍）治痰为主（2）当归、白芍：白术、茯苓：人参、天花粉：甘草、苏叶、沉香：陈皮=2：1：0.6：0.2：0.1

【临证指要】略。

妊娠多怒堕胎（五十）

【原文】

妇人有怀妊之后，未至成形，或已成形，其胎必堕，人皆曰气血衰微，不能固胎也，谁知是性急怒多，肝火大动而不静乎？夫肝本藏血，肝怒则不藏，不藏则血难固。盖肝虽属木，而木中实寄龙雷之火[1]，所谓相火[2]是也，相火宜静不宜动，静则安，动则炽。况木中之火，又易动而难静。人生无日无动之时，既无日非动火之时，大怒则火益动矣，火动而不可止遏，则火势飞扬，不能生气养胎，而反食气伤精矣；精伤则胎无所养，势必下坠而不已。经所谓"少火[3]生气，壮火[4]食气"，正此义也。治法宜平其肝中之火，利其腰脐之气，使气生夫血而血清其火，则庶几矣。

方用利气泄火汤。

人参（三钱），白术（一两，土炒），甘草（一钱），熟地（五钱，九蒸），当归（三钱，酒洗），白芍（五钱，酒炒），芡实（三钱，炒），黄芩（二钱，酒炒）。

水煎服。六十剂而胎不坠矣。

此方名虽利气而实补气也。然补气而不加以泄火之品，则气旺而火不能平，必反害其气也。故加黄芩于补气之中以泄火；又有熟地、归、芍以滋肝而壮水之主，则血不燥而气得和，怒气息而火自平，不必利气而气无不利，即无往而不利矣。

眉批：性急怒多而不用舒肝药者，以其有胎娠故也。经云：胎病则母病，胎安则母病自愈。所以妊娠一门总以补气、养血、安胎为主，则万病自除矣。

【词解】

[1] 龙雷之火：即心肾之火。龙火是肾火，雷火是肝火。

[2] 相火：出自《素问·天元纪大论》。其曰："君火以明，相火以位。"相火与君火相对而言。《中医大辞典》中说："君火与相火相互配合，以温养脏腑，推动人体的功能活动。一般认为，

肝、胆、肾、三焦均内寄相火，而其根源则在命门。"亦即命门之火。

［3］少火：见于《素问·阴阳应象大论》。其曰："壮火之气衰，少火之气壮；壮火食气，气食少火；壮火散气，少火生气。"人体阳气在正常的情况下，有温煦脏腑经络等作用。少火称之为少火，为生理之火。少火与壮火相对而言。

［4］壮火：在病理情况下，阳气过盛，功能亢奋，必然使物质的消耗增加，以致伤阴耗液。此种阳气过亢称之为"壮火"，中医学又称之为"气有余便是火"。壮火为病理之火，与少火相对而言。

【提要】

肝火炽盛所致妊娠多怒堕胎的证治。

【释义】

1. 观其脉证　多怒堕胎。妊娠以后，未至成形，或已成形，其胎必堕。

2. 知犯何逆　性急怒多，肝火大动，精伤则胎无所养。

病由本虚标实，气血不足，又性急怒多，肝火大动，不能藏血，胎无所养导致。

3. 治疗策略　平其肝中之火，利其腰脐之气。

本病治法宜平其肝中之火，利其腰脐之气，方用利气泄火汤，即白芍平肝逆，黄芩泻肝火，白术健脾、利腰脐而安胎，合入八珍汤（加芡实，去茯苓、川芎）补气安胎，滋肝壮水以息怒火。

4. 间接治疗　使气生夫血而血清其火。

5. 随证治之　黄芩清肝火。

《本草新编》载："（黄芩）善安胎气，然亦必肺与大肠、膀胱之有火者，用之始宜，否则，不可频用也。古人云黄芩乃安胎之圣药，亦因胎中有火，故用之于白术、归身、人参、熟地、杜仲之中，自然胎安。倘无火，而寒虚胎动，正恐得黄芩而反助其寒，虽有参、归等药补气、补血、补阴，未必胎气之能固也，况不用参、归等药，欲望其安胎，万无是理矣。"

6. 治病求本　白芍平肝逆；白术健脾、利腰脐而安胎。

7. 治疗未病

（1）防传变：病情严重，或失治误治，会导致流产、小产。

（2）防药损：眉批云："性急怒多而不用舒肝药者，以其有胎娠故也。"

（3）间接治疗：人参、白术、甘草、芡实补气，熟地、当归、白芍补血，且白术安胎，则万病自除；"黄芩于补气之中以泄火；又有熟地、归、芍以滋肝而壮水之主，则血不燥而气得和，怒气息而火自平，不必利气而气无不利，即无往而不利矣"。

8. 依法合方　利气泄火汤＝黄芩—芍药／白术—人参甘草芡实／当归熟地）平肝火，利腰脐。

多怒堕胎，多因肝火大动，精伤则胎无所养所致，治宜平肝火、利腰脐而安胎。利气泄火汤从丹栀逍遥散化裁而来，可视为丹栀逍遥散。其用黄芩替代丹皮、栀子，去柴胡、茯苓，加人参、熟地、芡实补气、养血、滋肾、安胎。其剂量结构：白术：熟地、白芍：人参、当归、芡实：黄芩：甘草＝10钱：5钱：3钱：2钱：1钱＝2：1：0.6：0.4：0.2。

利气泄火汤证八步分析见表52。

表 52　妊娠多怒堕胎利气泄火汤证八步法表

观其脉证	知犯何逆	辨识未病	策略选择
多怒堕胎。妊娠以后，未至成形，或已成形，其胎必堕	性急怒多，肝火大动，精伤则胎无所养	使气生夫血而血清其火	平其肝中之火，利其腰脐之气

随证治之	治病求本	治疗未病	依法合方
黄芩清肝火	白芍平肝逆；白术健脾、利腰脐而安胎	（1）防传变：病情严重，或失治误治，会导致流产、小产 （2）防药损：眉批云："性急怒多而不用舒肝药者，以其有胎娠故也" （3）间接治疗：人参、白术、甘草、芡实补气，熟地、当归、白芍补血，且白术安胎，则万病自除："黄芩于补气之中以泄火；又有熟地、归、芍以滋肝而壮水之主，则血不燥而气得和，怒气息而火自平"	（1）利气泄火汤＝黄芩—芍药/白术—人参甘草芡实/当归熟地）平肝火，利腰脐 （2）白术：熟地、白芍：人参、当归、芡实：黄芩：甘草＝2：1：0.6：0.4：0.2

【临证指要】

1. 利气泄火汤补气养血，泻火安胎，主治肝火炽盛所致妊娠多怒堕胎。其现代常用剂量及化裁如下。

人参 9g，白术 30g（土炒），甘草 3g，熟地 15g（九蒸），当归 9g（酒洗），白芍 15g（酒炒），芡实 9g（炒），黄芩 6g（酒炒）。

服法：水煎，每日 1 剂，分 2 次温服。

化裁：本病还可见胸满胁痛，口苦食少，性急多怒，舌红，苔黄或黄燥，脉弦数。若兼难寐多梦、大便燥结者，加生地 10g，山药 10g，以养阴清热；若兼食滞腹胀者，加焦三仙各 10g，鸡内金 30g，芦根 15g，以消食导滞；如嗳气频频，胸脘不畅者，加旋覆花 10g，陈皮 10g，以平肝降逆；心烦者，加淡竹叶 10g，以清热除烦。

2. 滑胎相当于西医学之习惯性流产。应在未孕之前进行调理，经检查不属于器质性原因，并排除男方因素者，针对病因进行治疗。另外，患者不宜怀孕过密，两次怀孕时间最少相隔 1 年，以利预培其损，增强体质。

┌─────────────┐
│ **小　产** │
└─────────────┘

行房小产（五十一）

【原文】

妊妇因行房颠狂[1]，致小产血崩不止，人以为火动之极也，谁知是气脱之故乎？大凡妇人之怀妊也，赖肾水以荫胎[2]，水源不足，则火易沸腾。加以久战不已，则火必大动，再至兴酣颠狂，精必大泄。精大泄则肾水益涸，而龙雷相火益炽。水火两病[3]，胎不固而堕矣。胎堕而火犹未熄，血随火而下崩，有不可止遏之势。人谓火动之极，亦未为大误也。但血崩本于气虚，火盛本于水亏，肾水既亏，则气之生源涸矣；气源既涸，而气有不脱者乎？此火动是标，而气脱是本也。经云"治病必求其本"，本固而标自立[4]矣。若只以止血为主，而不急固其气，则气散不能速回，而血何由止？不大补其精，则水涸不能遽长[5]，而火且益炽，不揣其本，而齐其末[6]，山未见有能济者也。

方用固气填精汤。

人参（一两），黄芪（一两，生用），白术（五钱，土炒），大熟地（一两，九蒸），当归（五钱，酒洗），三七（三钱，研末冲），芥穗（二钱，炒黑）。

水煎服。一剂而血止，二剂而身安，四剂则全愈。

此方之妙，妙在不去清火，而惟补气补精，其奏功独神者，以诸药温润能除大热也。盖热是虚，故补气自能摄血，补精自能止血，意在本也。

眉批：小产血崩多由行房而致。若年逾四十参宜倍用，熟地宜减半用，以

225

其气虚火衰也，否则每令气脱不救。凡有妊娠者，须忍欲谨避房事，万勿自蹈危途，慎之！

【词解】

[1]颠狂：此处指过度用力行房事，心性大动。

[2]荫胎：养胎，庇佑之意。

[3]水火两病：肾水亏而胎失养，相火盛则胎易动。所以说，水火两病而胎不能安固。

[4]本固而标自立：本意树根牢固了，树梢也就稳定了，引申为抓住问题的根本。

[5]水涸不能遽长：遽，为急速、匆忙之意。此句意思是肾水亏虚，不能迅速补养。

[6]不揣其本，而齐其末：不能思考和治疗发病的根本原因，只是调整、治理表面症状，意为本末倒置。

【提要】

行房小产的证治。

【释义】

1.观其脉证　行房小产，血崩不止。

妊娠期过度房事，容易造成子宫收缩、胎盘剥离等情况，导致异常出血、腹痛、腰酸的症状，临床上主要以平卧静养，给予缓解宫缩及止血的药物治疗。

2.知犯何逆　肾水亏乏，火盛动血，气脱不固。

本病本虚标实，火动是标，气脱是本。肾水亏乏，一方面，阴虚阳盛，火盛动血；另一方面，阴阳互根，水亏无以生气，气脱不固，导致血崩不止。

3.治疗策略　急固其气，大补其精。

治宜急固其气、大补其精以摄血，方用固气填精汤，即四君子汤去茯苓、甘草，加当归补血汤（当归、黄芪）急固其气，熟地重用以大补其精，三七粉、黑芥穗活血止血，引血归经。

4. **间接治疗**　大补其精，肾精充足可化生元气，可制妄动的相火。

5. **随证治之**　当归、三七养血止血，黑芥穗引血归经。

6. **治病求本**　人参、白术、黄芪急固其气。

人参、白术为四君子汤去茯苓、甘草，大补元气；黄芪重用以补气，当归轻用，补血以生气。

7. **治疗未病**

（1）**防传变**：忍欲谨避房事。

（2）**防药损**："小产血崩多由行房而致。若年逾四十参宜倍用，熟地宜减半用，以其气虚火衰也，否则每令气脱不救"。

（3）**间接治疗**：熟地重用以大补其精，使火熄、气旺、精足而能摄血；诸药温润能除大热，四君子汤合当归补血汤补气自能摄血；黄芪重用以补气，当归轻用，补血以生气。

8. **依法合方**　固气填精汤＝三七粉黑芥穗—人参白术黄芪当归—熟地）急固其气，大补其精。

本病本虚标实，肾水亏乏引起的阴虚阳盛、火盛动血及气脱不固、不能摄血。方用固气填精汤，即四君子汤去茯苓、甘草，合当归补血汤（当归、黄芪）急固其气，熟地重用以大补其精，三七粉、黑芥穗活血止血，引血归经。其剂量结构：人参、黄芪、熟地：白术、当归：三七粉：黑芥穗＝10钱：5钱：3钱：2钱＝2：1：0.6：0.4。

固气填精汤证八步分析见表53。

表53 行房小产固气填精汤证八步法表

观其脉证	知犯何逆	辨识未病	策略选择
行房小产，系因行房致小产，血崩不止	肾水亏乏，火盛动血，气脱不固	大补其精，肾精充足可化生元气，可制妄动的相火	急固其气，大补其精

随证治之	治病求本	治疗未病	依法合方
当归、三七养血止血，黑芥穗引血归经	人参、白术、黄芪急固其气	（1）防传变：忍欲谨避房事 （2）防药损："小产血崩多由行房而致。若年逾四十参宜倍用，熟地宜减半用，以其气虚火衰也，否则每令气脱不救" （3）间接治疗：熟地重用以大补其精，使火熄、气旺、精足而能摄血；诸药温润能除大热，四君子汤合当归补血汤补气自能摄血；黄芪重用以补气，当归轻用，补血以生气	（1）固气填精汤=三七粉黑芥穗—人参白术黄芪当归—熟地）急固其气，大补其精 （2）人参、黄芪、熟地∶白术、当归∶三七粉∶黑芥穗=2∶1∶0.6∶0.4

【临证指要】

1. 固气填精汤补气养血，固气填精，主治妊娠以后，行房小产。其现代常用剂量及化裁如下。

人参30g，黄芪30g（生用），白术15g（土炒），熟地30g（九蒸），当归15g（酒洗），三七9g（研末冲），芥穗6g（炒黑）。

服法：水煎，每日1剂，分2次温服。

化裁

（1）本病主症为妊娠3月以后，行房小产，阴道出血不止，腹痛腰酸。下血多者，加生地炭10g，阿胶10g，以止血滋阴；如血崩不止者，加贯众炭10g，以止血；如胎未坠者，加杜仲10g（炒炭），续断10g（炒黑），以补肾固胎止血。

（2）本病全身见精神倦怠，舌淡苔薄白，脉细弱。若年逾四十者，因其气虚火衰，宜倍用参芪，熟地减半，以大补元气，防气脱不救；如血脱及气，有亡阳表现者，加制附子10g，以回阳救脱。

2.妊娠早期和晚期应尽量避免房事，以防动胎、堕胎。清代名医叶天士提出："保胎以绝欲为第一要策。"

跌闪小产（五十二）

【原文】

妊妇有跌扑闪挫，遂致小产，血流紫块，昏晕欲绝者，人皆曰瘀血作祟也，谁知是血室[1]损伤乎？夫血室与胞胎相连，如唇齿之相依。胞胎有伤，则血室亦损，唇亡齿寒，理有必然也。然胞胎伤损而流血者，其伤浅；血室伤损而流血者，其伤深。伤之浅者，疼在腹；伤之深者，晕在心[2]。同一跌扑损伤，而未小产与已小产，治各不同。未小产而胎不安者，宜顾其胎，而不可轻去其血；已小产而血大崩，宜散其瘀，而不可重伤其气。盖胎已堕，血既脱而血室空虚，惟气存耳。倘或再伤其气，安保无气脱之忧乎？经云：血为营，气为卫。使卫有不固，则营无依而安矣[3]。故必补气以生血，新血生而瘀血自散矣。

方用理气散瘀汤。

人参（一两），黄芪（一两，生用），当归（五钱，酒洗），茯苓（三钱），红花（一钱），丹皮（三钱），姜炭（五钱）。

水煎服。一剂而流血止，二剂而昏晕除，三剂而全安矣。

此方用人参、黄芪以补气，气旺则血可摄也。用当归、丹皮以生血，血生则瘀难留也。用红花、黑姜以活血，血活则晕可除也。用茯苓以利水，水利则血易归经[4]也。

眉批：胎未堕宜加杜仲炒炭一钱，续断炒黑一钱；若胎已堕服原方。血崩不止，加贯众炭三钱；若血闭心晕，加元胡炭一钱。

【词解】

[1]血室：有三种意思，一为子宫，二为肝脏，三为冲脉。此处应是子宫之意。

[2]伤之深者，晕在心：伤损严重的，会出现心窍昏蒙，神智不清。

[3]卫有不固，则营无依而安矣：卫气不能固守，营阴无法依存。

[4]水利则血易归经：水停气滞，利水可以帮助肺气宣发肃降，帮助肾的气化，气行则易摄血归经。

【提要】

跌闪小产的证治。

【释义】

1.观其脉证　跌闪小产，即跌扑闪挫引起的小产，血流紫块，昏晕欲绝。

2.知犯何逆　血室损伤，伤之深者，晕在心。

3.治疗策略　已小产而血大崩，宜散其瘀，而不可重伤其气。

方用理气散瘀汤，即四君子汤去白术、甘草，合当归补血汤补气摄血，加红花、丹皮祛瘀血，姜炭止血、引血归元。

4.间接治疗　必补气以生血，新血生而瘀血自散。

5.随证治之　人参大补元气，治昏晕。

本方重用人参治小产后血崩、昏晕，有独参汤意；又合当归补血汤，重用黄芪补气，轻用当归补血以生气，共辅助人参大补元气。

6.治病求本　当归、红花、丹皮活血化瘀。

7.治疗未病

（1）防传变：略。

（2）**防药损**：不可重伤其气。

（3）**间接治疗**：人参、黄芪以补气，气旺则血可摄；当归、丹皮以生血，血生则瘀难留；红花、姜炭以活血，血活则晕可除；茯苓以利水，水利则血易归经。

8. **依法合方**　理气散瘀汤 = 人参—当归红花丹皮—黄芪 / 姜炭 / 茯苓）大补元气，散其瘀而不可重伤其气。

跌闪小产，即跌扑闪挫引起的小产，血流紫块，昏晕欲绝。本病伤在血室，血流紫块，昏晕欲绝，治宜大补元气，散其瘀而不可重伤其气。方用理气散瘀汤，即独参汤合当归补血汤大补元气、补气摄血，再加丹皮、红花、姜炭而成。其中，人参、黄芪以补气，气旺则血可摄；当归、丹皮以生血，血生则瘀难留；红花、姜炭以活血，血活则晕可除；茯苓以利水，水利则血易归经。其剂量结构：人参、黄芪：当归、姜炭：茯苓、丹皮：红花 =10 钱：5 钱：3 钱：1 钱 =2：1：0.6：0.2。

理气散瘀汤证八步分析见表 54。

表 54　跌闪小产理气散瘀汤证八步法表

观其脉证	知犯何逆	辨识未病	策略选择
跌闪小产，即跌扑闪挫引起的小产，血流紫块，昏晕欲绝	血室损伤，伤之深者，晕在心	必补气以生血，新血生而瘀血自散	大补元气，散其瘀而不可重伤其气

随证治之	治病求本	治疗未病	依法合方
人参大补元气、治昏晕　当归补血汤重用黄芪补气，轻用当归补血以生气，共辅助人参大补元气	当归、红花、丹皮活血化瘀	（1）防传变：略。（2）防药损：不可重伤其气（3）间接治疗：人参、黄芪以补气，气旺则血可摄；当归、丹皮以生血，血生则瘀难留；红花、姜炭以活血，血活则晕可除；茯苓以利水，水利则血易归经	（1）理气散瘀汤 = 人参—当归红花丹皮—黄芪 / 姜炭 / 茯苓）大补元气，散其瘀而不可重伤其气（2）人参、黄芪：当归、姜炭：茯苓、丹皮：红花 =2：1：0.6：0.2

【临证指要】

1.理气散瘀汤补气生血，理气散瘀，主治跌闪小产。其现代常用剂量及化裁如下。

人参 30g，黄芪 30g（生用），当归 15g（酒洗），茯苓 9g，红花3g，丹皮 9g，姜炭 15g。

服法：水煎，每日 1 剂，分 2 次温服。

化裁

（1）本病主症为妊娠 3 月后，跌扑闪挫，遂致小腹疼痛，阵阵紧逼，或有羊水流出，继而出血，血块紫暗，甚至胎儿排出。眉批云："胎未堕宜加杜仲炒炭一钱，续断炒黑一钱；若胎已堕服原方。血崩不止，加贯众炭三钱；若血闭心晕，加元胡炭一钱。"指出如果尚未排出胎儿者，加杜仲炭 10g，续断 10g，以补肾系固胎元而补血；如血崩不止者，加贯众炭 10g，以凉血止血；如昏晕欲绝者，加元胡炭 10g，以行气止痛。

（2）本病全身见面色苍白，昏晕欲绝，舌暗淡或紫暗，有瘀斑，苔薄白，脉细涩。如血脱及气，有亡阳表现者，加制附子 10g，以回阳止脱。

2.本条阐述妊娠跌扑闪挫，源于瘀血阻滞，伤浅者，在胞胎，痛在腹；深者，在血室，出现神智异常。治疗上，强调根据胞胎是否能继续存活来确定方案，所谓"有故无殒，亦无殒也"。

大便干结小产（五十三）

【原文】

妊妇有口渴烦躁，舌上生疮，两唇肿裂，大便干结，数日不得通，以致腹疼小产者，人皆曰大肠之火热也，谁知是血热烁胎乎？夫血所以养胎也，温和则胎受其益，太热则胎受其损。如其热久烁之，则儿在胞胎之中，若有探汤[1]之苦，难以存活，则必外越下奔，以避炎气之逼迫，欲其胎之不坠也得乎？然则血荫乎胎，则血必虚耗。血者阴也，虚则阳亢，亢则害[2]矣。且血乃阴水所化，血日荫胎，取给刻不容缓，而火炽阴水不能速生以化血，所以阴虚火动。阴中无非火气，血中亦无非火气矣，两火相合，焚逼儿胎，此胎之所以下坠也。治法宜清胞中之火，补肾中之精，则可已矣。或疑儿已下坠，何故再顾其胞？血不荫胎，何必大补其水？殊不知火动之极，以致胎坠，则胞中纯是一团火气，此火乃虚火也。实火可泄，而虚火宜于补中清之，则虚火易散，而真火[3]可生。倘一味清凉以降火，全罔顾胞胎之虚实，势必至寒气逼人，胃中生气萧索[4]矣。胃乃二阳，资养五脏者也。胃阳不生，何以化精微以生阴水乎？有不变为劳瘵[5]者几希[6]矣。

方用加减四物汤。

熟地（五钱，九蒸），白芍（三钱，生用），当归（一两，酒洗），川芎（一钱），山栀子（一钱，炒），山萸（二钱，蒸，去核），山药（三钱，炒），丹皮（三钱，炒）。

水煎服。四五剂而愈矣。丹皮性急凉血，产后用之，最防阴凝之害，慎之！

眉批：此方加条芩二钱尤妙。

【词解】

[1]若有探汤："探汤"引自《论语·季氏》。孔子曰："见善如不及，见不善如探汤。"宋·邢炳注曰："人之探试热汤，其去之必速，以喻见恶事去之疾也。"

[2]亢则害："亢则害，承乃制"语出《素问·六微旨大论》。亢

为盛之极，制者因其极而抑之。过分的亢盛，就会违背规律，失于和谐，故为害。

［3］真火：真火来源于道教的内丹修炼。真火是真阳之气的代称。

［4］萧索：荒凉，冷落，缺乏生机，不旺盛。

［5］劳瘵："瘵"为病之意，劳瘵即劳病。《内经》中有"虚劳"，《难经》则称"虚""损"。

［6］几希：不多，一丁点儿，无几。

【提要】

血热烁胎所致大便干结小产的证治。

【释义】

1. 观其脉证　大便干结小产，口渴烦躁，舌上生疮，两唇肿裂，大便干结，数日不得通，以致腹痛小产。

2. 知犯何逆　阴虚火旺，血热烁胎。

考虑到妊娠的因素，该病为血热烁胎造成。妊娠期间，阴血养胎而耗伤，阴虚火旺，焚逼儿胎，见胎儿下坠。

3. 治疗策略　清胞中之火，补肾中之精。

本病治法宜清胞中之火，补肾中之精，方用加减四物汤，即四物汤加栀子、丹皮清胞中之火，加山茱萸、山药补肾中之精。本方实为四物汤与六味地黄汤的合方，去茯苓、泽泻，加栀子而成。

4. 间接治疗　虚火宜于补中清之，则虚火易散，而真火可生。

5. 随证治之　栀子、丹皮清胞中之火。

6. 治病求本　四物汤养血和血、润燥通便，与栀子、丹皮同用，可清血分之热。

7. 治疗未病

（1）防传变：失治误治，变为劳瘵。

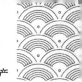

（2）**防药损**：不可一味清凉以降火，损伤胃阳；去茯苓、泽泻，防其损阴；控制丹皮剂量，防其阴凝之害。

（3）**间接治疗**：熟地、山茱萸、山药、丹皮，即六味地黄汤去茯苓、泽泻，可补肾中之精以泻火；且山药健脾养胃，化精微以生阴水。

8. 依法合方　加减四物汤＝丹皮栀子—四物汤—山茱萸山药）清胞中之火，补肾中之精。

大便干结小产，为阴虚火旺、血热烁胎所致，治宜清胞中之火，补肾中之精。方用加减四物汤，即四物汤加栀子清胞中之火，六味地黄汤去茯苓、泽泻，补肾中之精以泻火。其剂量结构：当归：熟地：白芍、山药、丹皮：山茱萸：川芎、栀子＝10钱：5钱：3钱：2钱：1钱＝2：1：0.6：0.4：0.2。

加减四物汤证八步分析见表55。

表55　大便干结小产加减四物汤证八步法表

观其脉证	知犯何逆	辨识未病	策略选择
大便干结小产，表现为口渴烦躁，舌上生疮，两唇肿裂，大便干结，数日不得通，以致腹痛小产	阴虚火旺，血热烁胎	虚火宜于补中清之，则虚火易散，而真火可生	清胞中之火，补肾中之精

随证治之	治病求本	治疗未病	依法合方
栀子、丹皮清胞中之火	四物汤养血和血，润燥通便，与栀子、丹皮同用，可清血分之热	（1）防传变：失治误治，变为劳瘵 （2）防药损：不可一味清凉以降火，损伤胃阳；去茯苓、泽泻，防其损阴；控制丹皮剂量，防其阴凝之害 （3）间接治疗：熟地、山茱萸、山药、丹皮，即六味地黄汤去茯苓、泽泻，可补肾中之精以泻火；且山药健脾养胃，化精微以生阴水	（1）加减四物汤＝丹皮栀子—四物汤—山茱萸山药）清胞中之火，补肾中之精 （2）当归：熟地：白芍、山药、丹皮：山茱萸：川芎、栀子＝2：1：0.6：0.4：0.2

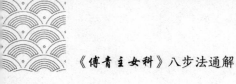

【临证指要】略。

畏寒腹疼小产（五十四）

【原文】

妊妇有畏寒腹疼，因而堕胎者，人只知下部太寒也，谁知是气虚不能摄胎乎？夫人生于火，亦养于火，非气不充，气旺则火旺，气衰则火衰。人之所以坐胎者，受父母先天之真火也。先天之真火，即先天之真气以成之。故胎成于气，亦摄于气，气旺则胎牢，气衰则胎堕，胎日加长，而气日加衰，安得不堕哉？况又遇寒气外侵，则内之火气更微，火气微则长养无资；此胎之不能不堕也。使当其腹疼之时，即用人参、干姜之类，补气祛寒，则可以疼止而胎安。无如人拘于妊娠之药禁而不敢用，因致堕胎，而仅存几微[1]之气，不急救气，尚有何法？

方用黄芪补气汤。

黄芪（二两，生用），肉桂（五分，去粗皮，研），当归（一两，酒洗）。

水煎服。五剂愈矣。倘认定是寒，大用辛热，全不补气与血，恐过于燥热，反致亡阳而变危矣。

眉批：肉桂须用好的，如无佳者，用炮姜代之，或一钱、二钱皆可，不可只用五分。

【词解】

[1]几微：细微，细小。

【提要】

气虚火衰所致畏寒腹疼小产的证治。

【释义】

1. **观其脉证** 畏寒腹疼小产。妊妇见畏寒腹疼，因而堕胎。

2. **知犯何逆** 气虚不能摄胎。

本病为气虚、火衰引起的虚寒，又外感寒邪，气不摄胎，胎失所养导致。

3. **治疗策略** 急救元气。

堕胎之后，元气衰微，当急救元气，方用黄芪补气汤，即当归补血汤重用黄芪补气，轻用当归补血以生气，小剂量肉桂通血脉，疗下焦虚寒、腹痛。

4. **间接治疗** 补血以生气。

5. **随证治之** 肉桂通血脉，疗下焦虚寒、腹痛。

眉批即云："肉桂须用好的，如无佳者，用炮姜代之，或一钱、二钱皆可，不可只用五分。"

6. **治病求本** 黄芪补气。

7. **治疗未病**

（1）**防传变**：略。

（2）**防药损**：即使确认为寒证，也不可大量应用辛热药物治疗，而全不补气与血。否则，过于燥热，反致亡阳而变危症。

（3）**间接治疗**：当归补血以补气。

8. **依法合方** 黄芪补气汤 = 肉桂—黄芪—当归急救元气。

畏寒腹疼小产，气虚不能摄胎导致，治宜急救其气。方用黄芪补气汤，即当归补血汤重用黄芪补气，轻用当归补血以生气，小剂量肉桂通血脉，疗下焦虚寒、腹痛。其剂量结构：黄芪：当归：肉桂 =20 钱：10 钱：5 分 =2：1：0.05。

黄芪补气汤证八步分析见表 56。

表 56　畏寒腹疼小产黄芪补气汤证八步法表

观其脉证	知犯何逆	辨识未病	策略选择
畏寒腹疼小产，见畏寒腹疼，因而堕胎	气虚不能摄胎	补血以生气	急救元气

随证治之	治病求本	治疗未病	依法合方
肉桂通血脉，疗下焦虚寒、腹痛；或用炮姜代替	黄芪补气	（1）防传变：略 （2）防药损：即使确认为寒证，也不可大量应用辛热药物治疗，而全不补气与血。否则，过于燥热，反致亡阳而变危症 （3）间接治疗：当归补血以补气	（1）黄芪补气汤＝肉桂—黄芪—当归）急救元气 （2）黄芪：当归：肉桂＝2：1：0.05

【临证指要】

1. 黄芪补气汤补气生血，安胎，主治孕妇畏寒肢冷、胎堕小产。其现代常用剂量及化裁如下。

黄芪 60g（生用），肉桂 1.5g（去粗皮，研），当归 30g（酒洗）。

服法：水煎，每日 1 剂，分 2 次温服。

化裁

（1）本病主症为小腹疼痛，以致胎堕小产。若下血多而不止者，加阿胶 10g（烊化），艾炭 10g，以养血止血。

（2）本病全身见畏寒肢冷，精神倦怠，舌淡苔薄，脉细弱。阳气虚者，加人参 30 ～ 50g，以大补元气；血虚者，加阿胶 10g（烊化），以养血。

2. 本方亦用于产后尿潴留等疾病的治疗。

大怒小产（五十五）

【原文】

妊妇有大怒之后，忽然腹疼吐血，因而堕胎；及堕胎之后，腹疼仍未止者，人以为肝之怒火未退也，谁知是血不归经而然乎？夫肝所以藏血者也。大怒则血不能藏，宜失血而不当堕胎，何为失血而胎亦随堕乎？不知肝性最急[1]，血门[2]不闭，其血直捣于胞胎，胞胎之系，通于心肾之间，肝血来冲，必断绝心肾之路[3]；胎因心肾之路断，胞胎失水火之养，所以堕也。胎既堕矣，而腹疼如故者，盖因心肾未接，欲续无计，彼此痛伤肝气，欲归于心而心不受，欲归于肾而肾不纳，故血犹未静而疼无已也。治法宜引肝之血，仍入于肝，而腹疼自已矣。然徒引肝之血而不平肝之气，则气逆而不易转，即血逆而不易归也。

方用引气归血汤。

白芍（五钱，酒炒），当归（五钱，酒洗），白术（三钱，土炒），甘草（一钱），黑芥穗（三钱），丹皮（三钱），姜炭（五分），香附（五分，酒炒），麦冬（三钱，去心），郁金（一钱，醋炒）。

水煎服。

此方名为引气，其实仍是引血也，引血亦所以引气，气归于肝之中，血亦归于肝之内，气血两归，而腹疼自止矣。

眉批：产后忌用白芍，因其酸寒也。胎堕后用白芍五钱，惟上元生人可用，若下元生人万不可用。必不得已而用之，将白芍炒炭，用三钱也可。余药如法制。

【词解】

[1]肝性最急：肝属木，其志为怒，性急。

[2]血门：一则有"血门"穴；二则全身穴位有八门之分，其中之一为血门。此处因肝藏血，故血门应指藏血之门。

[3]心肾之路：心属火，为离，君火内涵阴血；肾属水，为坎，水中潜藏相火。肾中水上济君火，心中火下滋肾水，上离下坎呈水火既济之象，即心肾相交，此为心肾之路。

【提要】

大怒小产的证治。

【释义】

1.观其脉证　大怒小产之后腹疼。

大怒之后，忽然腹疼吐血，因而堕胎；及堕胎之后，腹疼仍未止。

2.知犯何逆　血不归经。

堕胎腹疼如故，系因心肾不能沟通，血不能正常归于肝经，也不能归于心肾两脏，血不静而痛不止。

3.治疗策略　引肝之血，仍入于肝，而腹疼自已。

治宜引血归于肝，方用引气归血汤，即逍遥散去柴胡、茯苓，加香附以解肝郁、引气归经，黑芥穗、姜炭、郁金引血归经，丹皮、麦冬止吐血、止腹痛。

4.间接治疗　平肝之气，肝气不逆，则血逆易归。

5.随证治之　丹皮止吐血、止腹痛；麦冬止血家之呕吐。

《本草新编》载丹皮入肝经，止吐血、消瘀血、止痛；麦冬清胃中之热邪，补心气之劳伤，止血家之呕吐。

6.治病求本　黑芥穗、姜炭、郁金引血归经。

《本草新编》载荆芥炒黑，则引血归经，生用则引气归经；姜炭引血归经，是补中又有收敛之妙，故同补气补血之药并用；郁金入心、肝、肺三经，血家要药，能降气、入血分，降下火气，则血自安经而不妄动。

7. 治疗未病

（1）防传变：略。

（2）防药损：眉批云："产后忌用白芍，因其酸寒也。胎堕后用白芍五钱，惟上元生人可用，若下元生人万不可用。必不得已而用之，将白芍炒炭，用三钱也可。余药如法制。"

（3）间接治疗：逍遥散去柴胡、茯苓，加香附，解肝郁、引气归经。

白芍平肝、当归养血、白术与甘草健脾，香附疏肝，为逍遥散去柴胡、加香附，解肝郁，引气归经。《本草新编》载香附专解气郁气疼，引血药至气分；而香附不能生血也，必得白芍、当归以济之，则血足而郁尤易解。

8. 依法合方　引气归血汤 = 丹皮麦冬—黑芥穗姜炭郁金—白芍当归白术甘草／香附）肝之血，仍入于肝。

大怒小产，见腹疼、吐血，为血不归经，治宜引血归于肝，佐平肝气冲逆。方用引气归血汤，即逍遥散去柴胡、茯苓，加香附以解肝郁，引气归经；黑芥穗、姜炭、郁金引血归经；丹皮、麦冬止吐血、止腹痛。其剂量结构：白芍、当归：白术、黑芥穗、丹皮、麦冬：甘草、郁金：姜炭、香附 =5 钱：3 钱：1 钱：5 分 =5：3：1：0.5。

引气归血汤证八步分析见表 57。

表 57　大怒小产引气归血汤证八步法表

观其脉证	知犯何逆	辨识未病	策略选择
大怒之后，忽然腹疼吐血，因而堕胎；及堕胎之后，腹疼仍未止	血不归经	平肝之气，肝气不逆，则血逆易归	引肝之血，仍入于肝，而腹疼自己

续表

随证治之	治病求本	治疗未病	依法合方
丹皮止吐血、止腹痛；麦冬止血家之呕吐	黑芥穗、姜炭、郁金引血归经	（1）防传变：略 （2）防药损：眉批云："产后忌用白芍，因其酸寒也。胎堕后用白芍五钱，惟上元生人可用，若下元生人万不可用。必不得已而用之，将白芍炒炭，用三钱也可。余药如法制" （3）间接治疗：逍遥散去柴胡、茯苓，加香附，解肝郁、引气归经	（1）引气归血汤 = 丹皮麦冬—黑芥穗姜炭郁金—白芍当归白术甘草 / 香附）肝之血，仍入于肝 （2）白芍、当归：白术、黑芥穗、丹皮、麦冬：甘草、郁金：姜炭、香附 = 5：3：1：0.5

【临证指要】

1.引气归血汤平肝降逆，引气归血，主治大怒小产。其现代常用剂量及化裁如下。

白芍 15g（酒炒），当归 15g（酒洗），白术 9g（土炒），甘草 3g，黑芥穗 9g，丹皮 9g，姜炭 1.5g，香附 1.5g（酒炒），麦冬 9g（去心），郁金 3g（酒炒）。

服法：水煎，每日 1 剂，分 2 次温服。

化裁

（1）本病主症为妊妇大怒之后，小腹疼痛，阴道下血，甚则吐血，而终至小产，虽产后仍腹痛绵绵而不能止。如阴道下血多者，加阿胶、艾炭各 10g，以养阴止血；如下血不止者，加三七粉 3g，侧柏炭 10g，以定痛止血。

（2）本病全身见两胁胀痛，嗳气口苦，舌淡，苔薄白，脉弦数。兼食滞腹胀者，加神曲、山楂、麦芽、鸡内金以消食导滞；口苦苔黄、大便秘结者，加龙胆草 5g，大黄 10g，以泻火通便；如兼肝火而口苦、咽干、尿赤者，加栀子、黄芩、川楝子各 10g，以清肝泻火。

2. 妇人怀孕之后应修身养性，戒急戒怒。《妇科辑略》曰："受孕之后，宜令镇静，则气血安和，须内达七情，外薄五味。"若孕妇素性忧郁或大怒伤肝，肝气上逆，血随气越；肝为藏血之脏，其性喜条达，妊后血聚以荫胎，若木郁不达，肝失所养，血不归经，扰动胎元，遂致吐血、小产等病。若小产后仍腹疼不止、拒按，恶露不止或夹有血块者，须结合妇科检查，以判断流产是否完全，并积极对症治疗，必要时行妇科清宫术，以免造成不良后果。

难产

血虚难产（五十六）

【原文】

妊娠有腹疼数日，不能生产，人皆曰气虚力弱，不能送子出产门，谁知是血虚胶滞[1]，胞中无血，儿难转身乎？夫胎之成，成于肾脏之精；而胎之养，养于五脏六腑之血，故血旺则子易生，血衰则子难产。所以临产之前，宜用补血之药；补血而血不能遽生，必更兼补气以生之，然不可纯补其气也，恐阳过于旺，则血仍不足，偏胜之害，必有升而无降，亦难产之渐也。防微杜渐，其惟气血兼补乎？使气血并旺，则气能推送，而血足以济之，是汪洋之中自不难转身也，又何有胶滞之患乎？

方用送子丹。

生黄芪（一两），当归（一两，酒洗），麦冬（一两，去心），熟地（五钱，九蒸），川芎（三钱）。

水煎服。二剂而生矣。且无横生倒产[2]之患。

此补血补气之药也。二者相较，补血之味，多于补气之品。盖补气只用黄芪一味，其余无非补血之品，血旺气得所养，气生血得所依，胞胎润泽，自然易产；譬如舟遇水浅之处，虽大用人力，终难推行，忽逢春水泛滥，舟自跃跃欲行，再得顺风以送之，有不扬帆而迅行者乎？

眉批：方妙。若头产交骨不开，加炙龟板尾三钱，生过子妇人顶心发三钱，洗净用新瓦一个置火上焙发成灰，入药同煎，服下即效。

【词解】

［1］血虚胶滞：血脉亏虚，脉道滞涩难畅，形成胶滞之态。

［2］横生倒产：横生本指横竖杂乱生长，此处意为胎位不正。倒产为逆产，即胎儿臀位。

【提要】

血虚胶滞所致难产的证治。

【释义】

1.观其脉证　血虚难产，妊娠有腹疼数日，不能生产。

2.知犯何逆　血虚胶滞，胞中无血，儿难转身。

通常情况下，难产由气虚力弱，推动无力，不能送子出产门引起。而本病是由血虚胶滞，胞中无血，儿难转身所致。

3.治疗策略　气血兼补。

胎儿成于肾精，养于五脏六腑之气血，故气血旺则子易生，气血衰则易出现难产。本病血虚难产，临产之前，宜用补血之药；补血而血不能遽生，必更兼补气以生血。方用送子丹，以四物汤去芍药、加麦冬补养阴血，黄芪补气以生血。

4.间接治疗　使气血并旺，则气能推送，而血足以济之，胎儿自不难转身。

5.随证治之　川芎行气血、止疼痛，有鼓风扬帆之意。

6.治病求本　当归、熟地、川芎补血和血，为四物汤意。

7.治疗未病

（1）防传变：积极治疗。

（2）防药损：去白芍，防其酸敛；不可纯补其气也，恐阳过于旺，则血仍不足，偏胜之害，必有升而无降，亦难产之渐。

（3）间接治疗：生黄芪补气以生血；麦冬养阴以生血。

8.依法合方　送子丹＝川芎—当归熟地—黄芪／麦冬）气血兼补。

血虚难产，腹疼数日，由血虚胶滞，胞中无血，儿难转身引起，治宜气血兼补，方用送子丹。以四物汤去芍药、加麦冬补养阴血，黄芪补气以生血，而川芎行气血、止疼痛，有鼓风扬帆之意。其剂量结构：黄芪、当归、麦冬∶熟地∶川芎＝10钱∶5钱∶3钱＝2∶1∶0.6。

送子丹证八步分析见表58。

表58　血虚难产送子丹证八步法表

观其脉证	知犯何逆	辨识未病	策略选择
血虚难产，妊娠有腹疼数日，不能生产	血虚胶滞，胞中无血，儿难转身	使气血并旺，则气能推送，而血足以济之，胎儿自不难转身	气血兼补

随证治之	治病求本	治疗未病	依法合方
川芎行气血、止疼痛，有鼓风扬帆之意	当归、熟地、川芎，补血和血，为四物汤意	（1）防传变：积极治疗。 （2）防药损：去白芍，防其酸敛；不可纯补其气也，恐阳过于旺，则血仍不足，偏胜之害，必有升而无降，亦难产之渐。 （3）间接治疗：生黄芪补气以生血；麦冬养阴以生血	（1）送子丹＝川芎—当归熟地—黄芪／麦冬）气血兼补 （2）黄芪、当归、麦冬∶熟地∶川芎＝2∶1∶0.6

【临证指要】

1.送子丹补气生血，主治血虚难产。其现代常用剂量及化裁如下。

生黄芪30g，当归30g（酒洗），麦冬30g（去心），熟地15g（九蒸），川芎9g。

服法：水煎，每日1剂，分2次温服。

化裁

（1）本病主症为分娩时阵痛微弱，宫缩时间短而间歇时间长，产程进展缓慢，出血量大。出血量大者，酌加阿胶10g（烊化），艾炭

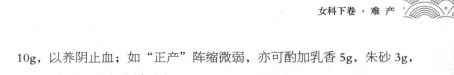

10g，以养阴止血；如"正产"阵缩微弱，亦可酌加乳香 5g，朱砂 3g，以活血行滞，镇心安神助产。

（2）本病全身见面色苍白，精神萎靡不振，气短乏力，舌淡苔薄，脉细弱。若兼心悸气短者，加茯神 10g，炙甘草 6g，以健脾宁心安神；如气虚甚而见神疲气短，宫缩无力，头汗淋漓，脉细微者，加人参或高丽参 30 ～ 50g，以大补元气。

2. 难产是指妊娠足月到分娩时，胎儿不能顺利娩出，古人又称"产难"。西医学论述难产有产力异常，产道异常，胎儿、胎位异常等原因。本书所述难产证治，多以产力异常为主，治疗一般以调和气血为主，具体方法应根据病情决定。

交骨不开难产（五十七）

【原文】

妊妇有儿到产门，竟不能下，此危急存亡之时也，人以为胞胎先破，水干不能滑利也，谁知是交骨不开[1]之故乎？盖产门之上，原有骨二块，两相斗合，名曰交骨。未产之前，其骨自合，若天衣之无缝；临产之际，其骨自开，如开门之见山。妇人儿门[2]之肉，原自斜生，皮亦横长，实可宽可窄、可大可小者也。苟非交骨连络[3]，则儿门必然大开，可以手入探取胞胎矣。此交骨为儿门之下关，实妇人锁钥之键[4]。此骨不闭，则肠可直下；此骨不开，则儿难降生。然而交骨之能开能合者，气血主之也。血旺而气衰，则儿虽向下而儿门不开；气旺而血衰，则儿门可开而儿难向下，是气所以开交骨，血所以转儿身也。欲生产之顺利，非大补气血不可。然交骨之闭甚易，而交骨之开甚难。临产交骨不开者，多由于产前贪欲，泄精太甚，精泄则气血失生化之本，而大亏矣。气血亏则无以运润于儿门，而交骨黏滞不开矣。故欲交骨之开，必须于补气补血之中，而加开骨之品，两相合治，自无不开之患，不必催生，而儿自迅下，母子俱无恙矣。

方用降子汤。

当归（一两），人参（五钱），川芎（五钱），红花（一钱），川牛膝（三钱），柞木枝（一两）。

水煎服。一剂儿门必响亮一声，交骨开解，而儿乃降生矣。

此方用人参以补气，芎、归以补血，红花以活血，牛膝以降下，柞木枝以开关解骨，四味同心协力，所以取效如神，在用开于补之中也。然单用柞木枝亦能开骨，但不补气与血，恐开而难合，未免有下部中风之患，不若此方之能开能合之为神妙也。至于儿未临门之时万不可先用柞木以开其门；然用降子汤亦正无妨，以其能补气血耳。若欲单用柞木，必须候到门而后可。

眉批：方为子已临门救急而设，若子未临门，血虚难产，宜服前送子丹，不可遽服此方。

【词解】

［1］交骨不开：交骨，一则为耻骨联合；一则为穴位名。此处应特指耻骨或骶尾关节不开。临产中，耻骨联合处应有较大伸缩弹性，如此才能顺利让胎儿下降通过。

［2］儿门：因为文中点明交骨为儿门之下关，故儿门应指宫颈口，与产门不同，后者指阴道口。

［3］交骨连络：指耻骨联合的关节及韧带。

［4］锁钥之键：指开锁的器件，意为关键部位。

【提要】

贪欲泄精、气血亏损所致交骨不开难产的证治。

【释义】

1. **观其脉证** 交骨不开难产，胎儿到产门，竟不能下。

西医学认为，产力、产道和胎儿决定分娩是否能顺利的 3 个主要因素。只要有一个或一个以上的因素异常，影响了分娩进展，就可能造成分娩异常，出现难产。本条所论交骨不开难产，应指产道异常及产力不足引起的难产。

2. **知犯何逆** 产前贪欲，泄精太甚，气血大亏，交骨黏滞不开。

本病由产前贪欲，泄精太甚，气血大亏导致交骨不开，即产妇骨盆条件不佳，临产交骨不开，子宫收缩乏力或不协调，造成胎儿无法正常娩出。条文中提到的产前贪欲，造成泄精严重，气血亏损，影响分娩，完全符合西医学提倡孕期最后 3 个月禁欲的观点。

3. **治疗策略** 大补气血，加开骨之品。

本病治宜大补气血，加开骨之品，方用降子汤，即人参以补气，川芎、当归以补血，红花以活血，牛膝以降下，柞木枝以开关解骨。

4. **间接治疗** 用开于补之中。

"然单用柞木枝亦能开骨，但不补气与血，恐开而难合，未免有下部中风之患，不若此方之能开能合之为神妙也。至于儿未临门之时万不可先用柞木以开其门；然用降子汤亦正无妨，以其能补气血耳。若欲单用柞木，必须候到门而后可"。

5. **随证治之** 柞木枝以开关解骨。

目前没有对柞木枝进行深入的药理研究，但现代确有其单味药治疗胎位异常、胎衣不下的相关报道。

6. **治病求本** 人参以补气，川芎、当归以补血。

7. **治疗未病**

（1）**防传变**：失治误治，母子两危。

（2）**防药损**：胎儿未临门之时万不可先用柞木以开其门；本方为"子已临门救急而设，若子未临门，血虚难产，宜服前送子丹，不可遽服此方"。

（3）**间接治疗**：红花以活血，牛膝以降下。

牛膝降下，驱动下行之时，扶助正气，以防脱而不固。

8. 依法合方　降子汤＝柞木枝—人参川芎当归—红花牛膝）大补气血，加开骨之品。

交骨不开难产，由气血大亏引起，治宜大补气血，加开骨之品，方用降子汤，即人参以补气，川芎、当归以补血，红花以活血，牛膝以降下，柞木枝以开关解骨。其剂量结构：当归、柞木枝：人参、川芎：牛膝：红花＝10钱：5钱：3钱：1钱＝2：1：0.6：0.2。

降子汤证八步分析见表59。

表59　交骨不开难产降子汤证八步法表

观其脉证	知犯何逆	辨识未病	策略选择
交骨不开难产，即胎儿到产门，竟不能下	产前贪欲，泄精太甚，气血大亏，交骨黏滞不开	用开于补之中	大补气血，加开骨之品

随证治之	治病求本	治疗未病	依法合方
柞木枝以开关解骨	人参以补气，川芎、当归以补血	（1）**防传变**：失治误治，母子两危 （2）**防药损**：胎儿未临门之时万不可先用柞木；若子未临门，血虚难产，宜服前送子丹 （3）**间接治疗**：红花以活血，牛膝以降下	（1）降子汤＝柞木枝—人参川芎当归—红花牛膝）大补气血，加开骨之品 （2）当归、柞木枝：人参、川芎：牛膝：红花＝2：1：0.6：0.2

【临证指要】

降子汤补气生血，降气催生，主治骨不开难产。其现代常用剂量及化裁如下。

当归 30g，人参 15g，川芎 15g，红花 3g，川牛膝 9g，柞木枝 30g。

服法：水煎，每日 1 剂，分 2 次温服。

化裁：本病主症为分娩时虽露胎发而不下，全身见产妇面色苍白，神疲肢倦，气短自汗，舌淡，苔薄白，脉虚大。若症兼心悸气短者，加黄芪30g，茯神15g，以补气宁心；心烦者，加淡竹叶10g，以清热除烦。

脚手先下难产（五十八）

【原文】

妊妇生产之际，有脚先下而儿不得下者，有手先下而儿不得下者，人以为横生[1]倒产[2]，至危之症也，谁知是气血两虚之故乎？夫儿在胞胎之中，儿身正坐，男面向后，女面向前。及至生时，则头必旋转而向下生，此天地造化之奇，非人为所能勉强者。虽先天与后天，原并行而不悖[3]天机之动，必得人力以济之。所谓人力者，非产母用力之谓也，谓产母之气与血耳。产母之气血足，则胎必顺，产母之气血亏，则胎必逆；顺则易生，逆则难产。气血既亏，母身必弱，子在胞中，亦必弱；胎弱无力，欲转头向下而不能，此胎之所以有脚手先下者也。当是之时，急用针刺儿之手足，则儿必痛而缩入。

急用转天汤以救顺之。

人参（二两），当归（二两，酒洗），川芎（一两），川牛膝（三钱），升麻（四分），附子（一分，制）。

水煎服。一剂而儿转身矣，再二剂自然顺生。

此方之妙，用人参以补气之亏；用芎、归以补血之亏，人人皆知其义。若用升麻又用牛膝、附子，恐人未识其妙也。盖儿已身斜，非用提挈则头不易转，然转其身非用下行则身不易降。升麻、牛膝并用，而又用附子者，欲其无经不达，使气血迅速以催生也。

眉批：若服三剂后，以针刺儿手足仍不转身，以针刺产妇合骨穴，儿即下。万不可用手探取，以致子母俱危，戒之！

【词解】

[1] 横生：属于西医学的横产式。胎儿临产横于母体子宫中，常常为肩先露或手先露，造成娩出困难而难产。

[2] 倒产：属于西医学纵产式中的臀先露或足先露，无法正常分娩。

[3] 并行而不悖：指同时进行而不相互违背。

【提要】

气血两虚所致脚手先下难产的证治。

【释义】

1. 观其脉证　脚手先下难产，即生产之际，脚先下而儿不得下，或手先下而儿不得下。

脚手先下难产是指横产位或足产位难产，可由于骨盆狭窄所致，经产妇与早产、羊水过多，或子宫收缩无力等有关。

2. 知犯何逆　气血两虚。

脚手先下难产，由气血两虚，母子两弱，不能正常向下转头导致。

3. 治疗策略　急救顺之。

急用转天汤以救顺之。转天汤用人参补气，当归、川芎补血，用升麻升提、牛膝下行以调整胎儿体位，佐附子催产，并配合针刺治疗。

4. 间接治疗　略。

5. 随证治之　急用针刺儿之手足，则儿必痛而缩入；升麻升提、牛膝下行以调整胎儿体位。

6.治病求本　用人参以补气之亏；用芎、归以补血之亏。

7.治疗未病

（1）防传变：失治误治，母子并危。

（2）防药损："若服三剂后，以针刺儿手足仍不转身，以针刺产妇合骨穴，儿即下。万不可用手探取，以致子母俱危，戒之"。

（3）间接治疗："而又用附子者，欲其无经不达，使气血迅速以催生"。

8.依法合方　转天汤＝升麻牛膝—人参当归川芎—附子）急救顺之。

急用转天汤以救顺之。转天汤用人参补气，当归、川芎补血，用升麻升提、牛膝下行以调整胎儿体位，佐附子催产，并配合针刺治疗。其剂量结构：人参、当归：川芎：川牛膝：升麻：附子＝20钱：10钱：3钱：4分：1分＝2：1：0.3：0.04：0.01。

转天汤证八步分析见表60。

表60　脚手先下难产转天汤证八步法表

观其脉证	知犯何逆	辨识未病	策略选择
脚手先下难产，即生产之际，脚先下而儿不得下，或手先下而儿不得下	气血两虚	略	急救顺之

随证治之	治病求本	治疗未病	依法合方
急用针刺儿之手足，则儿必痛而缩入；升麻升提、牛膝下行以调整胎儿体位	人参补气之亏；川芎、当归补血之亏	（1）防传变：失治误治，母子并危 （2）防药损：服三剂后，若针刺儿手足仍不转身，针刺产妇合骨穴；不可用手探取，以致子母俱危 （3）间接治疗："而又用附子者，欲其无经不达，使气血迅速以催生"	（1）转天汤＝升麻牛膝—人参当归川芎—附子）急救顺之 （2）人参、当归：川芎：牛膝：升麻：附子＝2：1：0.3：0.04：0.01

【临证指要】

转天汤补气养血，理气催生，主治脚手先下难产。其现代常用剂量及化裁如下。

人参 60g，当归 60g（酒洗），川芎 30g，川牛膝 9g，升麻 1.5g，附子 0.3g（制）。

服法：水煎，每日 1 剂，分 2 次温服。

化裁

（1）本病主症为分娩时胎儿先露手或脚而难产。如下血过多，面色苍白者，加阿胶 10g（烊化），艾炭 10g，以止血养阴。

（2）本病全身见产妇面色苍白，气短乏力，舌淡苔薄白，脉细弱无力。气短者，加黄芪 30g 补气；心悸者，加五味子 10g，以安神定悸。

气逆难产（五十九）

【原文】

妇人有生产数日而胎不下者，服催生之药，皆不见效，人以为交骨之难开也，谁知是气逆不行而然乎？夫交骨不开，固是难产，然儿头到产门而不能下者，方是交骨不开之故，自当用开骨之剂。若儿头尚未到产门，乃气逆不行，儿身难转，非交骨不开之故也。若开其交骨，则儿门大开，儿头未转而向下，必致变症非常，是儿门万万不可轻开也。大凡生产之时，切忌坐草[1]太早。若儿未转头，原难骤生[2]，乃早于坐草，产妇见儿许久不下，未免心怀恐惧，恐则神怯，怯则气下而不能升[3]，气既不升，则上焦闭塞，而气乃逆矣；上气既逆，而上焦必胀满，而气益难行，气阻滞于上下之间，不利气而徒催生，则气愈逆而胎愈闭矣。治法但利其气，儿自转身而下矣。

方用舒气散。

人参（一两），当归（一两，酒洗），川芎（五钱），白芍（五钱，酒炒），紫苏梗（三钱），牛膝（二钱），陈皮（一钱），柴胡（八分），葱白（七寸）。

水煎服。一剂而逆气转，儿即下矣。

此方利气而实补气，盖气逆由于气虚，气虚易于恐惧，补其气而恐惧自定，恐惧定而气逆者将莫知其何以定也，何必开交骨之多事乎哉？

眉批：凡临产三日前，必先腹疼一小次，名曰试痛。此时万勿坐草临盆，但将包儿诸物预备现成，不可早叫稳婆[4]来。过三日后，腹若大痛，方叫稳婆来，不可令产妇见面，暂让别室静坐，不可高言。盖稳婆名曰收生，使其两手接收，不欲儿堕地受伤，非稳婆别有妙法也。若稳婆来时，即令产妇见面，彼必胡言乱语，用力太早，必致难产，百变丛生，戒之慎之！

【词解】

［1］坐草：古代产妇临产时，或坐于草蓐上分娩，后人多注临产谓之坐草。

［2］骤生：意指产程较短，生产顺利。

［3］恐则神怯，怯则气下而不能升：《素问·举痛论》云："怒则气上，喜则气缓，悲则气消，恐则气下，惊则气乱，思则气结。"神怯意为胆小，没有勇气。恐惧、胆小造成气机下行而不能升举。

［4］稳婆：此处指旧时以接生为业的妇女，俗称接生婆。

【提要】

气逆难产的证治。

【释义】

1.观其脉证　气逆难产，分娩数日而胎不下，服催生之药，皆不见效。

凡临产之妇，不可临盆过早，若过早用力，心急而不生，必然会引起产妇的恐惧心理而发生难产。对此，《达生编》提出六字真言云："睡、忍痛、慢临盆。"

2. 知犯何逆　气逆不行。

交骨不开与气逆不行均可导致难产。前者，胎儿儿头到产门而不能下，宜用开骨之剂催生；后者，儿头尚未到产门，胎儿身体难翻转，并非交骨不开。本病多发于临产时用力过早，胎儿头未转到一定位置，很难产出，引起产妇恐惧，气下而不能升，上焦闭塞，形成气逆。

3. 治疗策略　但利其气。

气逆不行，不利气而徒催生，则气愈逆而胎愈闭。治宜疏利气机，方用舒气散，即用紫苏梗、陈皮、柴胡、葱白疏利气机，人参、当归、川芎、白芍补益气血以定恐惧、降气逆，牛膝引血下行。

4. 间接治疗　但利其气，儿自转身而下。

5. 随证治之　牛膝引血下行。

6. 治病求本　紫苏梗、陈皮、柴胡、葱白疏利气机。

7. 治疗未病

（1）防传变：大凡生产之时，切忌坐草太早。

（2）防药损："若开其交骨，则儿门大开，儿头未转而向下，必致变症非常，是儿门万万不可轻开也"；"不利气而徒催生，则气愈逆而胎愈闭矣"。

（3）间接治疗：人参、当归、川芎、白芍补益气血以定恐惧、降气逆。本方"利气而实补气，盖气逆由于气虚，气虚易于恐惧，补其气而恐惧自定，恐惧定而气逆者将莫知其何以定也"。

8. 依法合方　舒气散＝牛膝—紫苏梗陈皮柴胡葱白—人参／当归

川芎白芍）但利其气。

气逆难产，多发于临产时用力过早，胎儿头未转到一定位置，很难产出，引起产妇恐惧，气下而不能升，上焦闭塞，形成气逆。治宜疏利气机，方用舒气散，即用紫苏梗、陈皮、柴胡、葱白疏利气机，人参、当归、川芎、白芍补益气血以定恐惧、降气逆，牛膝引血下行。其剂量结构：人参、当归：川芎、白芍：紫苏梗、葱白：牛膝：陈皮：柴胡=10钱：5钱：3钱：2钱：1钱：8分=2：1：0.6：0.4：0.2：0.16。

舒气散证八步分析见表61。

表61　气逆难产舒气散证八步法表

观其脉证	知犯何逆	辨识未病	策略选择
气逆难产，分娩数日而胎不下，服催生之药，皆不见效	临产时用力过早，胎儿头未转到一定位置，很难产出，引起产妇恐惧，气下而不能升，上焦闭塞，形成气逆	补其气而恐惧自定，恐惧定而气逆亦解	但利其气

随证治之	治病求本	治疗未病	依法合方
牛膝引血下行	紫苏梗、陈皮、柴胡、葱白疏利气机	（1）防传变：大凡生产之时，切忌坐草太早 （2）防药损："儿门万万不可轻开也"；"不利气而徒催生，则气愈逆而胎愈闭矣" （3）间接治疗：人参、当归、川芎、白芍补益气血以定恐惧、降气逆	（1）舒气散=牛膝—紫苏梗陈皮柴胡葱白—人参/当归川芎白芍）但利其气 （2）人参、当归：川芎、白芍：紫苏梗、葱白：牛膝：陈皮：柴胡=2：1：0.6：0.4：0.2：0.16

【临证指要】

1. 舒气散补气养血，理气催生，主治气逆难产。其现代常用剂量及化裁如下。

人参30g，当归30g（酒洗），川芎15g，白芍15g（酒炒），紫苏梗9g，牛膝6g，陈皮3g，柴胡2.4g，葱白50g。

服法：水煎，每日1剂，分2次温服。

化裁

（1）本病主症为分娩时精神过度紧张，恐惧不安，产程延长，胎儿久而不下。如感寒而致气滞血瘀者，加肉桂3g，羌活10g，生姜10g，以温阳助产；如气血瘀滞甚者，酌加益母草15g，枳壳10g，大腹皮10g，以活血行滞助产。

（2）本病全身见舌淡，苔薄白或黄，脉虚大或沉弱无力。如症兼心悸气短者，加茯神10g，炙甘草6g，以宁心安神定悸；如兼见虚热汗多者，加地骨皮10g，青蒿30g，以清虚热。

2. 医护人员应加强产前宣教，使产妇能正确认识分娩生理，在临产时能放松精神，避免发生难产或分娩疼痛的现象。另外，如产程过长，必要时应采取手术方法结束生产，确保母儿安全。

子死产门难产（六十）

【原文】

妇人有生产三四日，儿已到产门，交骨不开，儿不得下，子死而母未亡者，服开骨之药不验，当有死亡之危。今幸而不死者，正因其子死而胞胎下坠，子母离开[1]，母气已收，未至同子气俱绝也。治但救其母，而不必顾其子矣。然死子在产门，塞其下口，有致母死之患，宜用

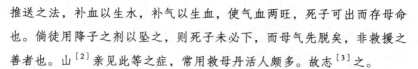

推送之法，补血以生水，补气以生血，使气血两旺，死子可出而存母命也。倘徒用降子之剂以坠之，则死子未必下，而母气先脱矣，非救援之善者也。山[2]亲见此等之症，常用救母丹活人颇多。故志[3]之。

人参（一两），当归（二两，酒洗），川芎（一两），益母草（一两），赤石脂（一钱），芥穗（三钱，炒黑）。

水煎服。一剂而死子下矣。

此方用芎、归以补血，人参以补气，气旺血旺，则上能升而下能降，气能推而血能送。况益母又善下死胎，石脂能下瘀血，自然一涌而出，无少阻滞矣。

眉批：方妙不可加减。

【词解】

[1] 子母离开：意为胚胎虽仍在子宫，但已与母体分离。

[2] 山：指作者傅山，字青竹，后改青主。

[3] 志：记载。

【提要】

交骨不开所致子死产门难产的证治。

【释义】

1. 观其脉证　子死产门难产，即分娩三四日，儿已到产门，交骨不开，儿不得下，子死而母未亡者，服开骨之药不验，当有死亡之危。

2. 知犯何逆　子母离开，母气已收，未至同子气俱绝。

"今幸而不死者，正因其子死而胞胎下坠，子母离开，母气已收，未至同子气俱绝也"。

3. 治疗策略　治但救其母，而不必顾其子。

宜用推送之法，补血以生水，补气以生血。方用救母丹，用芎、归以补血，人参以补气，益母草下死胎，赤石脂下瘀血，佐黑芥穗止血、引血归经。

4.**间接治疗** 宜用推送之法，补血以生水，补气以生血，使气血两旺，死子可出而存母命。

5.**随证治之** 益母草善下死胎，赤石脂能下瘀血。

6.**治病求本** 川芎、当归以补血，人参以补气，气旺血旺，则上能升而下能降，气能推而血能送。

7.**治疗未病**

（1）**防传变**：服开骨之药不验，当有死亡之危。

（2）**防药损**："倘徒用降子之剂以坠之，则死子未必下，而母气先脱矣，非救援之善者也"。

（3）**间接治疗**：黑芥穗止血、引血归经。

8.**依法合方** 救母丹＝益母草赤石脂—人参／当归川芎—黑芥穗）推送之法，补血以生水，补气以生血。

子死产门难产，治但救其母，而不必顾其子，宜用推送之法，补血以生水，补气以生血。方用救母丹，用芎、归以补血，人参以补气，益母草下死胎，赤石脂下瘀血，佐黑芥穗止血、引血归经。其剂量结构：当归：人参、川芎、益母草：黑芥穗：赤石脂＝20钱：10钱：3钱：1钱＝2：1：0.3：0.1。

救母丹证八步分析见表62。

表62 子死产门难产救母丹证八步法表

观其脉证	知犯何逆	辨识未病	策略选择
分娩三四日，儿已到产门，交骨不开，儿不得下，子死而母未亡者，服开骨之药不验，当有死亡之危	子母离开，母气已收，未至同子气俱绝	宜用推送之法，补血以生水，补气以生血，使气血两旺，死子可出而存母命	治但救其母，而不必顾其子，宜用推送之法，补血以生水，补气以生血

续表

随证治之	治病求本	治疗未病	依法合方
益母草又善下死胎，赤石脂能下瘀血	芎、归以补血，人参以补气	（1）防传变：服开骨之药不验，当有死亡之危 （2）防药损："倘徒用降子之剂以坠之，则死子未必下，而母气先脱矣" （3）间接治疗：黑芥穗止血、引血归经	（1）救母丹＝益母草赤石脂—人参/当归川芎—黑芥穗）推送之法，补血以生水，补气以生血 （2）当归：人参、川芎、益母草：黑芥穗：赤石脂＝2：1：0.3：0.1

【临证指要】略。

子死腹中难产（六十一）

【原文】

妇人有生产六七日，胞衣已破，而子不见下，人以为难产之故也，谁知是子已死于腹中乎？夫儿死于儿门之边易辨，而死于腹中难识。盖儿已到产门之边，未死者头必能伸能缩，已死者必然不动，即以手推之，亦必不动如故。若系未死，用手少拔其儿之发，儿必退入，故曰易辨。若儿死在腹中，何从而知之？然实有可辨而知之者。凡子死腹中，而母可救者，产母之面，必无煤黑之气，是子死而母无死气也；子死腹中而母难救，产母之面，必有烟熏之气[1]，是子死而母亦无生机也。以此辨死生，断断不爽[2]也。既知儿死腹中，不能用药以降之，危道[3]也；若用霸道[4]以泄之，亦危道也。盖生产至六七日，其母之气必甚困乏，乌[5]能胜霸道之治？如用霸道以强逐其死子，恐死子下而母亦立亡矣。必须仍补其母，使母之气血旺，而死子自下也。

方用疗儿散。

人参（一两），当归（二两，酒洗），川牛膝（五钱），乳香（二钱），鬼臼（三钱，研，水飞）。

水煎服。一剂死子下而母生矣。凡儿之降生，必先转其头；原因其母气血之虚，以致儿不能转头以向下，世人用催生之药，以耗儿之气血，则儿之气不能通达，反致闭闷而死于腹中，此实庸医杀之也。所以难产之疾，断断不可用催生之药，只宜补气补血，以壮其母，而全活婴儿之命正无穷也。

此方救儿死之母，仍大补气血，所以救其本也，谁知救本即所以催生哉？

眉批：下死胎不用浓朴妙。曾有产妇面黑舌青，用补气、养血、活血之药而子母复得皆全者，亦万中之一幸也。

【词解】

［1］烟熏之气：面部有如煤烟熏过，黄褐而暗无光彩，为有寒湿或瘀血之象。

［2］断断不爽：表示确实、绝对没有差错。

［3］危道：指危险的措施或处理方式。

［4］霸道：表示强硬、猛烈的治疗方法。

［5］乌：文言疑问词，即何、哪、怎么。

【提要】

子死腹中难产的证治。

【释义】

1.观其脉证　子死腹中难产。分娩六七日，胞衣已破，而子不见下。

本条详细叙述了子死产门和子死腹中的鉴别要点。前者胎头已下，可以根据胎头对外界刺激的反应判断胚胎死活。而后者在当时的医疗条件下，无法通过胎心监护、B 超等检查手段了解胚胎情况。

2.知犯何逆　子死腹中。

3.治疗策略　补气血，以壮其母；降气血，逐死胎。

本病治宜补气血，以壮其母；降气血，逐死胎。方用疗儿散，即重用人参、当归补气血，川牛膝、乳香引血下行、降死胎，鬼臼清热解毒，祛痰消肿，预防、治疗宫内感染。

4.间接治疗　母之气血旺，而死子自下。

5.随证治之　川牛膝、乳香引血下行、降死胎。

乳香内治止痛，实为圣药，研末调服尤神，更催生产。

6.治病求本　人参、当归补气补血。

7.治疗未病

（1）防传变：失治误治，会导致产妇死亡。

（2）防药损：霸道之药强逐其死子，恐死子下而母亦立亡。

（3）间接治疗：鬼臼又称八角莲，可清热解毒，祛痰消肿，预防、治疗宫内感染。

8.依法合方　疗儿散 = 牛膝乳香—人参当归—鬼臼）补气血，以壮其母；降气血，逐死胎。

子死腹中难产，治宜补气血，以壮其母；降气血，逐死胎。方用疗儿散，即重用人参、当归补气血，川牛膝、乳香引血下行、降死胎，鬼臼清热解毒，祛痰消肿，预防、治疗宫内感染。其剂量结构：当归：人参：牛膝：鬼臼：乳香 =20 钱：10 钱：5 钱：3 钱：2 钱 =2：1：0.5：0.3：0.2。

疗儿散证八步分析见表 63。

表63 死腹中难产疗儿散证八步法表

观其脉证	知犯何逆	辨识未病	策略选择
子死腹中难产。分娩六七日，胞衣已破，而子不见下	子死腹中	母之气血旺，而死子自下	补气血，以壮其母；降气血，逐死胎

随证治之	治病求本	治疗未病	依法合方
川牛膝、乳香引血下行、降死胎	人参、当归补气补血	（1）防传变：失治误治，会导致产妇死亡（2）防药损：霸道之药强逐其死子，恐死子下而母亦立亡（3）间接治疗：鬼臼又称八角莲，可清热解毒，祛痰消肿，预防、治疗宫内感染	（1）疗儿散＝牛膝乳香—人参当归—鬼臼）补气血，以壮其母；降气血，逐死胎（2）当归：人参：牛膝：鬼臼：乳香＝2：1：0.5：0.3：0.2

【临证指要】

疗儿散补气养血，下死胎，主治子死腹中难产。其现代常用剂量及化裁如下。

人参30g，当归60g（酒洗），川牛膝15g，乳香6g（去油），鬼臼9g（研，水飞）。

服法：水煎，每日1剂，分2次温服。

化裁

（1）本病主症为胎死腹中，久而不下，产程延长，小腹疼痛或有冷感。如症兼阴道下血量大者，加血余炭10g，茜草根10g，蒲黄10g，以祛瘀止血；如兼血瘀者，加丹参30g，莪术10g，以行血化瘀。

（2）本病全身见神疲气短，面色苍白，食欲不振或口有恶臭，舌淡苔薄腻，脉虚大而涩。如气血虚甚者，加黄芪30g，枸杞子10g，熟地30g，以补益气血；如兼津液不足而见大便干结者，加黑芝麻10g，玄参10g，麦冬20g，肉苁蓉30g，以润肠通便。

正产胞衣不下（六十二）

【原文】

产妇有儿已下地，而胞衣[1]留滞于腹中，二三日不下，心烦意躁，时欲昏晕，人以为胞衣之蒂[2]未断也，谁知是血少干枯，粘连于腹中乎？世人见胞衣不下，未免心怀疑惧，恐其冲之于心[3]，而有死亡之兆。然而胞衣究何能上冲于心也。但胞衣不下，瘀血未免难行，恐有血晕[4]之虞耳。治法仍宜大补其气血，使生血以送胞衣，则胞衣自然润滑，润滑则易下，生气以助生血，则血生自然迅速，尤易催堕也。

方用送胞汤。

当归（二两，酒洗），川芎（五钱），益母草（一两），乳香（一两，不去油），没药（一两，不去油），芥穗（三钱，炒黑），麝香（五厘，研，另冲）。

水煎服，立下。

此方以芎、归补其气血，以荆芥引血归经，用益母、乳香等药，逐瘀而下胞衣，新血既生，则旧血难存，气旺上升，而瘀浊自降，尚有留滞之苦哉？夫胞衣是包儿之一物，非依于子，即依于母，子生而不随子俱下，以子之不可依也，故停滞于腹，若有回顺其母之心，母胞虽已生子，而其蒂间之气，原未遽绝[5]，所以留连欲脱而未脱，往往有存腹六七日不下，而竟不腐烂者，正以其尚有生气也。可见胞衣留腹，不能杀人，补之而自降耳。或谓胞衣既有生气，补气补血，则胞衣亦宜坚牢，何以补之而反降也？不知子未下，补则益于子；子已下，补则益于母。益子而胞衣之气连，益母而胞衣之气脱。此胞胎之气关，通则两合，闭则两开矣。故大补气血而胞衣反降也。

【词解】

［1］胞衣：是胎盘和胎膜的总称，包含附着于母体子宫的胎盘和包裹着胎儿的羊膜囊。

［2］胞衣之蒂：指连接胎儿与胎盘的脐带，其中有两条动脉和一条静脉。

［3］冲之于心：《张氏医通·妇人门》云："……大抵冲心者，十难救一……"在当时，属于产后急危重症，类似于现代产科的羊水栓塞。

［4］血晕：指产妇分娩后突然头晕眼花，不能起坐，或心胸满闷，恶心呕吐，痰涌气急，心烦不安，甚则神昏口噤，不省人事。

［5］原未遽绝：原本没有突然断绝。

【提要】

血少干枯所致正产胞衣不下的证治。

【释义】

1. 观其脉证　正产胞衣不下，胎儿已下地，而胞衣留滞于腹中，二三日不下，心烦意躁，时欲昏晕。

现代产科中，胎儿娩出后，胎盘应在15分钟内排出体外，一般不超过30分钟。如果发生胎盘滞留、胎盘粘连、胎盘植入等情况，胎盘不能及时排出体外，需要积极采取措施，如使用缩宫素、手取胎盘等。如果因胎盘植入或粘连发生产后大出血，要考虑结扎盆腔血管或行髂内动脉栓塞术以止血，甚至切除子宫。

2. **知犯何逆** 胞衣不下，血少干枯，粘连于腹中；瘀血难行，恐有血晕。

本病由血少干枯，粘连于腹中，且瘀血难行，易发为血晕。

3. **治疗策略** 大补气血。

本病治宜大补气血，方用送胞汤，其中，川芎、当归补气血，黑芥穗引血归经，用益母草、乳香、没药等，逐瘀而下胞衣。

4. **间接治疗** 大补其气血，使生血以送胞衣，则胞衣自然润滑，润滑则易下；生气以助生血，则血生自然迅速，尤易催堕。

5. **随证治之** 麝香、益母草、乳香、没药等，逐瘀而下胞衣。

6. **治病求本** 川芎、当归补气血。

7. **治疗未病**

（1）**防传变**：瘀血难行，恐发为血晕。

（2）**防药损**：不用芍药，以其伐生气。

（3）**间接治疗**：黑芥穗引血归经；川芎、当归补气血以下胞衣、去旧血。

8. **依法合方** 送胞汤＝麝香益母草乳香没药—川芎当归—黑芥穗）大补气血。

正产胞衣不下，胞衣留滞于腹中，治宜大补气血，方用送胞汤。其中，川芎、当归补气血，黑芥穗引血归经，用益母草、乳香、没药等，逐瘀而下胞衣。其剂量结构：当归：益母草、乳香、没药：川芎：黑芥穗：麝香＝20钱：10钱：5钱：3钱：5厘＝2：1：0.5：0.3：0.01。

送胞汤证八步分析见表64。

表64　正产胞衣不下送胞汤证八步法表

观其脉证	知犯何逆	辨识未病	策略选择
胎儿已下地，而胞衣留滞于腹中，二三日不下，心烦意躁，时欲昏晕	胞衣不下，血少干枯，粘连于腹中；瘀血难行，恐有血晕	大补其气血，使生血以送胞衣，则胞衣自然润滑，润滑则易下；生气以助生血，则血生自然迅速，尤易催堕	大补气血

随证治之	治病求本	治疗未病	依法合方
益母草、乳香、没药等，逐瘀而下胞衣	川芎、当归补气血	（1）防传变：瘀血难行，恐发为血晕 （2）防药损：不用芍药，以其伐生气 （3）间接治疗：黑芥穗引血归经；川芎、当归补气血以下胞衣、去旧血	（1）送胞汤＝麝香益母草乳香没药—川芎当归—黑芥穗）大补气血 （2）当归：益母草、乳香、没药：川芎：黑芥穗：麝香＝2：1：0.5：0.3：0.01

【原文】

　　有妇人子下地五六日，而胞衣留于腹中，百计治之，竟不能下，而又绝无昏晕烦躁之状[1]，人以为瘀血之粘连也，谁知是气虚不能推送乎？夫瘀血在腹，断无不作祟之理，有则必然发晕，今安然无恙，是血已净矣。血净宜清气升而浊气降。今胞衣不下，是清气下降而难升，遂至浊气上浮而难降。然浊气上升，又必有烦躁之病，今亦安然者，是清浊之气两不能升也。然则补其气不无浊气之上升乎？不知清升而浊降者，一定之理，未有清升而浊亦升者也，苟能于补气之中，仍分其清浊之气，则升清正所以降浊也。

　　方用补中益气汤。

　　人参（三钱），生黄芪（一两），柴胡（三分），炙草（一分），当归（五钱），白术（五分，土炒），升麻（三分），陈皮（二分），莱菔子（五分，炒，研）。

水煎服。一剂而胞衣自下矣。

夫补中益气汤乃提气之药也，并非推送之剂，何以能降胞衣如此之速也？然而浊气之不降者，由于清气之不升也；提其气则清升而浊降，浊气降则腹中所存之物，即无不随浊气而尽降，正不必再用推送之法也。况又加莱菔子数分，能理浊气，不至两相扞格[2]，所以奏功之奇也。

眉批：方极效。

【词解】

［1］昏晕烦躁之状：指产妇出现头目昏蒙、情绪烦躁的症状。

［2］扞格：有矛盾，或抵触的意思。

【释义】

1.观其脉证　正产胞衣不下。

"有妇人子下地五六日，而胞衣留于腹中，百计治之，竟不能下，而又绝无昏晕烦躁之状"。

2.知犯何逆　气虚不能推送。

本病是由气虚不能推送导致。未发生血晕，说明瘀血已净；胞衣不下，则是气虚、清浊升降失常导致。

3.治疗策略　补气、升清降浊。

本病治宜补气、升清降浊，方用补中益气汤补气升清，稍加莱菔子降浊。

4.间接治疗　补气、升清以降浊气。

本病浊气之不降，系由于清气之不升，故升提其气，则清升而浊降，浊气降则腹中所存之物亦随之而降。

5.随证治之　莱菔子数分，能理浊气。

6.治病求本　补中益气汤补气升清。

7. 治疗未病

（1）防传变：略。

（2）防药损：莱菔子不可量大，用数分，能理浊气，不至两相扞格。

（3）间接治疗：补中益气汤补气升清以降浊气。

8. 依法合方　补中益气汤＝莱菔子—人参白术炙甘草黄芪—当归 / 陈皮 / 柴胡升麻）补气、升清降浊。

正产胞衣不下，可见子下地五六日，胞衣留于腹中，而无昏晕、烦躁者，系由气虚不能推送导致。治宜补气、升清降浊，方用补中益气汤补气升清，稍加莱菔子降浊。其剂量结构：黄芪：当归：人参：白术、莱菔子：柴胡、升麻：陈皮：炙甘草=10钱：5钱：3钱：5分：3分：2分：1分=2：1：0.6：0.1：0.06：0.04：0.02。

补中益气汤证八步分析见表65。

表65　正产胞衣不下补中益气汤证八步法表

观其脉证	知犯何逆	辨识未病	策略选择
有妇人子下地五六日，而胞衣留于腹中，百计治之，竟不能下，而又绝无昏晕烦躁之状	气虚、清浊升降失常，不能推送	补气、升清以降浊气	补气、升清降浊

随证治之	治病求本	治疗未病	依法合方
莱菔子数分，能理浊气	补中益气汤补气升清	（1）防传变：略。（2）防药损：莱菔子不可量大，用数分，能理浊气，不至两相扞格（3）间接治疗：补中益气汤补气升清以降浊气	（1）补中益气汤＝莱菔子—人参白术炙甘草黄芪—当归 / 陈皮 / 柴胡升麻）补气、升清降浊（2）黄芪：当归：人参：白术、莱菔子：柴胡、升麻：陈皮：炙甘草=2：1：0.6：0.1：0.06：0.04：0.02

【临证指要】略。

正产气虚血晕（六十三）

【原文】

妇人甫[1]产儿后，忽然眼目昏花，呕恶欲吐，中心无主，或神魂外越，恍若天上行云，人以为恶血冲心之患也，谁知是气虚欲脱而然乎？盖新产之妇，血必尽倾，血室空虚，只存几微之气；倘其人阳气素虚，不能生血，心中之血，前已荫胎，胎堕而心中之血亦随胎而俱堕，心无血养，所赖者几微之气以固之耳。今气又虚而欲脱，所剩残血，欲奔回救主，而血非正血，不能归经，内庭[2]变乱，而成血晕之症矣。治法必须大补气血，断不可单治血晕也；或疑血晕是热血上冲，而更补其血。不愈助其上冲之势乎？不知新血不生，旧血不散，补血以生新血，正活血以逐旧血也。然血有形之物，难以速生，气乃无形之物，易于迅发，补气以生血，尤易于补血以生血耳。

方用补气解晕汤。

人参（一两），生黄芪（一两），当归（一两，不酒洗），黑芥穗（三钱），姜炭（一钱）。

水煎服。一剂而晕止，二剂而心定，三剂而血生，四剂而血旺，再不晕矣。

此乃解晕之圣药，用参、芪以补气，使气壮而生血也；用当归以补血，使血旺而养气也。气血两旺，而心自定矣。用荆芥炭引血归经，用姜炭以行瘀引阳，瘀血去而正血归，不必解晕而晕自解矣。一方之中，药只五味，而其奏功之奇而大如此，其神矣乎？

眉批：原方极效，不可加减。

【词解】

［1］甫：刚刚，才。

［2］内庭：内部的庭院，此处引申指君心所居之处所。

【提要】

正产气虚血晕的证治。

【释义】

1.观其脉证　正产气虚血晕，忽然眼目昏花，呕恶欲吐，中心无主，精神恍惚。

本病可与西医学产后出血引起的虚脱、休克或羊水栓塞等病互参。

2.知犯何逆　气虚欲脱。

素体阳气不足，而分娩损伤，气血两虚，心无血养，气虚欲脱，残血不能归经而成血晕。

3.治疗策略　大补气血。

治宜大补气血，方用补气解晕汤，即当归补血汤加人参大补气血，黑芥穗、姜炭引血归经，治血晕。

4.间接治疗　补血以生新血，正活血以逐旧血；补气以生血。

5.随证治之　黑芥穗、姜炭引血归经，治血晕。

荆芥炭引血归经，用姜炭以行瘀引阳，瘀血祛而正血归，不必解晕而晕自解。

6.治病求本　当归补血汤加人参，大补气血。

7.治疗未病

（1）防传变：略。

（2）防药损：勿用地黄以滞恶露；芍药能伐气；勿用山楂汤以攻块定痛，而反损新血。

（3）间接治疗：用人参、黄芪以补气，使气壮而生血；用当归以补血，使血旺而养气。

8. 依法合方　补气解晕汤＝黑芥穗姜炭—人参—黄芪当归）大补气血，兼治血晕。

正产气虚血晕，由素体阳气不足，而分娩损伤气血，心无血养，气虚欲脱而成，治宜大补气血，兼治血晕。方用补气解晕汤，即当归补血汤加人参大补气血，黑芥穗、姜炭引血归经，治血晕。其剂量结构：人参、生黄芪、当归：黑芥穗：姜炭＝10 钱：3 钱：1 钱＝10：3：1。

补气解晕汤证八步分析见表 66。

表 66　正产气虚血晕补气解晕汤证八步法表

观其脉证	知犯何逆	辨识未病	策略选择
忽然眼目昏花，呕恶欲吐，中心无主，精神恍惚	素体阳气不足，而分娩损伤，气血两虚，心无血养，气虚欲脱，残血不能归经	补血以生新血，正活血以逐旧血；补气以生血	大补气血，兼治血晕

随证治之	治病求本	治疗未病	依法合方
黑芥穗、姜炭引血归经，治血晕	当归补血汤加人参，大补气血	（1）防传变：略 （2）防药损：勿用地黄以滞恶露；芍药能伐气；勿用山楂汤以攻块定痛，而反损新血 （3）间接治疗：用人参、黄芪以补气，使气壮而生血；用当归以补血，使血旺而养气	（1）补气解晕汤＝黑芥穗姜炭—人参—黄芪当归）大补气血 （2）人参、生黄芪、当归：黑芥穗：姜炭＝10：3：1

【临证指要】

1. 补气解晕汤补气益血，固脱救急，主治产后气虚血晕。其现代常用剂量及化裁如下。

人参 30g，生黄芪 30g，当归 30g（不酒洗），黑芥穗 9g，姜炭 3g。

服法：水煎，每日 1 剂，分 2 次温服。

化裁：本病主症为产后气虚血晕，症见妇人产后失血过多，突然出现头晕目眩，面色苍白，心悸不安，愦闷不适，渐至昏不知人，甚而四肢厥冷，冷汗淋漓，手撒眼闭口开，呼吸微弱，舌淡无苔，六脉微细欲绝或浮大而虚。如兼手足厥逆者，加制附子 10～30g，干姜 10～15g，以回阳救逆；如心悸、汗出过多者，加龙骨、牡蛎各 30g，五味子 10g，以敛阴止汗。

2. 产后血晕为产后危症之一，若不及时抢救，或处理不当，可瞬即导致产妇死亡，故临证须倍加注意。此病颇与现代产科休克相同，常发生在胎盘娩出后 1 小时之内。

正产血晕不语（六十四）

【原文】

产妇有子方下地，即昏晕不语，此气血两脱也，本在不救；然救之得法，亦有能生者。山得岐天师秘诀，何敢隐而不宣乎？当斯之时，急用银针刺其眉心，得血出则语矣。然后以人参一两煎汤灌之，无不生者；即用黄芪二两，当归一两，名当归补血汤[1]，煎汤一碗灌之亦得生。万不可于二方之中，轻加附子。盖附子无经不达，反引气血之药，走而不守，不能专注于胞胎，不若人参、归、芪直救其气血之绝，聚而不散也。盖产妇昏晕，全是血室空虚，无以养心，以致昏晕。舌为心之苗，心既无主，而舌又安能出声耶？夫眉心之穴[2]，上通于脑，下通于舌，而其系则连于心，刺其眉心，则脑与舌俱通，而心之清气上升，则瘀血自然下降矣，然后以参、芪、当归之能补气生血者，煎汤灌之，则气与血接续，又何至于死亡乎？虽单用参、芪、当归亦有能生者，然终不若先刺眉心之为更妙。世人但知灸眉心之法，不知刺更胜于灸，盖灸法缓而刺法急，缓则难于救绝，急则易于回生，所谓急则治其标，缓则治其本者，此也。

【词解】

［1］当归补血汤：原方出自金元名医李东垣的《内外伤辨惑论》，应为黄芪、当归以 5∶1 的比例配方。此处作者对原方剂量配比有所修改，着重气血双补。

［2］眉心之穴：印堂穴，又称曲眉穴，有清头明目、通鼻开窍的作用，是道教修炼的三丹田之一的上丹田。

【提要】

气血两脱所致正产血晕不语的证治。

【释义】

1. 观其脉证　正产血晕不语，即子方下地，即昏晕不语。

2. 知犯何逆　气血两脱，血室空虚，无以养心。

3. 治疗策略　急则治其标，缓则治其本。

本病治宜急则治其标，缓则治其本，先用银针刺其眉心醒脑、升清，后用独参汤大补元气，再用当归补血汤补益气血。

4. 间接治疗　略。

5. 随证治之　急则治其标，用银针刺其眉心，得血出则语。

现代临床研究证实，对于眩晕、耳鸣、头痛及高血压、急性腰扭伤等疾病，针刺、放血印堂穴确有很好的治疗效果。

6. 治病求本　后用独参汤大补元气，再用当归补血汤补益气血。

7.治疗未病

（1）防传变：危急重症。

（2）防药损："万不可于二方之中，轻加附子。盖附子无经不达，反引气血之药，走而不守，不能专注于胞胎，不若人参、归、芪直救其气血之绝，聚而不散也"。

（3）间接治疗：略。

8.依法合方　先用银针刺其眉心—后用独参汤—再用当归补血汤补益气血。

正产血晕不语，为气血两脱，血室空虚，无以养心所致，治宜急则治其标，缓则治其本。先用银针刺其眉心醒脑、升清，后用独参汤大补元气，再用当归补血汤补益气血。独参汤人参用1两，当归补血汤中黄芪2两、当归1两。

正产血晕不语证治八步分析见表67。

表67　正产血晕不语证治八步法表

观其脉证	知犯何逆	辨识未病	策略选择
正产血晕不语。子方下地，即昏晕不语	气血两脱，血室空虚，无以养心	略	急则治其标，缓则治其本

随证治之	治病求本	治疗未病	依法合方
急用银针刺其眉心，得血出则语	后用独参汤大补元气，再用当归补血汤补益气血	（1）防传变：危急重症 （2）防药损：万不可于二方之中，轻加附子	（1）先用银针刺其眉心醒脑、升清 （2）后用独参汤大补元气，再用当归补血汤补益气血。独参汤人参用1两，当归补血汤中黄芪2两、当归1两

【临证指要】略。

正产败血攻心晕狂（六十五）

【原文】

妇人有产后二三日，发热，恶露不行，败血攻心，狂言呼叫，甚欲奔走，拿提不定，人以为邪热在胃之过，谁知是血虚心不得养而然乎？夫产后之血，尽随胞胎而外越，则血室空虚，脏腑皆无血养，只有心中之血，尚存几微，以护心君。而脏腑失其所养，皆欲取给于心；心包为心君之宰相，拦绝各脏腑之气，不许入心，始得心神安静，是护心者全藉心包之力也。使心包亦虚，不能障心[1]，而各脏腑之气遂直入于心，以分取乎心血，心包情急，既不能内顾其君，又不能外御乎众，于是大声疾呼，号鸣勤王[2]。而其迹象反近于狂悖[3]，有无可如何之势，故病状似热而实非热也。治法须大补心中之血，使各脏腑分取以自养，不得再扰乎心，则心脏泰然，而心包亦安矣。

方用安心汤。

当归（二两），川芎（一两），生地（五钱，炒），丹皮（五钱，炒），生蒲黄（二钱），干荷叶（一片，引）。

水煎服。一剂而狂定，恶露亦下矣。

此方用芎、归以养血，何以又用生地、丹皮之凉血，似非产后所宜？不知恶露所以奔心，原因虚热相犯，于补中凉之，而凉不为害，况益之以荷叶，七窍相通，引邪外出，不惟内不害心，且佐蒲黄以分解乎恶露也。但只可暂用以定狂，不可多用以取咎[4]也。谨之慎之！

眉批：服药后狂定，宜服加味生化汤：当归（酒洗）一两一钱，川芎三钱，桃仁（研）钱半，荆芥穗（炒炭）一钱，丹皮钱半，服四剂妙。

【词解】

[1]障心：障，阻隔、遮挡。意为防卫心的屏障。

［2］勤王：指君主制国家中君王有难，而臣下起兵救援君王。此处引申为保护心的作用。

［3］狂悖：疯癫。

［4］取咎：得到责备，怪罪。

【提要】

血虚心不得养所致正产败血攻心晕狂的证治。

【释义】

1. 观其脉证　正产败血攻心晕狂。

妇人有产后二三日，发热，恶露不行，败血攻心，狂言呼叫，甚欲奔走，拿提不定。产后败血攻心所致晕狂，类似于西医学的产褥期抑郁症，多在产后两周内发病。

2. 知犯何逆　血虚心不得养，恶露因虚热犯心。

本病表现似热而非热，乃产后血虚，血室空虚，心不得养，以及恶露因虚热犯心导致。历代医家论及此病认为有因血虚心神失守，有因败血冲心，有因惊恐，但总以产后阴血匮乏为其发病的根本因素。血虚导致心神失养，而癫狂发作，又有虚热内扰，心神逆乱之象。

3. 治疗策略　大补心中之血。

本病治宜大补心中之血，兼凉血祛瘀。方用安心汤，即四物汤去芍药补血，加丹皮、蒲黄祛败血，荷叶引邪外出。

4. 间接治疗　补心中之血，各脏腑自养，不再扰心。

5. 随证治之　生地、丹皮、蒲黄凉血祛瘀。

6. 治病求本　当归、川芎补养心血。

7. 治疗未病

（1）防传变：危急重症。

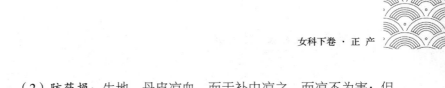

（2）**防药损**：生地、丹皮凉血，而于补中凉之，而凉不为害；但只可暂用以定狂，不可多用以取咎。眉批云："服药后狂定，宜服加味生化汤：当归（酒洗）一两一钱，川芎三钱，桃仁（研）钱半，荆芥穗（炒炭）一钱，丹皮钱半，服四剂妙。"

（3）**间接治疗**：荷叶引邪外出。

8. 依法合方　安心汤＝生地丹皮蒲黄—当归川芎—荷叶）大补心中之血，兼凉血祛瘀。

正产败血攻心晕狂，乃产后血虚，血室空虚，心不得养，以及恶露因虚热犯心导致，治宜大补心中之血，兼凉血祛瘀。方用安心汤，即四物汤去芍药补血，加丹皮、蒲黄祛败血，荷叶引邪外出。其剂量结构：当归∶川芎∶生地、丹皮∶蒲黄、荷叶＝20钱∶10钱∶5钱∶2钱＝2∶1∶0.5∶0.2（干荷叶1片，相当于2钱）。

安心汤证八步分析见表68。

表 68　正产败血攻心晕狂安心汤证八步法表

观其脉证	知犯何逆	辨识未病	策略选择
妇人有产后二三日，发热，恶露不行，败血攻心，狂言呼叫，甚欲奔走，拿提不定	血虚心不得养，恶露因虚热犯心	补心中之血，各脏腑自养，不再扰心	大补心中之血

随证治之	治病求本	治疗未病	依法合方
生地、丹皮、蒲黄凉血祛瘀	当归、川芎养血	（1）防传变：危急重症 （2）防药损：于补中凉之，而凉不为害；本方只可暂用；服药后狂定，宜服加味生化汤 （3）间接治疗：荷叶引邪外出	（1）安心汤＝生地丹皮蒲黄—当归川芎—荷叶）大补心中之血，兼凉血祛瘀 2.当归∶川芎∶生地、丹皮∶蒲黄∶荷叶＝2∶1∶0.5∶0.2

【临证指要】略。

正产肠下（六十六）

【原文】

产妇肠下[1]，亦危症也，人以为儿门不关之故，谁知是气虚下陷而不能收乎？夫气虚下陷，自宜用升提之药，以提其气。然新产之妇，恐有瘀血在腹，一旦提气，并瘀血升腾于上，则冲心之患，又恐变出非常，是气又不可竟提也。气既不可竟提，而气又下陷，将用何法以治之哉？盖气之下陷者，因气之虚也，但补其气，则气旺而肠自升举矣。惟是补气之药少，则气力薄而难以上升，必须以多为贵，则阳旺力强，断不能降而不升矣。

方用补气升肠饮。

人参（一两，去芦），生黄（一两），当归（一两，酒洗），白术（五钱，土炒），川芎（三钱，酒洗），升麻（一分）。

水煎服。一剂而肠升矣。

此方纯于补气，全不去升肠，即如用升麻一分，亦不过引气而升耳。盖升麻之为用，少则气升，多则血升也，不可不知。又方用蓖麻仁四十九粒捣涂顶心[2]以提之，肠升即刻洗去，时久则恐吐血，此亦升肠之一法也。

眉批：生产有子未下肠先下者，名盘肠生。勿遽服此方，急取一净盆，用开水洗热，将肠置于盆内，静待勿惧，子下后肠即徐徐收回。若时久，盆与肠俱冷，不能速收，急用开水一盆待温，以入得手为度。将温水倾于置肠盆内，肠热气充，即可收起矣。若子先下，急服此方，少迟恐气脱不救。

【词解】

[1]肠下：指产肠不收，属于子宫脱垂或阴道壁膨出。

[2]顶心：意为顶部的中央，指脱出的子宫顶端中心位置，应是宫颈口。

【提要】

气虚下陷所致正产肠下的证治。

【释义】

1.**观其脉证** 正产肠下。

2.**知犯何逆** 气虚下陷而不能收。

3.**治疗策略** 补其气，多为贵。

气虚下陷，治宜补气、升提。为避免升提元气导致瘀血升腾冲心，以及补气药过少而难以升提，采用补气为主的策略。方用补气升肠饮，即补中益气汤重用人参、白术、黄芪、当归补气，去柴胡、陈皮，少用升麻升提，加川芎活血化瘀。

4.**间接治疗** 补其气，则气旺而肠自升举。

5.**随证治之** 少用升麻升提，或蓖麻仁捣涂顶心。

"此方纯于补气，全不去升肠，即如用升麻一分，亦不过引气而升耳。盖升麻之为用，少则气升，多则血升也，不可不知。又方用蓖麻仁四十九粒捣涂顶心以提之，肠升即刻洗去，时久则恐吐血，此亦升肠之一法也"。

6.**治病求本** 重用人参、白术、黄芪补气。

7.**治疗未病**

（1）**防传变**：病属危急重症，急服此方，少迟恐气脱不救。

（2）**防药损**：避免升提导致瘀血升腾冲心、补气药过少而难以升提；蓖麻仁及时洗去，时久则恐吐血。

（3）间接治疗：当归、川芎补血以补气。

8. 依法合方　补气升肠饮＝升麻或蓖麻仁捣涂头顶心—人参白术黄芪—当归川芎）补其气，多为贵。

正产肠下，为气虚下陷而不能收，治宜补气、升提。为避免升提导致瘀血升腾冲心及补气药过少而难以升提，采用补气为主且重用的策略。方用补气升肠饮，即补中益气汤重用人参、白术、黄芪、当归补气，去柴胡、陈皮，少用升麻升提，加川芎活血化瘀。其剂量结构：人参、黄芪、当归：白术：川芎：升麻＝10 钱：5 钱：3 钱：1分＝2：1：0.6：0.02。

补气升肠饮证八步分析见表 69。

表 69　正产肠下补气升肠饮证八步法表

观其脉证	知犯何逆	辨识未病	策略选择
正产肠下	气虚下陷而不能收	补其气，则气旺而肠自升举	补其气，多为贵

随证治之	治病求本	治疗未病	依法合方
少用升麻升提，或蓖麻仁捣涂顶心	重用人参、白术、黄芪补气	（1）防传变：病属危急重症，急服此方，少迟恐气脱不救 （2）防药损：避免升提导致瘀血升腾冲心、补气药过少而难以升提；蓖麻仁及时洗去，时久则恐吐血 （3）间接治疗：当归、川芎补血以补气	（1）补气升肠饮＝升麻或蓖麻仁捣涂头顶心—人参白术黄芪—当归川芎）补其气，多为贵 （2）人参、黄芪、当归：白术：川芎：升麻＝2：1：0.6：0.02

【临证指要】

1. 补气升肠饮补气升提，主治产妇肠下，即胎儿已产下，其肠仍不收者，即直肠或阴道脱出。其现代常用剂量及化裁如下。

人参 30g（去芦），生黄芪 30g，当归 30g（酒洗），白术 15g（土

炒 ），川芎 9g（酒洗），升麻 0.3g。

服法：水煎，每日 1 剂，分 2 次温服。

化裁：兼有血虚者，加熟地 30g，大枣 15g，以养阴补血；瘀血甚者，加益母草 15g，桃仁 10g，红花 10g，以活血化瘀；出血多者，加血余炭 10g，三七 5g，以固涩止血；气虚甚者，大黄芪、人参的用量加倍，可加入白术 10g，山药 20g，五味子 6g，以补肾益气。

2. 正产肠下，是指产后直肠或阴道脱出，是由于提肛肌及其筋膜因生产时裂伤松弛所致。此乃产道损伤之疾患，临床见此症须中西医结合，积极进行手术抢救，内外兼治，不可仅以补气升肠饮，否则恐难奏效，甚至危及产妇性命。目前此病临床已不多见，即使出现，属急救范畴。

产后少腹疼（六十七）

【原文】

妇人产后少腹疼痛，甚则结成一块，按之愈疼，人以为儿枕之疼[1]也，谁知是瘀血作祟乎？夫儿枕者，前人谓儿头枕之物也。儿枕之不疼，岂儿生不枕而反疼？是非儿枕可知矣。既非儿枕，何故作疼？乃是瘀血未散，结作成团而作疼耳。

凡此等症，多是壮健之妇血有余，而非血不足也。似乎可用破血之药；然血活则瘀自除，血结则瘀作祟；若不补血而反败血[2]，虽瘀血可消，毕竟耗损难免，不若于补血之中，以行逐瘀之法，则气血不耗，而瘀亦尽消矣。

方用散结定疼汤。

当归（一两，酒洗），川芎（五钱，酒洗），丹皮（二钱，炒），益母草（三钱），黑芥穗（二钱），乳香（一钱，去油），山楂（十粒，炒黑），桃仁（七粒，泡去皮尖，炒，研）。

水煎服。一剂而疼止而愈，不必再剂也。此方逐瘀于补血之中，消块于生血之内，妙在不专攻疼痛，而疼痛止。彼世人一见儿枕之疼，动用元胡、苏木、蒲黄、灵脂之类以化块，又何足论哉？

【词解】

[1] 儿枕之疼：产妇在产褥期内，发生与分娩或产褥有关的小腹疼痛，称为产后腹痛。其中因瘀血引起者，称为"儿枕痛"，即儿枕之疼。

［2］败血：此处应为毁坏、损伤阴血。

【提要】

瘀血所致产后少腹疼的证治。

【释义】

1. 观其脉证　产后少腹疼，结成一块，按之愈疼。

孕妇分娩后，由于子宫的缩复作用，小腹呈阵阵作痛，多于产后1～2日出现，持续2～3日后自然消失，西医学称"宫缩痛""产后痛"，属于正常生理现象，一般不需要治疗。若腹痛阵阵加剧，难以忍受，或虽腹痛绵绵，但疼痛不已，则为病态，应予以治疗。

2. 知犯何逆　产后瘀血未散，结作成团而疼。

产后腹痛主要病机是气血运行不畅，不通则痛或不荣则痛。本病为壮健之妇，气血有余，产后瘀血未散，结作成团，为不通则痛。

3. 治疗策略　补血之中，以行逐瘀。

因血瘀引起的产后腹痛，治疗应活血化瘀，但毕竟发生于产后，气血消耗，故活血不能破血，而应补血活血，祛瘀生新，即治宜补血之中，以行逐瘀。方用散结定疼汤，以四物汤补血，去地黄、芍药，加丹皮、益母草、乳香、山楂、桃仁逐瘀止痛，黑芥穗引血归经。

4. 间接治疗　逐瘀于补血之中，消块于生血之内。

5. 随证治之　乳香"内治止痛，实为圣药"；山楂"除儿枕痛，去滞血"。(《本草新编》)

6. 治病求本　丹皮"消瘀血"；益母草"去死胎最效，行瘀生新，亦能下乳"；桃仁"主瘀血血闭，血结血燥"。(《本草新编》)

7. 治疗未病

（1）防传变：积极治疗，以防转为慢性腹痛。产后腹痛，一般无恶候，经治疗后，多能痊愈。但若失治，则可致瘀血不散，影响气血运行，或变生他症。

（2）防药损：单纯逐瘀，难免耗损，不可动用延胡索、苏木、蒲黄、灵脂之类以化血块；丹皮凉血活血，配以黑芥穗消风止血、引血归经，一清一温相合，增加辛散化瘀之力，又无伤血之弊。

（3）间接治疗：当归、川芎补血以逐瘀。

8.依法合方　散结定疼汤＝乳香山楂—丹皮益母草桃仁—当归/川芎/黑芥穗）补血之中，以行逐瘀。

产后少腹疼痛，多发于壮健有余的妇人，产后瘀血未散，结作成团而作疼，治宜补血之中，以行逐瘀。方用散结定疼汤，即四物汤去地黄、芍药补血，加丹皮、益母草、乳香、山楂、桃仁逐瘀止痛，黑芥穗引血归经。其剂量结构：当归：川芎：益母草、山楂：丹皮、黑芥穗、桃仁：乳香＝10钱：5钱：3钱：2钱：1钱＝2：1：0.6：0.4：0.2（山楂10粒，相当于3钱；桃仁7粒，相当于2钱）。

散结定疼汤证八步分析见表70。

表70　产后少腹疼痛散结定疼汤证八步法表

观其脉证	知犯何逆	辨识未病	策略选择
产后少腹疼痛，甚则结成一块，按之愈疼	产后瘀血未散，结作成团而作疼	逐瘀于补血之中，消块于生血之内	补血之中，以行逐瘀

随证治之	治病求本	治疗未病	依法合方
乳香"内治止痛，实为圣药"；山楂"除儿枕痛，去滞血"	丹皮"消瘀血"；益母草"去死胎最效，行瘀生新，亦能下乳"；桃仁"主瘀血血闭，血结血燥"	（1）防传变：略 （2）防药损：单纯逐瘀，难免耗损，不可动用延胡索、苏木、蒲黄、灵脂之类以化血块 （3）间接治疗：当归、川芎补血以逐瘀	（1）散结定疼汤＝乳香山楂—丹皮益母草桃仁—当归/川芎/黑芥穗）补血之中，以行逐瘀 （2）当归：川芎：益母草、山楂：丹皮、黑芥穗、桃仁：乳香＝2：1：0.6：0.4：0.2

【临证指要】

1. 散结定疼汤补血、逐瘀、止痛，主治血瘀导致的产后腹痛。其现代常用剂量及化裁如下。

当归 30g（酒洗），川芎 15g（酒洗），炒丹皮 6g，益母草 9g，黑芥穗 6g，乳香 3g（去油），山楂 10 粒（炒黑），桃仁 7 粒（泡，去皮尖，炒，研）。

服法：水煎，每日 1 剂，分 2 次温服。

化裁

（1）本病主症为产后小腹疼痛、拒按，或得热痛减，恶露量少，涩滞不畅，色紫暗有块，块下痛减。治宜活血祛瘀，行气止痛，方用散结定疼汤，或生化汤加益母草，或补血定痛汤（《万病回春》）。其中以散结定疼汤祛瘀散结力峻，体壮瘀结较甚者选之宜。补血定痛汤则适于血瘀兼气滞者。生化汤则可通用而加减化裁。当归、川芎二药为治产后腹痛的首选药。如属寒凝血瘀，症见小腹冷痛、绞痛，得热痛减，脉沉紧或沉弦者，加小茴香 10g，吴茱萸 6g，或用香桂散合失笑散；偏气滞者，症见胀甚于痛，胸胁满闷，加台乌药 10g，延胡索 10g，枳壳 6g。

（2）本病全身症状见胸胁胀痛，舌质暗，苔白滑，脉沉紧或弦涩。若兼气虚，症见神疲肢倦，可适加黄芪 15g，五爪龙 10g。

2. 对于瘀阻子宫所致的产后腹痛，如经治疗疼痛不止，且子宫复原不佳，恶露少，可借助 B 超检查是否有胎盘、胎膜残留，若有组织物残留，应行清宫术。

【原文】

妇人产后少腹疼痛，按之即止，人亦以为儿枕之疼也，谁知是血虚而然乎？夫产后亡血过多，血室空虚，原能腹疼，十妇九然[1]。但疼有虚实之分，不可不辨。如燥糠触体[2]光景，是虚疼而非实疼也。大凡虚疼宜补，而产后之虚疼，尤宜补焉。惟是血虚之疼，必须用补血之药，而补血之味，多是润滑之品，恐与大肠不无相碍；然产后血虚，肠多干燥，润滑正相宜也，何碍之有？

方用肠宁汤。

当归（一两，酒洗），熟地（一两，九蒸），人参（三钱），麦冬（三钱，去心），阿胶（三钱，蛤粉炒），山药（三钱，炒），续断（二钱），甘草（一钱），肉桂（二分，去粗，研）。

水煎服。一剂而疼轻，二剂而疼止，多服更宜。

此方补气补血之药也；然补气而无太郁之忧，补血而无太滞之患，气血既生，不必止疼而疼自止矣。

眉批：前后二方极效，不必加减。

【词解】

[1] 十妇九然：意为十分之九的女性是这样。

[2] 如燥糠触体：像干燥的糟糠接触身体的感觉。

【提要】

血虚所致产后少腹疼的证治。

【释义】

1. 观其脉证　妇人产后少腹疼痛，按之即止。

2. 知犯何逆　产后亡血过多，血室空虚，不容则痛。

产后腹痛的发生与产褥期胞宫缩复的状态密切相关，主要病机是产后胞脉气血运行不畅，迟滞而痛。其原因有血虚和血瘀之分，而按之即止，为血虚失养导致。

3. 治疗策略　补血润肠。

大凡虚疼宜补，治宜补血，可润肠，于血虚肠燥者尤佳，方用肠宁汤。该方重用当归、熟地补血，人参、甘草补气，即八珍汤去川芎、白芍及茯苓、白术补益气血，且人参、甘草助当归补气以生血，麦冬、阿胶、山药助熟地滋肾精以生肝血；续断暖子宫，少用以阳中生阴；肉桂散寒止痛，引龙雷之火，下安肾脏。

4.间接治疗　气血既生，不必止疼而疼自止。

5.随证治之　续断、肉桂温阳散寒，调血止痛。

续断暖子宫，少用以阳中生阴；肉桂散寒止痛，引龙雷之火，下安肾脏。二药可温阳散寒，调血止痛。

6.治病求本　八珍汤去川芎、白芍及茯苓、白术补益气血；其中，当归补血、润肠；熟地生血益精。

7.治疗未病

（1）防传变：积极治疗，防留后患。

（2）防药损：续断、肉桂温阳通滞，则补气而无太郁之忧，补血而无太滞之患。

气血两亏，调补气血时，宜动静结合，需要注意药物的选用，不可过于壅滞。气为阳，补气宜使气行条达，防止壅涩不疏，抑郁不畅；血为阴，补血宜令血运流通，防止凝结不动，瘀涩阻滞。

（3）间接治疗：人参、甘草、山药补气以补血，麦冬、阿胶润肺、润肠、滋肾，续断、肉桂温阳气、调血脉，阳中求阴、补而不滞。

8.依法合方　肠宁汤＝续断肉桂—当归熟地—人参甘草山药／麦冬阿胶）补血润肠。

产后腹痛，按之即止，为血虚失养导致的不容则痛，治宜补血、润肠，方用肠宁汤。该方重用当归、熟地补血，人参、甘草补气，即八珍汤去川芎、白芍及茯苓、白术补益气血，且人参、甘草助当归补气以生血，麦冬、阿胶、山药助熟地滋肾精以生肝血；续断暖子宫，少用以阳中生阴；肉桂散寒止痛，引龙雷之火，下安肾脏。其剂量结构：当归、熟地：人参、麦冬、阿胶、山药：续断：甘草：肉桂=10钱：3钱：2钱：1钱：2分=5：1.5：1：0.5：0.01。

肠宁汤证八步分析见表71。

表71　产后少腹疼痛肠宁汤证八步法表

观其脉证	知犯何逆	辨识未病	策略选择
妇人产后少腹疼痛，按之即止	产后亡血过多，血室空虚，不容则痛	气血既生，不必止疼而疼自止	补血润肠

随证治之	治病求本	治疗未病	依法合方
续断、肉桂温阳散寒，调血止痛	八珍汤去川芎、白芍及茯苓、白术补益气血	（1）防传变：略 （2）防药损：续断、肉桂温阳通滞，则补气血而无郁滞之患 （3）间接治疗：人参、甘草、山药补气以补血，麦冬、阿胶润肺、润肠、滋肾，续断、肉桂温阳气，阳中求阴，补而不滞	（1）肠宁汤=续断肉桂—当归熟地—人参甘草山药/麦冬阿胶）补血润肠 （2）当归、熟地：人参、麦冬、阿胶、山药：续断：甘草：肉桂=5：1.5：1：0.5：0.01。

【临证指要】

1.肠宁汤补血润肠，主治血虚所致产后少腹疼。其现代常用剂量及化裁如下。

当归30g（酒洗），熟地30g（九蒸），人参9g，麦冬9g（去心），阿胶9g（蛤粉炒），山药9g（炒），续断6g，甘草3g，肉桂0.6g（去粗研）。

服法：水煎，每日1剂，分2次温服。

化裁

（1）本病主症为新产后小腹隐痛数日不解，喜按喜揉，恶露量少、色淡。可用肠宁汤，或圣愈汤去生地黄加蕲艾，或十全大补汤。若疼痛较著者，可适加香附 10g，台乌药 10g，以行气止痛。

（2）本病全身症状为面色萎黄，头晕眼花，心悸怔忡，大便燥结，舌淡苔薄，脉虚细。若血虚兼寒，症见面色青白，腹痛有冷感，得热则舒，手足逆冷，舌淡，脉细而迟，可用当归建中汤，或羊肉汤（《万病回春》）。

2. 肠宁汤典型适用证为产后失血、血虚腹痛。该方拓展应用到功能性腹泻、老年性抗生素相关性腹泻、溃疡性结肠炎、腹泻型肠易激综合征、慢性结肠炎等。

产后气喘（六十八）

【原文】

妇人产后气喘，最是大危之症，苟不急治，立刻死亡，人只知是气血之虚也，谁知是气血两脱乎？夫既气血两脱，人将立死，何又能作喘？然此血将脱，而气犹未脱也。血将脱而气欲挽之，而反上喘，如人救溺，援之而力不胜，又不肯自安于不救，乃召号[1]同志[2]以求助，故呼声而喘作，其症虽危，而可救处正在能作喘也。盖肺主气，喘则肺气似盛而实衰，当是之时，血将脱而万难骤生，望肺气之相救甚急；而肺因血失，只存几微之气，自顾尚且不暇，又何能提挈[3]乎血，气不与血俱脱者几希[4]矣，是救血必须补气也。

方用救脱活母汤。

人参（二两），当归（一两，酒洗），熟地（一两，九蒸），枸杞子

（五钱），山萸（五钱，蒸，去核），麦冬（一两，去心），阿胶（二钱，蛤粉炒），肉桂（一钱，去粗，研），黑芥穗（二钱）。

水煎服。一剂而喘轻，二剂而喘减，三剂而喘定，四剂而全愈矣。

此方用人参以接续元阳，然徒补其气而不补其血，则阳燥而狂，虽回生于一时，亦旋得旋失[5]之道；即补血而不补其肝肾之精，则本原不固，阳气又安得而续乎？所以又用熟地、山萸、枸杞之类，以大补其肝肾之精，而后大益其肺气，则肺气健旺，升提有力矣。特虑新产之后，用补阴之药，腻滞不行，又加肉桂以补命门之火，使火气有根，助人参以生气，且能运化地黄之类，以化精生血。若过于助阳，万一血随阳动瘀而上行，亦非保全之策，更加荆芥以引血归经，则肺气安而喘速定，治几其神[6]乎？

眉批：方妙不可加减。

【词解】

[1] 召号：号召。

[2] 同志：志同道合。

[3] 提挈：提携，扶持。

[4] 几希：不多，一点儿。

[5] 旋得旋失：形容得失都很快。

[6] 治几其神：几者，动之微。《周易》有"知几其神"，即能够了解细微之人是近乎神了。此处意为治疗细致，非常巧妙。

【提要】

气血两脱所致产后气喘的证治。

【释义】

1.观其脉证　妇人产后气喘，最是大危之症，苟不急治，立刻死亡。本病与西医学的羊水栓塞类似。羊水栓塞是指在分娩过程中羊水突然进入母体血液循环引起的急性肺栓塞、过敏性休克、弥散性血管内凝血、肾衰竭或猝死的严重分娩并发症。本病发生于足月妊娠时，产妇死亡率达80%以上，属于产科的危急重症。

2. 知犯何逆　气血两脱。

产后气血损伤到气血两脱的程度，血将脱而气欲挽之而反上喘。

3. 治疗策略　必须补气。

气血两脱，宜气血两补。有形之血不能速生，故救血必须补气。方用救脱活母汤，即重用人参独大补元气（独参汤），当归、熟地（四物汤去川芎、芍药）补血，枸杞子、山茱萸、麦冬、阿胶补肾纳气、生血，肉桂引火归元，黑芥穗引血归经。

4. 间接治疗　补气以救血。

5. 随证治之　气脱气喘，重用人参独大补元气（独参汤）。

6. 治病求本　人参独大补元气。

7. 治疗未病

（1）防传变：妇人产后气喘，最是大危之症，苟不急治，立刻死亡。方虽为救脱活母汤，但本病属中医败血冲肺之急症，与西医学的羊水栓塞类似，故应以全力抢救为主，此方单用不可取。

（2）防药损：去川芎，防其升散；去芍药，防其伐生气；肉桂以补命门之火，使火气有根，助人参以生气，且能运化地黄之类，防其壅滞；黑芥穗引血归经，防阳动瘀而上行。

（3）间接治疗：当归、熟地补血以生气；枸杞子、山茱萸、麦冬、阿胶补肾纳气、生血。

8. 依法合方　救脱活母汤 = 人参—当归熟地—枸杞子山茱萸麦冬阿胶／肉桂黑芥穗）必须补气。

妇人产后气喘，为气血两脱，最是大危之症，治宜补益气血，尤其是大补元气以救气血之脱。方用救脱活母汤，即重用人参独大补元气（独参汤），当归、熟地（四物汤去川芎、芍药）补血，枸杞子、山茱萸、麦冬、阿胶补肾纳气、生血，肉桂引火归元，黑芥穗引血归经。其剂量结构：人参∶当归、熟地、麦冬∶枸杞子、山茱萸∶阿胶、黑芥穗∶肉桂=20钱∶10钱∶5钱∶2钱∶1钱=4∶2∶1∶0.4∶0.2。

救脱活母汤证八步分析见表72。

表72　产后气喘救脱活母汤证八步法表

观其脉证	知犯何逆	辨识未病	策略选择
妇人产后气喘，最是大危之症，苟不急治，立刻死亡	气血两脱	补气以救血	必须补气

随证治之	治病求本	治疗未病	依法合方
气脱气喘，重用人参独大补元气（独参汤）	人参独大补元气，当归、熟地（四物汤去川芎、芍药）补血	（1）防传变：妇人产后气喘，最是大危之症，苟不急治，立刻死亡 （2）防药损：去川芎，防其升散；去芍药，防其伐生气；肉桂以补命门之火，使火气有根，助人参以生气，且能运化地黄之类，防其壅滞；黑芥穗引血归经，防阳动瘀而上行 （3）间接治疗：当归、熟地补血以生气；枸杞子、山茱萸、麦冬、阿胶补肾纳气、生血	（1）救脱活母汤=人参—当归熟地—枸杞子山茱萸麦冬阿胶/肉桂黑芥穗）必须补气 （2）人参∶当归、熟地、麦冬∶枸杞子、山茱萸∶阿胶、黑芥穗∶肉桂=4∶2∶1∶0.4∶0.2

【临证指要】

1. 救脱活母汤补气益血，滋阴回阳，主治气血两虚之产后气喘。其现代常用剂量及化裁如下。

人参60g，当归30g（酒洗），熟地30g（九蒸），枸杞子15g，山茱萸 15g（蒸，去核），麦冬 30g（去心），阿胶 6g（蛤粉炒），肉桂 3g（去粗，研），黑芥穗 6g。

服法：水煎，每日 1 剂，分 2 次温服。

化裁：本病主症为产后出血过多，喘息气促，呼吸难以接续，兼见面色苍白，冷汗淋漓，唇淡，舌淡苔白，脉微细欲绝或浮虚而芤。如汗多或淋漓不尽、心悸者，加五味子 10g，龙骨、牡蛎各 30g，以敛阴止汗；如气损及阳而见畏寒、肢冷、脉微者，加制附子 10g，干姜 10g，以回阳救脱。

2. 产后气喘可见于产后休克的并发症。由于大出血而致气随血耗，乃至气血两脱之危候。当此危急之际，若仅凭中药煎剂，恐难奏速效，最好采用中西医结合治疗，以救垂危之急。

产后恶寒身颤（六十九）

【原文】

妇人产后恶寒恶心，身体颤，发热作渴，人以为产后伤寒也，谁知是气血两虚，正不敌邪而然乎？大凡人之气不虚，则邪断难入。产妇失血既多，则气必大虚，气虚则皮毛无卫[1]，邪原易入，正不必户外之风来袭体也，即一举一动，风即可乘虚而入之。然产后之妇，风易入而亦易出，凡有外邪之感，俱不必祛风，况产妇之恶寒者，寒由内生也。发热者，热由内弱[2]也；身颤者，颤由气虚也。治其内寒，而外寒自散；治其内弱，而外热自解；壮其元阳，而身颤自除。

方用十全大补汤。

人参（三钱），白术（三钱，土炒），茯苓（三钱，去皮），甘草（一钱，炙），川芎（一钱，酒洗），当归（三钱，酒洗），熟地（五钱，九蒸），白芍（二钱，酒炒），黄芪（一两，生用），肉桂（一钱，去粗，研）。

水煎服。一剂而诸病悉愈。

此方但补气与血之虚，而不去散风与邪之实，正以正足而邪自除也，况原无邪气乎？所以奏功之捷也。

眉批：宜连服数剂，不可只服一剂。

【词解】

[1] 皮毛无卫：《灵枢·本脏》云："卫气者，所以温分肉、充皮肤、肥腠理、司开合者也。"无卫是指皮肤没有了卫气的屏障防卫功能。

[2] 热由内弱：指气虚发热。李东垣在《脾胃论》中解释说："脾胃气虚，则下流于肾，阴火得以乘其土位而发热。"

【提要】

气血两虚，正不敌邪所致产后恶寒身颤的证治。

【释义】

1. 观其脉证　产后恶寒身颤。"产后恶寒恶心，身体颤，发热作渴"。

2. 知犯何逆　气血两虚，阳虚内寒。

产后恶寒身颤，由气血两虚，阳虚内寒导致。正虚而易感邪气，且其表现类似外感风寒，常被误认为产后伤寒。

3. 治疗策略　温补阳气。

寒由内生，热由内弱，颤由气虚，故温补阳气，诸症自解。方用十全大补汤，即八珍汤补益气血，黄芪益气固表，肉桂温阳散寒。

4. 间接治疗　治其内寒，而外寒自散；治其内弱，而外热自解；壮其元阳，而身颤自除。

5. 随证治之　肉桂温阳散寒。

6. **治病求本** 重用黄芪，合八珍汤补益气血。

人参、白术、茯苓、甘草，为四君子汤，可补养元气；川芎、当归、熟地、白芍为四物汤，补养肝血。

7. **治疗未病**

（1）**防传变**：产后多百脉空虚，腠理疏松，故风易入亦易出。治疗产后病以调补气血扶正为主，总以补虚不滞邪、攻邪不伤正为原则。

（2）**防药损**：茯苓渗湿，川芎活血祛风，佐补药补而不滞。文中所论"俱不必祛风"似有偏颇，辨其虚实，不可拘泥于产后，概行大补，以致助邪。但产后用药确应注意"三禁"，即禁大汗以防亡阳，禁峻下以防亡阴，禁通利小便以防亡津液，正所谓亦勿忘于产后。

（3）**间接治疗**：正气足而邪自除。

8. **依法合方** 十全大补汤＝肉桂—黄芪人参白术茯苓甘草—川芎当归熟地白芍）温补阳气。

产后恶寒身颤，由气血两虚，阳虚内寒导致，治宜补气血、温补阳气。方用十全大补汤，即八珍汤补益气血，黄芪益气固表，肉桂温阳散寒。其剂量结构：黄芪：熟地：人参、白术、茯苓、当归：白芍：甘草、川芎、肉桂＝10钱：5钱：3钱：2钱：1钱＝2：1：0.6：0.4：0.1。

十全大补汤证八步分析见表73。

表73 产后恶寒身颤十全大补汤证八步法表

观其脉证	知犯何逆	辨识未病	策略选择
产后恶寒恶心，身体颤，发热作渴	气血两虚，阳虚内寒	治其内寒，而外寒自散；治其内弱，而外热自解；壮其元阳，而身颤自除	温补阳气

续表

随证治之	治病求本	治疗未病	依法合方
肉桂温阳散寒	重用黄芪，合八珍汤补益气血	（1）防传变：略 （2）防药损：茯苓渗湿，川芎活血祛风，佐补药补而不滞 （3）间接治疗：正气足而邪自除	（1）十全大补汤＝肉桂—黄芪人参白术茯苓甘草—川芎当归熟地白芍）温补阳气 （2）黄芪：熟地：人参、白术、茯苓、当归：白芍：甘草、川芎、肉桂＝2：1：0.6：0.4：0.1

【临证指要】略。

产后恶心呕吐（七十）

【原文】

妇人产后恶心欲吐，时而呕吐，人皆曰胃气之寒也，谁知是肾气之寒乎？夫胃为肾之关[1]，胃之气寒，则胃气不能行于肾之中；肾之气寒，则肾气亦不能行于胃之内，是肾与胃不可分而两之[2]也。惟是产后失血过多，必致肾水干涸，肾水涸应肾火上炎，当不至胃有寒冷之虞，何故肾寒而胃亦寒乎？盖新产之余，水乃遽然涸去，虚火尚不能生，火既不生，而寒之象自现。治法宜补其肾中之火，然火无水济，则火在水上，未必不成火动阴虚之症，必须于水中补火，肾中温胃，而后肾无太热之患，胃有既济之欢也。

方用温肾止呕汤。

熟地（五钱，九蒸），巴戟（一两，盐水浸），人参（三钱），白术（一两，土炒），山萸（五钱，蒸，去核），炮姜（一钱），茯苓（二钱，去皮），橘红（五分，姜汁洗），白蔻（一粒，研）。

水煎服。一剂而呕吐止，二剂而不再发，四剂而全愈矣。

此方补肾之药，多于治胃之品，然而治肾仍是治胃也。所以肾气升腾，而胃寒自解，不必用大热之剂，温胃而祛寒也。

眉批：服此方必待恶露尽后，若初产一二日之内恶心欲呕，乃恶露上冲，宜服加味生化汤：全当归一两（酒洗），川芎二钱，炮姜一钱，东查炭二钱，桃仁一钱（研，用无灰黄酒一钟，水三钟同煎）。

【词解】

[1] 胃为肾之关：《素问·水热穴论》云："胃者，肾之关也，关门不利，则聚水而从其类也。"胃为天之雨下于地的第一道关卡。

[2] 不可分而两之：不能一分为二之意。

【提要】

肾命火衰所致产后恶心呕吐的证治。

【释义】

1. 观其脉证　妇人产后恶心欲吐，时而呕吐。

2. 知犯何逆　肾气虚寒，火不生土。

新产之后，肾水不足，阴损及阳，肾阳不足，火不生土，故见胃气虚寒。

3. 治疗策略　补其肾中之火。

本病治宜水中补火，肾中温胃，方用温肾止呕汤，即熟地、山茱萸滋肾阴，巴戟天温肾阳、补火生土，四君子汤去甘草，加炮姜温胃，橘红、白蔻行气、祛湿止呕。

4. 间接治疗　补肾水以生肾火，温肾火以生胃土。

5. 随证治之　人参、白术、茯苓，即四君子汤去甘草，加炮姜温胃，橘红、白蔻行气、祛湿止呕。

6. 治病求本　巴戟天温肾阳、补火生土。

7. 治疗未病

（1）**防传变**：积极治疗，以防后患。

（2）**防药损**："服此方必待恶露尽后，若初产一二日之内恶心欲呕，乃恶露上冲，宜服加味生化汤"。

（3）**间接治疗**：熟地、山茱萸滋肾水以生肾火。

8. **依法合方**　温肾止呕汤＝人参白术茯苓炮姜橘红白蔻—巴戟天—熟地山茱萸）补其肾中之火。

妇人产后恶心欲吐，时而呕吐，乃肾气虚寒，火不生土所致，治宜水中补火，肾中温胃。方用温肾止呕汤，即熟地、山茱萸滋肾阴，巴戟天温肾阳、补火生土，四君子汤去甘草，加炮姜温胃，橘红、白蔻行气、祛湿止呕。其剂量结构：白术、巴戟天：熟地、山茱萸：人参：茯苓：炮姜、白豆蔻：橘红＝10钱：5钱：3钱：2钱：1钱：5分＝2：1：0.6：0.4：0.2：0.1（白蔻1粒，相当于1钱）。

温肾止呕汤证八步分析见表74。

表74　产后恶心呕吐温肾止呕汤证八步法表

观其脉证	知犯何逆	辨识未病	策略选择
妇人产后恶心欲吐，时而呕吐	肾气虚寒，火不生土	补肾水以生肾火，温肾火以生胃土	补其肾中之火

随证治之	治病求本	治疗未病	依法合方
四君子汤去甘草，加炮姜温胃，橘红、白蔻行气、祛湿止呕	巴戟天温肾阳、补火生土	（1）防传变：略 （2）防药损："服此方必待恶露尽后，若初产一二日之内恶心欲吐，乃恶露上冲，宜服加味生化汤" （3）间接治疗：熟地、山茱萸滋肾水以生肾火	（1）温肾止呕汤＝人参白术茯苓炮姜橘红白蔻—巴戟天—熟地山茱萸）补其肾中之火 （2）白术、巴戟天：熟地、山茱萸：人参：茯苓：炮姜、白豆蔻：橘红＝2：1：0.6：0.4：0.2：0.1

【临证指要】

1. 温肾止呕汤温肾补火开胃，主治妇人产后，恶心欲呕，时而呕吐。其现代常用剂量如下。

熟地15g（九蒸），巴戟天30g（盐水浸），人参9g，白术30g（土炒），山茱萸15g（蒸，去核），炮姜3g，茯苓6g（去皮），白蔻1粒（研），橘红1.5g（姜汁洗）。

服法：水煎，每日1剂，分2次温服。

2. 产后恶心呕吐，原因多端。若产后恶露未尽者，败血散于脾胃，散于脾则不能运化津液而腹胀；散于胃则不能受纳水谷而呕逆，症见脘腹满痛，气促呕吐，宜急服加味生化汤，以活血化瘀，温经止呕。切不可服用温肾止呕汤，否则病必不除，反致脘腹胀满更甚，不思饮食等。

产后血崩（七十一）

【原文】

少妇产后半月，血崩昏晕，人皆曰恶血冲心也，谁知是不慎房帏[1]之过乎？夫产后业逾半月，虽不比初产之二三日，而气血初生，尚未全复，即血路已净，而胞胎之损伤未痊，断不可轻于一试，以重伤其门户。气血初复，不知慎养，致血崩昏晕，是心肾两伤，不特[2]胞胎门户已也。精泄神脱，舍大补其气与血，别无良法也。

方用救败求生汤。

人参（二两），当归（二两，酒洗），白术（二两，土炒），九蒸熟地（一两），山萸（五钱，蒸），山药（五钱，炒），枣仁（五钱，生用），附子（一分或一钱，自制）。

水煎服。一剂而神定，二剂而晕止，三剂而血亦止矣，倘一服见效，连服三四剂，减去一半，再服十剂，可庆更生。

此方补气以回元阳于无何有之乡^[3]，阳回而气回，自可摄血以归神，生精而续命矣。

眉批：亦有中气素虚，产后顷刻血崩不止，气亦随之而脱。此至危之证，十常不救者八九，惟用独参汤尚可救活一二。辽人参去芦五钱，打碎，急煎，迟则气脱不及待矣。煎成徐徐灌之，待气回再煎一服灌之。其余治法参看血崩门。但产后不可用杭芍炭以及诸凉药。然此证皆系临产一二日前入房所致，戒之！

【词解】

[1] 房帏：亦作"房闱"，是寝室之意，此处意指男女欢爱。

[2] 不特：不仅，不但。

[3] 无何有之乡：成语，出自《庄子》。其释义指空无所有的地方，多用以指空洞而虚幻的境界或梦境。

【提要】

房事不节所致产后血崩的证治。

【释义】

1. 观其脉证　产后血崩。产后半月，血崩昏晕。

2. 知犯何逆　不慎房帏，胞胎门户受损，心肾两伤，精泄神脱。

现代医学研究表明，正常产后子宫复旧需要 6 ~ 8 周，过早性生活对产妇的影响很大。

3. 治疗策略　大补气血。

产后本已气血亏虚，又在刚刚恢复初期就交媾癫狂，造成精气大泄，神随精散而欲脱。此时非大补气血不足以回阳救逆、摄精敛神。方用救败求生汤。其中，人参重用，佐附子大补元气，补气回元阳以治昏晕，为独参汤意；人参、白术、当归、熟地，为八珍汤去茯苓、甘草、芍药、川芎，以补益气血；熟地与山茱萸、山药补肾，人参、白术与酸枣仁补心，交通心肾。

4. 间接治疗 补气以回元阳，阳回而气回，自可摄血以归神，生精而续命。

5. 随证治之 人参重用，佐附子大补元气，补气回元阳以治昏晕，为独参汤意。

眉批云："亦有中气素虚，产后顷刻血崩不止，气亦随之而脱。此至危之证，十常不救者八九，惟用独参汤尚可救活一二。辽人参去芦五钱，打碎，急煎，迟则气脱不及待矣。煎成徐徐灌之，待气回再煎一服灌之。其余治法参看血崩门"。

6. 治病求本 人参、白术、当归、熟地，为八珍汤去茯苓、甘草、芍药、川芎，以补益气血。

7. 治疗未病

（1）**防传变**："然此证皆系临产一二日前入房所致，戒之"。

（2）**防药损**：但产后不可用杭芍炭及诸凉药。

（3）**间接治疗**：熟地与山茱萸、山药补肾，人参、白术与酸枣仁补心，交通心肾，修补胞胎门户以止血。

8. 依法合方 救败求生汤＝人参附子—白术当归熟地—山茱萸山药/酸枣仁）大补气血。

产后半月，血崩昏晕，由不慎房帏，胞胎门户受损，心肾两伤，精泄神脱导致。治宜大补气血，方用救败求生汤。其中，人参重用，佐附子大补元气，补气回元阳以治昏晕，为独参汤意；人参、白术、当归、熟地，为八珍汤去茯苓、甘草、芍药、川芎以补益气血；熟地与山茱萸、山药补肾，人参、白术与酸枣仁补心，交通心肾。其剂量

结构：人参、当归、白术∶熟地∶山茱萸、山药、酸枣仁∶附子 =20
钱∶10 钱∶5 钱∶1 分 =4∶2∶1∶0.02。

救败求生汤证八步分析见表 75。

表 75　产后血崩救败求生汤证八步法表

观其脉证	知犯何逆	辨识未病	策略选择
产后半月，血崩昏晕	不慎房帏，胞胎门户受损，心肾两伤，精泄神脱	补气以回元阳，阳回而气回，自可摄血以归神，生精而续命	大补气血

随证治之	治病求本	治疗未病	依法合方
人参重用，佐附子大补元气，补气回元阳以治昏晕，为独参汤意	人参、白术、当归、熟地，为八珍汤去茯苓、甘草、芍药、川芎以补益气血	（1）防传变："然此证皆系临产一二日前入房所致，戒之" （2）防药损：但产后不可用杭芍炭及诸凉药 （3）间接治疗：熟地与山茱萸、山药补肾，人参、白术与酸枣仁补心，交通心肾，修补胞胎门户以止血	（1）救败求生汤 = 人参附子—白术当归熟地—山茱萸山药 / 酸枣仁）大补气血 （2）人参、当归、白术∶熟地∶山茱萸、山药、酸枣仁∶附子 =4∶2∶1∶0.02

【临证指要】

1. 救败求生汤大补气血，益精安神，主治少妇产后，血崩昏晕。其现代常用剂量及化裁如下。

人参 60g，当归 60g（洗），白术 60g（土炒），熟地 30g（九蒸），山茱萸 15g（蒸），山药 15g（炒），酸枣仁 15g（生用），附子 0.3g（或 3g 自制）。

服法：水煎，每日 1 剂，分 2 次温服。

化裁

（1）本病主症为产后半月，恶露已净或将净而突然血崩，昏晕不识人事，如妄见鬼神之状。出血多者，可加五味子 10g，血余炭 10g，蒲黄 10g，以固涩止血；气阴两虚者，加女贞子 10g，鳖甲 30g，龟甲 30g，黄芪 30g，白术 10g，以益气养阴；兼有血瘀者，加用川芎 10g，炮姜 6g，三棱 6g，莪术 6g，以破血化瘀。

（2）本病全身见心悸失眠，腰腹疼痛，食欲不振，舌淡无苔，脉沉细涩或缓弱。心神不宁者，加沙参 10g，夜交藤 30g，枸杞子 10g，以补肾宁心。

2. 产后血崩即产后出血，是指胎儿娩出后或在产褥期内阴道出血量超过 500mL 者。该病比较常见，而且病情多属于危急，如果治疗不及时则会危及产妇的生命。所以，本病最好采取中西医结合的急救，不可仅仅用此一方进行治疗，以免延误病情。

产后手伤胞胎淋漓不止（七十二）

【原文】

妇人有生产之时，被稳婆手入产门，损伤胞胎，因而淋漓不止，欲少忍须臾而不能，人谓胞破不能再补也，孰知不然。夫破伤皮肤，尚可完补，岂破在腹内者，独不可治疗？或谓破在外可用药外治，以生皮肤；破在内，虽有灵膏，无可救补，然破之在内者，外治虽无可施力，安必内治不可奏功乎？试思疮伤之毒，大有缺陷，尚可服药以生肌肉，此不过收生不谨，小有所损，并无恶毒，何难补其缺陷也？

方用完胞饮。

人参（一两,）白术（十两，土炒），茯苓（三钱，去皮），生黄芪（五钱），当归（一两，酒炒），川芎（五钱），白及末（一钱），红花

（一钱），益母草（三钱），桃仁（十粒，泡炒，研）。

用猪羊胞[1]一个，先煎汤，后煎药，饥服[2]，十剂全愈。

夫胞损宜用补胞之药，何以反用补气血之药也？盖生产本不可手探试，而稳婆竟以手探，胞胎以致伤损，则难产必矣。难产者，因气血之虚也。产后大伤气血，是虚而又虚矣，因虚而损，复因损而更虚，若不补其气与血，而胞胎之破，何以奏功乎？今之大补其气血者，不啻[3]饥而与之食，渴而与之饮者，则精神大长，气血再造，而胞胎何难补完乎？所以旬日[4]之内便成功也。

眉批：胞破诸书单方最多，然不如此之妙。

【词解】

[1]猪羊胞：猪或羊的胎盘、胞衣。

[2]饥服：指空腹服下。

[3]不啻：不只，不止，不仅仅。

[4]旬日：十天，也指较短的时日。

【提要】

产后手伤胞胎淋漓不止的证治。

【释义】

1.观其脉证　产后手伤胞胎淋漓不止。

分娩之时，"被稳婆手入产门，损伤胞胎，因而淋漓不止，欲少忍须臾而不能"。现代产科在胎儿娩出后 30 分钟，胎盘还未自行剥离，在严格消毒后，可以采取手取胎盘术，待确认胎盘已全部剥离方可取出胎盘。

2.知犯何逆　接生时不慎，手伤胞胎，瘀血闭阻。

本病由接生婆把手伸进阴道内助产，但操作不当，损伤胞胎，导致瘀血，引起淋漓出血不止。此处"胞胎"应为胞宫。

3.**治疗策略** 修补胞胎，祛瘀止血。

本病治宜修补胞胎，祛瘀止血，更宜补气血、长精神以修补胞胎。方用完胞饮，即十全大补汤去肉桂、芍药、熟地，以补益气血，加白及敛疮，红花、益母草、桃仁活血化瘀。

4.**间接治疗** 补气血、长精神以修补胞胎。

5.**随证治之** 猪胞或羊胞，养胞胎；白及敛疮、生肌，治破损，收敛止血，使活血不动血，收涩不留瘀。

6.**治病求本** 红花、益母草、桃仁活血化瘀。

7.**治疗未病**

（1）**防传变**：积极治疗，防留后患。

（2）**防药损**：去肉桂，防其温燥动血；去芍药，防其伐生气。

（3）**间接治疗**：人参、白术、茯苓、黄芪补气，当归、川芎补血，则补气血、长精神以修补胞胎。

8.**依法合方** 完胞饮 = 猪胞或羊胞白及一桃仁红花益母草一人参白术茯苓黄芪当归川芎）修补胞胎，祛瘀止血。

产后手伤胞胎淋漓不止，创口损伤，瘀血导致出血，治宜修补胞胎，祛瘀止血，更宜补气血、长精神以修补胞胎。方用完胞饮，即十全大补汤去肉桂、芍药、熟地以补益气血，加白及敛疮，猪胞或羊胞养胞胎，红花、益母草、桃仁活血化瘀。其剂量结构：白术：人参、当归：黄芪、川芎：茯苓、益母草、桃仁：白及、红花 =20：2：1：0.6：0.2（桃仁 10 粒，相当于 3 钱）。

完胞饮证八步解析见表 76。

表76　产后手伤胞胎淋漓不止完胞饮证八步法表

观其脉证	知犯何逆	辨识未病	策略选择
分娩之时，"被稳婆手入产门，损伤胞胎，因而淋漓不止，欲少忍须臾而不能"	接生时不慎，手伤胞胎，瘀血闭阻	补气血、长精神以修补胞胎	修补胞胎，祛瘀止血，补气血以修补胞胎

随证治之	治病求本	治疗未病	依法合方
猪胞或羊胞，养胞胎；白及敛疮、生肌，治破损	红花、益母草、桃仁活血化瘀	（1）防传变：略 （2）防药损：去肉桂，防其温燥动血；去芍药，防其伐生气 （3）间接治疗：人参、白术、茯苓、黄芪补气，当归、川芎补血，则补气血、长精神以修补胞胎	（1）完胞饮＝猪胞或羊胞白及—桃仁红花益母草—人参白术茯苓黄芪当归川芎）修补胞胎，祛瘀止血 （2）白术：人参、当归：黄芪、川芎：茯苓、益母草、桃仁：白及、红花＝20：2：1：0.6：0.2

【临证指要】

1. 完胞饮补气养血，化瘀固胞，主治产妇难产或手术产后，小便不能约束，淋沥不止，难以忍受，尿液随时漏出。其现代常用剂量及化裁如下。

人参 30g，白术 30g（土炒），茯苓 9g（去皮），生黄芪 15g，当归 30g（酒炒），川芎 15g，桃仁 10 粒（泡，炒，研），红花 3g，益母草 9g，白及末 3g。

服法：用猪羊胞 1 个，先煎汤，后煎药，空腹服（注：猪羊胞，系指猪水胞或羊水胞，取其一即可，并非猪、羊胞同用）。

化裁

（1）本病主症为起初尿时淋沥疼痛，尿中夹有血丝，继而疼痛，血丝消失，小便自遗失禁。小便不利，淋沥不止者，加用芡实 30g，五倍子 10g，以补肾固涩。

（2）本病全身见气血两虚甚者，加用党参 10g，白术 10g，山茱萸 10g，熟地 20g，枸杞子 10g，紫河车 5g，以益气养阴。

2. 产后损伤胞胎淋漓不止，多指"产后小便频数、失禁"，多因难产时分娩时间过长，膀胱为胎儿所压过久，致使气血瘀阻；或膀胱为产科手术所伤，不能贮留尿液而漏下，小便失禁。

产后四肢浮肿（七十三）

【原文】

产后四肢浮肿，寒热往来，气喘咳嗽，胸膈不利，口吐酸水，两胁疼痛，人皆曰败血[1]流于经络，渗于四肢，以致气逆也，谁知是肝肾两虚，阴不得出之阳乎？夫产后之妇，气血大亏，自然肾水不足，肾水沸腾；然水不足则不能养肝，而肝木大燥，木中乏津，木燥火发，肾火有党[2]，子母两焚[3]，火焰直冲，而上克肺金，金受火刑，力难制肝，而咳嗽喘满之病生焉；肝火既旺而下克脾土，土受木刑，力难制水，而四肢浮肿之病出焉。然而肝木之火旺，乃假象而非真旺也。假旺之气，若盛而实不足，故时而热时而寒，往来无定，乃随气之盛衰以为寒热，而寒非真寒，热亦非真热，是以气逆于胸膈之间而不舒耳。两胁者，肝之部位也，酸者，肝之气味也。吐酸胁疼痛，皆肝虚而肾不能荣之象也。治法宜补血以养肝，补精以生血，精血足而气自顺，而寒热咳嗽浮肿之病悉退矣。

方用转气汤。

人参（三钱），茯苓（三钱，去皮），白术（三钱，土炒），当归（五钱，酒洗），白芍（五钱，酒炒），熟地（一两，九蒸），山萸（三钱，蒸），山药（五钱，炒），芡实（三钱，炒），柴胡（五分），故纸（一钱，盐水炒）。

水煎服。三剂效，十剂痊。

此方皆是补血补精之品，何以名为转气耶？不知气逆由于气虚，乃是肝肾之气虚也。补肝肾之精血，即所以补肝肾之气也。盖虚则逆，旺则顺，是补即转也；气转而各症尽愈，阴出之阳，则阴阳无扞格之虞[4]矣。

眉批：方妙不可加减。白芍宜炒炭用。

【词解】

［1］败血：此处指不好的血，非正常的血。

［2］肾火有党：党为结伙，相助之意，文中指肾火有肝火相助，结伙成党。

［3］子母两焚：是水木两脏皆火热炎上。

［4］无扞格之虞：没有产生矛盾、相抵触的忧虑。

【提要】

肝肾两虚，阴不得出之阳所致产后四肢浮肿的证治。

【释义】

1.观其脉证　产后四肢浮肿，兼寒热往来，气喘咳嗽，胸膈不利，口吐酸水，两胁疼痛。

2.知犯何逆　产后气血大亏，肝肾两虚，肝火合肾火，上克肺金、下克脾土所致。

本病常被误认为败血流于经络、渗于四肢导致的气逆，实际上是由产后气血大亏，肝肾两虚，肝火合肾火，上克肺金、下克脾土所致。上克肺金，故见气喘咳嗽；下克脾土，故见四肢浮肿。又肝火旺乃阴血不足的虚火，故所谓"火旺"不过是假象，实际是阳气不足。阳气

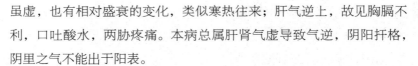

虽虚，也有相对盛衰的变化，类似寒热往来；肝气逆上，故见胸膈不利，口吐酸水，两胁疼痛。本病总属肝肾气虚导致气逆，阴阳扞格，阴里之气不能出于阳表。

3.**治疗策略** 补血以养肝，补精以生血。

本病方用转气汤，即四君子汤去甘草，补肝肾之气；合四物汤去川芎以补血；熟地、山药、山茱萸、芡实、补骨脂补肾精以生肝血；小剂量柴胡以疏肝，治往来寒热。

4.**间接治疗** 补精以生血，精血足而气自顺，而寒热咳嗽、浮肿之病悉退。

5.**随证治之** 小剂量柴胡以疏肝，治往来寒热。

6.**治病求本** 四君子汤去甘草，补肝肾之气；四物汤去川芎以补血；熟地、山药、山茱萸、芡实、补骨脂补肾精。

7.**治疗未病**

（1）**防传变**：略。

（2）**防药损**：不可以误用攻伐之品，损伤正气，病反不愈。

（3）**间接治疗**：四物汤去川芎以补血，熟地、山药、山茱萸、芡实、补骨脂补肾精以生肝血，以补肝肾之气；虚则逆，旺则顺，是补即转也；气转而各症尽愈，阴出之阳，则阴阳无扞格之虞。

8.**依法合方** 转气汤＝柴胡—人参茯苓白术—当归白芍／熟地山茱萸山药芡实补骨脂）精血足而气自顺。

产后四肢浮肿，为产后气血大亏，肝肾两虚，气虚导致气逆，治宜补血以养肝，补精以生血，精血足而气自顺。方用转气汤，即用四君子汤去甘草，补肝肾之气；合四物汤去川芎以补血，熟地、山药、山茱萸、芡实、补骨脂补肾精以生肝血；小剂量柴胡以疏肝，治往来寒热。其剂量结构：熟地：当归、白芍、山药：人参、茯苓、白术、山茱萸、芡实：补骨脂：柴胡 =10 钱：5 钱：3 钱：1 钱：5 分 =2：1：0.6：0.2：0.1。

转气汤证八步分析见表 77。

表 77　产后四肢浮肿转气汤证八步法表

观其脉证	知犯何逆	辨识未病	策略选择
产后四肢浮肿，兼寒热往来，气喘咳嗽，胸膈不利，口吐酸水，两胁疼痛	产后气血大亏，肝肾两虚，肝火合肾火，上克肺金、下克脾土所致。总属肝肾气虚导致气逆，阴阳扞格，阴里之气不能出于阳表	补精以生血，精血足而气自顺，而寒热咳嗽、浮肿之病悉退	补血以养肝，补精以生血

随证治之	治病求本	治疗未病	依法合方
小剂量柴胡以疏肝，治往来寒热	四君子汤去甘草，补肝肾之气	（1）防传变：略 （2）防药损：不可以误用攻伐之品，损伤正气，病反不愈 （3）间接治疗：四物汤去川芎以补血，熟地、山药、山茱萸、芡实、补骨脂补肾精以生肝血，以补肝肾之气；虚则逆，旺则顺，是补即转也；气转而各症尽愈，阴出之阳，则阴阳无扞格之虞	（1）转气汤 = 柴胡 — 人参茯苓白术 — 当归白芍 / 熟地山茱萸山药芡实补骨脂）精血足而气自顺 （2）熟地：当归、白芍、山药：人参、茯苓、白术、山茱萸、芡实：补骨脂：柴胡 =2：1：0.6：0.2：0.1

【临证指要】

1. 转气汤补气养血、健脾、滋肝、益肾，主治产后四肢浮肿。其现代常用剂量及化裁如下。

人参 9g，茯苓 9g（去皮），白术 9g（土炒），当归 15g（酒洗），白芍 15g（酒炒），熟地 30g（九蒸），山茱萸 9g（蒸），山药 15g（炒），芡实 9g（炒），补骨脂 3g（盐水炒），柴胡 1.5g。

服法：水煎，每日 1 剂，分 2 次温服。

化裁

（1）本病主症为产后四肢浮肿。若浮肿较重，加桑白皮 10g，益母草 15g。

（2）本病全身见寒热往来，气喘咳嗽，胸膈不利，口吐酸水，两胁疼痛，舌质淡，苔薄白，脉缓弱。气虚甚者，加党参 10g，黄芪 15g，以补气；兼产后血瘀者，加川芎 10g，益母草 15g，桃仁 10g，红花 10g，以活血化瘀；肝郁气滞者，加香附 10g，青皮 10g，陈皮 10g，枳壳 6g，以疏肝解郁行气。

2. 产后四肢浮肿，亦有因新产之妇败血未净，乘虚流入经络与气相搏，凝滞不行，而化为水者。此等病因，傅氏虽然尚未谈及，但临床须审证精确，始可奏效如神，如系败血不净所致者，不可单用转气汤。

产后肉线出（七十四）

【原文】

妇人有产后水道[1]中出肉线一条，长二三尺，动之则疼痛欲绝，人以为胞胎之下坠也，谁知是带脉之虚脱乎？夫带脉束于任督之间，任脉前而督脉后，二脉有力，则带脉坚牢；二脉无力，则带脉崩坠。产后亡血过多，无血以养任督，而带脉崩坠，力难升举，故随溺而随下也。带脉下垂，每每作痛于腰脐之间，况下坠者而出于产门之外，其失于关键[2]也更甚，安得不疼痛欲绝乎？

方用两收汤。

人参（一两），白术（二两，土炒），川芎（三钱，酒洗），九蒸熟地（二两），山药（一两，炒），山萸（四钱，蒸），芡实（五钱，炒），扁豆（五钱，炒），巴戟（三钱，盐水浸），杜仲（五钱，炒黑），白果（十枚，捣碎）。

水煎服。一剂而收半，二剂而全收矣。

此方补任督而仍补腰脐者，盖以任督连于腰脐也。补任督而不补腰脐，则任督无助，而带脉何以升举？惟两补之，则任督得腰脐之助，带脉亦得任督之力而收矣。

眉批：此方凡肾虚、腰痛、遗尿皆可治，甚勿轻忽。

【词解】

［1］水道：水流的通道，此处指尿道。

［2］关键：常指事物最紧要的部分，此处比喻禁约、约束之意。

【提要】

带脉之虚脱所致产后肉线出的证治。

【释义】

1. 观其脉证　产后肉线出，动之则疼痛欲绝。

妇人产后"水道"中出肉线，应当是从阴道出，肉线形似脐带。足月妊娠的脐带长 30 ～ 100cm，与文中所描述的肉线长二三尺相符，考虑此肉线脱出类似现代的脐带脱垂。其原因有头盆不称、胎头入盆困难、胎位异常、胎儿过小或羊水过多、脐带过长、脐带附着异常及低位胎盘等。

2. 知犯何逆　产后亡血血虚，任督二脉无力，导致带脉虚脱。

3. 治疗策略　补益、固敛带脉与任督二脉。

本病治宜补益、固敛带脉与任督二脉，方用两收汤，即重用白术健脾、利腰脐，人参大补元气以助之；熟地、山药、山茱萸补肾阴，巴戟天、杜仲温肾阳，山药、芡实专补任脉之虚，又能利水，加白果引入任脉之中，更为便捷，且白扁豆善理任督，又入脾胃二经，同人参、白术用之，引入任督之路，使三经彼此调和；川芎行气血、止疼痛。

4. **间接治疗** 补任督以补腰脐（带脉）。

5. **随证治之** 川芎行气血、止疼痛；巴戟天、杜仲温阳、止腰腹疼痛。

6. **治病求本** 人参大补元气，白术健脾、利腰脐以补带脉。

7. **治疗未病**

（1）**防传变**：积极治疗，防留后患。

（2）**防药损**：不可误用攻破之剂损伤气血。

（3）**间接治疗**：熟地、山药、山茱萸补肾阴，巴戟天、杜仲温肾阳，芡实专补任脉之虚，白果引入任脉之中，白扁豆引人参、白术入任督二脉，补任督以补带脉。

8. **依法合方** 两收汤＝川芎—人参白术—熟地山药山茱萸／巴戟天杜仲／芡实白果白扁豆）补益、固敛带脉与任督二脉。

本病产后肉线出，伴腹部剧烈疼痛，为产后亡血过多，无血以养任督二脉，导致带脉虚脱，治宜补益、固敛带脉与任督二脉。方用两收汤，即四君子汤去茯苓、甘草，合山药、白扁豆、芡实，重用白术健脾、利腰脐以补带脉；六味地黄汤去"三泻"，留熟地、山药、山茱萸"三补"以补肾阴，加杜仲、巴戟天温肾阳，合芡实、白果、白扁豆而入任督二脉；佐用川芎行气血以止疼痛。其剂量结构：白术、熟地：人参、山药：白扁豆、杜仲、芡实：山茱萸：川芎、巴戟天、白果＝20钱：10钱：5钱：4钱：3钱＝4：2：1：0.8：0.6。

两收汤证八步分析见表78。

表78　产后肉线出两收汤证八步法表

观其脉证	知犯何逆	辨识未病	策略选择
产后肉线出，动之则疼痛欲绝	产后亡血血虚，任督二脉无力，导致带脉虚脱	补任督以补腰脐（带脉）	补益、固敛带脉与任督二脉

随证治之	治病求本	治疗未病	依法合方
川芎行气血、止疼痛；巴戟天、杜仲温阳、止腰腹疼痛	人参大补元气，白术健脾、利腰脐以补带脉	（1）防传变：积极治疗，防留后患 （2）防药损：不可误用攻破之剂损伤气血 （3）间接治疗：熟地、山药、山茱萸补肾阴，巴戟天、杜仲温肾阳，芡实专补任脉之虚，白果引入任脉之中，白扁豆引人参、白术入任督二脉，补任督以补带脉	（1）两收汤＝川芎—人参白术—熟地山药山茱萸/巴戟天杜仲/芡实白果白扁豆）补益、固敛带脉与任督二脉 （2）白术、熟地：人参、山药：白扁豆、杜仲、芡实：山茱萸：川芎、巴戟天、白果＝4：2：1：0.8：0.6

【临证指要】

两收汤补任督，益肾气，升举带脉，主治产后肉线。其现代常用剂量及化裁如下。

人参30g，白术60g（土炒），川芎9g（酒洗），熟地60g（九蒸），山药30g（炒），山茱萸12g（蒸），芡实15g（炒），白扁豆15g（炒），巴戟天9g（盐水浸），杜仲15g（炒黑），白果10枚（捣碎）。

服法：水煎，每日1剂，分2次温服。

化裁：气虚血瘀者，加党参10g，黄芪15g，川芎6g，当归10g，以补气化瘀，养血活血；肝郁气滞，瘀血者，加柴胡、香附、陈皮、枳壳以疏肝解郁，行气活血；腰膝酸软、神疲乏力者，加杜仲、枸杞子、菟丝子、补骨脂以壮腰补肾。

产后肝痿（七十五）

【原文】

妇人产后阴户中垂下一物，其形如帕，或有角，或二岐[1]，人以为产颓[2]也，谁知是肝痿之故乎？夫产后何以成肝痿也？盖因产前劳役过伤，又触动怪怒，以致肝不藏血，血亡过多，故肝之脂膜随血崩坠，其形似子宫，而实非子宫也。若是子宫之下坠，状如茄子，只到产门，而不能越出于产门之外。惟肝之脂膜往往出门外者，至六七寸许，且有粘席干落一片，如手掌大者，如是子宫坠落，人立死矣，又安得而复生乎？治法宜大补其气与血，而少加升提之品，则肝气旺而易生，肝血旺而易养，肝得生养之力，而脂膜自收。

方用收膜汤。

生黄芪（一两），人参（五钱），白术（五钱，土炒），当归（三钱，酒洗），升麻（一钱），白芍（五钱，酒炒焦）。

水煎服。一剂即收矣。

或疑产后禁用白芍，恐伐生气之源，何以频用之而奏功也？是未读仲景之书者，嗟乎！白芍之在产后不可频用者，恐其收敛乎瘀也；而谓伐生气之源，则误矣。况病之在肝者，尤不可以不用；且用之于大补气血中，在芍药亦忘其为酸收矣，又何能少有作祟者乎？矧[3]脂膜下坠，正借酸收之力，助升麻以提升气血，所以奏功之捷也。

眉批：收肝膜全赖白芍之功，不可用炭。

【词解】

[1] 二岐：岐同歧，分支、分枝。二岐意为有两个分支。

[2] 产颓：颓为病证名，即疝，意指产后出现疝气的病证。

[3] 矧：况且。

【提要】

肝不藏血所致产后肝痿的证治。

【释义】

1. **观其脉证** 产后肝痿，阴户中垂下一物，其形如帕，或有角，或二岐。

产后脱出于阴道外的，类似产后疝气，但名为肝痿，实系残留的胎膜随恶露而下。

2. **知犯何逆** 产前劳役过伤、动怒，以致肝不藏血，血亡过多而"肝"的脂膜随血崩坠。

3. **治疗策略** 大补其气与血。

本病治宜大补气血，稍佐升提之品，方用收膜汤，即当归补血汤，加人参、白术助黄芪补气，加白芍助当归以补血，小剂量升麻升提肝气。

4. **间接治疗** 少加升提之品，则肝气旺而易生，肝血旺而易养，肝得生养之力，而脂膜自收。

5. **随证治之** 产后肝痿，"肝"的脂膜随血崩坠，宜用白芍酸收，如眉批云："收肝膜全赖白芍之功，不可用炭。"

6. **治病求本** 用当归补血汤，加人参、白术助黄芪补气，加白芍助当归以补血。

7. **治疗未病**

（1）**防传变**：积极治疗，防留后患。

（2）**防药损**：白芍不可频用，以防其收敛助瘀。

（3）**间接治疗**：小剂量升麻升提肝气，则肝血旺而易养，肝得生养之力，而脂膜自收。

8. **依法合方** 收膜汤＝白芍—当归／黄芪人参白术—升麻）大补其气与血。

本病产后肝痿，由产前劳役过伤、动怒，肝不藏血，血亡过多而"肝"的脂膜随血崩坠所致，治宜大补气血，稍佐升提之品。方用收膜汤，即当归补血汤，加人参、白术助黄芪补气，加白芍助当归以补血，小剂量升麻升提肝气；也可看作补中益气汤去柴胡、陈皮、甘草，加白芍酸敛而成。其剂量结构：黄芪∶人参、白术、白芍∶当归∶升麻=10 钱∶5 钱∶3 钱∶1 钱=2∶1∶0.5∶0.2。

收膜汤证八步分析见表 79。

表 79 产后肝痿收膜汤证八步法表

观其脉证	知犯何逆	辨识未病	策略选择
产后肝痿，阴户中垂下一物，其形如帕，或有角，或二岐	产前劳役过伤、动怒，以致肝不藏血，血亡过多而"肝"的脂膜随血崩坠	少加升提之品，则肝气旺而易生，肝血旺而易养，肝得生养之力，而脂膜自收	大补其气与血

随证治之	治病求本	治疗未病	依法合方
产后肝痿，"肝"的脂膜随血崩坠，宜用白芍酸收	用当归补血汤，加人参、白术助黄芪补气，加白芍助当归以补血	（1）防传变：积极治疗，防留后患 （2）防药损：白芍不可频用，以防其收敛助瘀 （3）间接治疗：小剂量升麻升提肝气，则肝血旺而易养，肝得生养之力，而脂膜自收	（1）收膜汤=白芍—当归/黄芪人参白术—升麻）大补其气与血 （2）黄芪∶人参、白术、白芍∶当归∶升麻=2∶1∶0.5∶0.2

【临证指要】

收膜汤大补气血，升提气血，主治产后肝痿。其现代常用剂量及化裁如下。

生黄芪 30g，人参 15g，白术 15g（土炒），白芍 15g（酒炒焦），当归 9g（酒洗），升麻 3g。

服法：水煎，每日 1 剂，分 2 次温服。

化裁：本病主症为妇人产后阴户中垂下一物，临床可见子宫脱垂，甚或脱出阴道口外，卧或收入，劳则堕出更甚；全身见自觉小腹下坠，神疲气短，或小便频数，舌质淡，苔薄白，脉虚无力。产后血瘀甚者，加用川芎 10g，丹参 30g，蒲黄 10g，桃仁 10g，红花 10g，以活血化瘀；气阴两虚者，加用五味子 6g，熟地 30g，生地 10g，女贞子 10g，以益气养阴；肾虚者，加用杜仲 10g，巴戟天 10g，鹿角茸 5g，以补肾填精。

产后气血两虚乳汁不下（七十六）

【原文】

妇人产后绝无点滴之乳，人以为乳管之闭也，谁知是气与血之两涸乎？夫乳乃气血之所化而成也，无血固不能生乳汁，无气亦不能生乳汁，然二者之中，血之化乳，又不若气之所化为尤速。新产之妇，血已大亏，血本自顾不暇，又何能以化乳？乳全赖气之力，以行血而化之也。今产后数日，而乳不下点滴之汁，其血少气衰可知。气旺则乳汁旺，气衰则乳汁衰，气涸则乳汁亦涸，必然之势也。世人不知大补气血之妙，而一味通乳，岂知无气则乳无以化，无血则乳无以生。不几[1]向饥人而乞食，贫人而索金乎？治法宜补气以生血，而乳汁自下，不必利窍以通乳也。

方名通乳丹。

人参（一两），生黄芪（一两），当归（二两，酒洗），麦冬（五钱，去心），木通（三分），桔梗（三分），七孔猪蹄[2]（二个，去爪壳）。

水煎服。二剂而乳如泉涌矣。

此方专补气血以生乳汁，正以乳生于气血也。产后气血涸而无乳，非乳管之闭而无乳者可比。不去通乳而名通乳丹，亦因服之乳通而名之；今不通乳而乳生，即名生乳丹亦可。

【词解】

[1]不几：没有希望，不可希求。

[2]七孔猪蹄：又名七星猪蹄或七星蹄，是猪的前蹄，其内侧线状排列七个小孔，可以通脉、下乳。

【提要】

产后气血两虚乳汁不下的证治。

【释义】

1.观其脉证　产后气血两虚乳汁不下，表现为产后没有乳汁。

2.知犯何逆　产后气血两虚。

血虚而乳汁生化的物质基础不足，气虚则乳汁生化的动力不足。

3.治疗策略　大补气血。

本病治宜补益气血以生化乳汁。由于有形之血不能速生，宜以补气为治疗重点。方用通乳丹，即人参合当归补血汤补益气血，人参、黄芪补气，黄芪轻用、当归重用补气以补血；麦冬养阴生津，桔梗引药上行、宣通壅滞，木通疏通经髓，猪蹄养气血、通乳汁。

4.间接治疗　补气以生血，而乳汁自下。

5.随证治之　木通通利之药，桔梗润胸膈、除上气壅闭。

6.治病求本　人参、黄芪补气，当归补血。

7.治疗未病

（1）防传变：略。

（2）防药损：不用茯苓，防其引气血下行；不过用疏通之品，防其损伤气血。

（3）间接治疗：黄芪轻用、当归重用补气以补血；麦冬益肺胃之阴，宜生气血；猪蹄补气血，善通经隧，能通乳汁。

乳汁来源于脾胃化生的水谷精微，与血气同源，赖乳脉、乳络输送，经乳头泌出，"胎既产，则胃中清纯津液之气，归于肺，朝于脉，流入乳房，变白为乳"。麦冬滋肺阴，猪蹄补气血，桔梗载药于肺，木通通络脉、调水道。

8. 依法合方　通乳丹＝木通桔梗—人参黄芪／当归—麦冬／猪蹄）大补气血。

产后气血两虚乳汁不下，治宜补气以生血、补血以生乳汁。方用通乳丹，即人参合当归补血汤补益气血，配桔梗载药上行，木通疏通经髓，而不是用四君子汤化裁，因为四君子汤中茯苓渗湿，引气血下行，不利于乳汁化生。麦冬养阴生津，猪蹄养气血、通乳汁，可以直接促进乳汁生成。其剂量结构：当归：人参、黄芪：麦冬：木通、桔梗＝20钱：10钱：5钱：3分＝4：2：1：0.06（不包括猪蹄）。

通乳丹证八步分析见表80。

表80　产后气血两虚乳汁不下通乳丹证八步法表

观其脉证	知犯何逆	辨识未病	策略选择
产后气血两虚乳汁不下	产后气血两虚，血虚而乳汁生化的物质基础不足，气虚乳汁生化的动力不足	补气以生血，而乳汁自下	大补气血

随证治之	治病求本	治疗未病	依法合方
木通通利之药，桔梗润胸膈、除上气壅闭	人参、黄芪补气，当归补血	（1）防传变：略 （2）防药损：不用茯苓，防其引气血下行 （3）间接治疗：黄芪轻用、当归重用补气以补血；麦冬益肺胃之阴，宜生气血；猪蹄补气血，善通经隧，能通乳汁	（1）通乳丹＝木通桔梗—人参黄芪／当归—麦冬／猪蹄）大补气血 （2）当归：人参、黄芪：麦冬：木通、桔梗＝4：2：1：0.06（不包括猪蹄）

【临证指要】

1. 通乳丹补气益血，通脉增乳，主治产后气血两虚乳汁不下。其现代常用剂量及化裁如下。

人参 30g，生黄芪 30g，当归 60g（酒洗），麦冬 15g（去心），木通 0.9g，桔梗 0.9g，七孔猪蹄 2 个（去爪壳）。

服法：水煎，每日 1 剂，分 2 次温服。

化裁

（1）本病主症为分娩 1 周以后或哺乳期内，乳汁甚少或全无，乳汁清稀，乳房柔软而无胀感。若肝气郁滞者，加柴胡 10g，青皮 6g，桔梗至 10g，通草 6g，以疏肝解郁；乳络不通者，加王不留行 10g，炮甲 3g，路路通 10g，漏芦 10g，川芎 10g，天花粉 10g，丝瓜络 10g，以养阴通络；血脉壅滞者，加蒲公英 15g，皂角刺 10g，王不留行 10g，瓜蒌 30g，陈皮 10g，路路通 10g，穿山甲 3g，丝瓜络 10g，以活血通络；湿痰阻络者，加茯苓 10g，清半夏 6g，白术 10g，陈皮 10g，橘红 6g，通草 6g，以燥湿化痰。

（2）本病全身见面色无华，头晕目眩，心悸怔忡，倦怠乏力，饮食减少，大便溏泻，舌质淡，少苔，脉虚细。治疗宜健脾肾为主，适当选用蛇床子 6g，菟丝子 10g，以温肾壮阳，补肾益精；炒白术 10g，生谷麦芽各 10g，炒莱菔子 10g，以和胃消导，以免腻滞。

2. 缺乳有虚实两端。一般乳房柔软、乳汁清稀者，多为虚证；乳房胀硬而痛，乳汁浓稠者，多为实证。虚者补气养血，实者疏肝解郁，均宜佐以通乳之品。产后 3 天乳汁不下或下之甚少，速投温补之剂。可用通乳丹补气养血，从脾肾着手治疗，还要两个佐助治疗：一是佐和血通络，适当加入炒橘核、王不留行、路路通等通利乳络；二是寒性反佐以防上火，如蒲公英清热解毒。

产后郁结乳汁不通（七十七）

【原文】

少壮之妇，于生产之后，或闻嫌[1]诔[2]，遂致两乳胀满疼痛，乳汁不通，人以为阳明之火热也，谁知是肝气之郁结乎？夫阳明属胃，乃多气多血之府也。乳汁之化，原属阳明，然阳明属土，壮妇产后，虽云亡血，而阳明之气，实未尽衰，必得肝木之气以相通，始能化成乳汁，未可全责之阳明也。盖乳汁之化，全在气而不在血，今产后数日，宜其有乳，而两乳胀满作痛，是欲化乳而不可得，非气郁而何？明明是羞愤成郁，土木相结[3]，又安能化乳而成汁也。治法宜大舒其肝木之气，而阳明之气血自通，而乳亦通矣，不必专去通乳也。

方名通肝生乳汤。

白芍（五钱，醋炒），当归（五钱，酒洗），白术（五钱，土炒），熟地（三分），甘草（三分），麦冬（五钱，去心），通草（一钱），柴胡（一钱），远志（一钱）。

水煎服。一剂即通，不必再服也。

眉批：麦冬用小米炒，不惟不寒胃，且得米味一直引入胃中，而化乳愈速。

【词解】

[1]嫌：厌恶、讨厌。

[2]诔：音suì，斥责、责骂。

[3]土木相结：意为脾土壅滞不运，肝木郁滞不畅。

【提要】

产后肝气郁结所致乳汁不通的证治。

【释义】

1. 观其脉证　两乳胀满疼痛，乳汁不通。

产后郁结乳汁不通，即少壮之妇，在生完孩子以后，或因受到丈夫的嫌弃，或因受到公婆姑嫂的闲言碎语，而致其郁而不舒，两乳胀满疼痛，乳汁不下。

2. 知犯何逆　肝气郁结。

3. 治疗策略　大疏其肝木之气。

本病治宜大疏其肝木之气，而阳明气血及乳汁自通，而乳亦通。方用通肝生乳汤，即逍遥散去茯苓，加熟地、麦冬滋阴，远志安神，通草通乳。

4. 间接治疗　疏肝则阳明、乳汁自通，不必专去通乳。

5. 随证治之　通草疏解肝气而通乳。

通草归肺、胃经，通乳，用于淋症涩痛及产后乳少、经闭、带下。

6. 治病求本　柴胡疏肝解郁，与平肝的白芍、养血的当归及健脾的白术、甘草等药，合为逍遥散（去茯苓）。

7. 治疗未病

（1）防传变：略。

（2）防药损：去茯苓，防其渗利、引水下行。

（3）间接治疗：熟地、麦冬滋肾润肺以生血；远志安神，交通心肾。

8. 依法合方　通肝生乳汤 = 通草—逍遥散—去茯苓 / 远志 / 熟地麦冬）大疏其肝木之气。

产后郁结乳汁不通，由肝气郁结引起，宜大疏其肝木之气。方用通肝生乳汤，即逍遥散去茯苓，加熟地、麦冬滋阴，远志安神，通草通乳。其剂量结构：白芍、当归、白术、麦冬：远志、通草、柴胡：熟地、甘草 =5 钱：1 钱：3 分 =1.7：1：0.1。

通肝生乳汤证八步分析见表 81。

表 81　产后郁结乳汁不通通肝生乳汤证八步法表

观其脉证	知犯何逆	辨识未病	策略选择
少壮之妇，在生完孩子以后，或因受到丈夫的嫌弃，或因受到公婆姑嫂的闲言碎语，而致其郁而不舒，两乳胀满疼痛，乳汁不下	肝气郁结	舒肝则阳明、乳汁自通，不必专去通乳	大疏其肝木之气

随证治之	治病求本	治疗未病	依法合方
通草疏解肝气而通乳	逍遥散去茯苓，以疏肝解郁	（1）防传变：略 （2）防药损：去茯苓，防其渗利、引水下行 （3）间接治疗：熟地、麦冬滋肾润肺以生血；远志安神，交通心肾	（1）通肝生乳汤＝通草—逍遥散—去茯苓/远志/熟地麦冬）大疏其肝木之气 （2）白芍、当归、白术、麦冬：远志、通草、柴胡：熟地、甘草＝1.7：1：0.1

【临证指要】

1. 通肝生乳汤疏肝解郁，通络下乳，主治少壮之妇，于生产之后，或闻嫌谇，遂致两乳胀满疼痛，乳汁不通。其现代常用剂量及化裁如下。

白芍 15g（醋炒），当归 15g（酒洗），白术 15g（土炒），熟地 0.9g，甘草 0.9g，麦冬 15g（去心），通草 3g，柴胡 3g，远志 3g。

服法：水煎，每日 1 剂，分 2 次温服。

化裁

（1）本病主症为分娩 1 周以后或哺乳期中，乳汁涩少或全无，乳汁浓稠，乳房胀硬或疼痛。若乳房胀痛甚者，酌加橘络、丝瓜络、香附以增理气通络之效；乳房胀硬热痛、触之有块者，加蒲公英 20g，夏枯草 10g，赤芍 10g，以清热散结；若乳房掣痛，伴高热恶寒，或乳房结块有波动感者，应按"乳痈"诊治。

（2）本病全身见胸胁胃脘胀闷不舒，情志抑郁，食欲不振，或有微热，舌质正常，苔薄黄，脉弦或弦数。心情不舒，胸胁胀闷者，加郁金 10g，厚朴花 10g，丝瓜络 10g；若产妇为肥胖之体，见苔腻、痰多者，为痰气阻滞之象，可于方中酌加桔梗 10g，枳壳 6g，薏苡仁 15g，炒莱菔子 10g，冬瓜仁 30g，以利湿除痰。

2. 初产之妇乳头孔闭塞不通者，以致乳汁壅积不下，乳房胀硬疼痛，则须积极通乳，以防导致产后发热，或乳房逐渐红肿疼热，而形成乳痈（即乳腺炎）。通乳最有效的办法是用吸乳器吸之，以通为度。

主要参考文献

1.清·傅山.傅青主女科.上海：上海科学技术出版社，1959

2.清·陈世铎.本草新编.北京：中国中医药出版社，1996

3.清·陈世铎.石室秘录.北京：中国中医药出版社，1996

4.清·陈世铎.外经微言.北京：中国中医药出版社，1996

5.刘敏如.中医妇产科学·中医药学高级丛书.北京：人民卫生出版社，2001

6.肖承悰.傅青主女科.北京：人民卫生出版社.2015

7.韩延华.《傅青主女科》临证解析.北京：中国医药科技出版社，2016

8.钟相根，畅洪昇.傅青主传世名方.北京：中国医药科技出版社，2013

9.黄武绳.傅青主女科评注.武汉：湖北科学技术出版社，1985

10.许秀兰.傅青主医方精要.石家庄：河北科学技术出版社，2003

11.夏桂成.夏桂成实用中医妇科学.北京：中国中医药出版社，2009